똑똑한 사람들이
왜 이상한 것을 믿을까

똑똑한 사람들이
왜 이상한 것을
믿을까

사이먼 싱·에트차르트 에른스트 지음 | 한상연 옮김

윤출판

66

이 책을
찰스 황태자에게
헌정합니다.

99

제1장 진실은 어떻게 판정할 수 있나

제2장 침의 진실

제3장 동종요법의 진실

제4장 카이로프랙틱의 진실

이 책의 내용은 모두 2500년 전 에게해 코스섬에서 태어난 히포크라테스의 짤막한 경구를 지침으로 삼는다. 의학의 아버지로 알려진 히포크라테스는 말했다.

과학은 지식을 낳고 의견은 무지를 낳는다.

히포크라테스는 새로운 치료법이 나왔을 때 그 효과를 판단하기 위해서는 의견이 아니라 과학을 이용해야 한다고 선언했다. 과학은 실험, 관찰, 적용, 토론과 논쟁을 통해 진실에 대한 객관적 합의에 도달하는 것이다. 일단 결론이 정해졌어도 혹시나 오류를 범했을 때를 대비해 다시 파헤치고 들쑤시는 게 과학이다. 반대로 의견은 주관적이고 서로 충돌할 수도 있다. 누구라도 가장 설득력 있는 홍보전을 벌이는 사람이, 그 의견의 옳고 그름과는 상관없이 자기 의견을 개진할 수 있는 최선의 기회를 갖게 된다.

이 책에서는 히포크라테스의 경구를 지침으로 삼아, 빠르게 인기를 모으고 있는 다양한 대체의학을 과학의 눈으로 들여다본다. 약국에는 대체의학 약이 산더미처럼 쌓여 있고, 온갖 잡지와 인터넷에는 대체의학 기사가 홍수를 이루며, 직접 경험해봤다는 사람만도 수십억 명에 달한다. 다만 의사들은 대부분 대체의학을 회의적인 시선으로 바라본다.

사실 우리는 대체의학을 '주류 의학계의 의사 대다수가 받아들이지 않는 치료법'으로 정의한다. 이 말은 곧 대체의학의 밑바탕에 깔린 메커니즘은 현대의학의 지식으로는 이해할 수 없다는 것을 의미한다. 과학의 언어로 하면, 대체의학은 생물학적으로 믿을 수 없는 이야기이다.

요즘은 흔히 '보완·대체의학(complementary and alternative medicine)'이라는 포괄적인 용어를 쓰는데, 이 말은 대체의학이 현대의학 치료법과 동시에 사용되거나 때로는 대신해서 사용되는 상황을 정확히 나타낸다. 그러나 '보완대체의학'이라는 말은 길기도 하고 선명하지도 않으므로, 용어의 간결함을 추구하는 의미에서 이 책에서는 '대체의학'이라는 말로 통일해서 사용하기로 한다.

조사를 보면 많은 나라에서 인구의 절반 이상이 이런저런 대체의학을 이용하고 있다. 전 세계적으로 매년 약 400억 파운드(약 72조 원)가 대체의학에 지출되는 것으로 추정된다는 점에서 대체의학은 의료지출의 성장 속도가 가장 빠른 영역이다. 그러면 도대체 누가 옳은가? 대체의학은 부두교의 주술과 다를 바 없다고 비판하는 사람이 옳은가, 아니면 자녀의 건강을 대체의학에 맡기는 어머니가 옳은가? 여기에는 다음과 같은 세 가지 답변이 가능하다.

1. 대체의학은 아무 소용없다. 사람들은 아마도 교묘한 마케팅전략에 속아 대체의학이 효과가 있다고 믿게 되었을 것이다. 대체의학 치료사는 '자연의 경이'와 '고대의 지혜' 같은 매력적인 이야기를 하는 친절한 사람처럼 보이지만, 실은 대중을 속이고 있는 것일지도 모른다. 아니면 환상에 사로잡힌 사람일 수도 있다. 그들은 또 전체론적인 관점이라거나 경락, 자기치유, 맞춤식 치료 등 그럴듯한 업계용어를 즐겨 사용한다. 이들 용어를 걷어내고 보면 대체의학은 단순한 사기라는 것을 깨닫게 되지 않을까?

2. 대체의학은 엄청난 효과를 발휘할 수도 있다. 대부분의 의사를 비롯해 대체의학을 회의적인 시선으로 바라보는 사람은 전체론적, 자연적, 전통적, 정신적 관점으로 건강을 볼 때에 얻을 수 있는 이점을 깨닫지 못했을 뿐이다. 의학은 결코 모든 질문에 대한 답을 할 수 있다고 주장하지 않으며, 인체에 관한 지식은 거듭해서 혁명을 겪어왔다. 그러니 다음번 혁명은 대체의학의 근저에 깔린 메커니즘을 발견하는 것이 될 수도 있지 않을까? 혹은 대체의학을 두려워하는 어둠의 세력이 있는 건가? 주류 의학은 자기들의 권력과 권위를 유지하기 위해서, 의사들은 경쟁자를 물리치기 위해 대체의학을 비판하는 게 아닐까? 그게 아니라면 이 대체의학 회의론자들은 오로지 이윤을 지키기 위해 발버둥치는 거대 제약회사의 꼭두각시인 것일까?

3. 진실은 이 두 견해 사이 어딘가에 있는 걸까?

우리는 답이 무엇이든지 간에 진실을 알기 위해 이 책을 쓰기로 작정했다. 대체의학의 진실을 알려준다고 주장하는 책은 많지만, 이 책만큼 엄정하고 근거가 확실하며 이해관계에 좌우되지 않는 책은 없다고 자신한다. 우리 두 사람은 훈련된 과학자답게 여러 가지 대체의학을 꼼꼼하고 엄격하게 살펴볼 것이다. 우리는 제약회사에서 일한 경력도 없고 이른바 천연건강 분야에서 돈벌이를 한적도 없다. 이 책을 쓴 동기는 오로지 진실을 이해하려는 것이다.

더불어 두 사람의 합작품이라는 사실도 이 책에 균형감을 부여해준다. 우리 중 에트차르트 에른스트는 대체의학을 포함해 오랫동안 진료를 해온 의료계 내부인이다. 에른스트는 세계 최초의 대체의학 교수로서 15년간 어떤 치료가 효과가 있고 어떤 치료가 효과가 없는지 밝히기 위한 연구를 이끌었다. 다른 한 사람인 사이먼 싱은 의료계 외부인으로 지난 20여 년 동안 책과 TV, 라디오를 통해 난해하고 복잡한 개념을 일반인이 알기 쉽게 설명하는 데 힘을 쏟아온 과학 저널리스트이다. 이런 우리 두 사람이 힘을 합치면 누구보다 진실에 더 가까이 다가갈 수 있을 것이다. 그 진실을 명확하고 생생하며 알기 쉽게 설명하는 데 온 힘을 쏟아 부을 각오가 서 있다.

이 책의 목적은 최근 현대의학의 바깥에서 많은 환자의 관심을 끄는 물약이나 연고, 알약, 침, 격렬한 마사지, 기 불어넣기 요법의 진실을 명확히 밝히는 것이다. 무엇이 효과가 있고 무엇이 효과가 없는가? 무엇이 자연의 신비이고 무엇이 거짓말인가? 누가 믿을 만하고 누가 바가지를 씌우는가? 현대의 의사들이 정말로 가장 잘 아는 사람들일까? 아니면 오래된 미신이야말로 고대의 예지에 닿아 있는 것일까? 이 책은 대체의학에 관한 한 세상에서 가장 성실하고 정확한 설명을 내놓음으로써 이 모든 질문에 답할 것이다.

특히 '대체의학은 질병 치료에 효과가 있는가'라는 근본적인 질문에 답을 내놓을 것이다. 간단해 보이지만, 펼쳐보면 다소 복잡하고 까다로운 질문이다. 이에 대해서는 세 가지 중요한 논점에 따라 그 대답이 달라진다. 첫째, 어떤 대체의학을 말하는 것인가? 둘째, 대체의학을 어떤 질병에 적용하는가? 셋째, 대체의학이 효과가 있다는 것은 무슨 의미인가? 이런 문제를 다루기 위해 이 책을 6개의 장으로 나누었다.

제1장은 과학의 방법론을 소개한다. 과학자들은 실험과 관찰을 통해 어떻게 각각의 치료법이 효과가 있는지를 판정하는지 설명한다. 각 장마다 우리가 내린 결론은 바로 이 같은 과학적 방법을 써서, 현재 확보된 최상의 의학 연구를 공정하게 분석한 결과이다. 과학 연구를 어떻게 하는지 먼저 그 방법을 알면 각 장에서 도출한 결론을 더욱 확신할 수 있으리라고 기대한다.

제2장은 대체의학 중에서도 방법론이 잘 정립되어 있고 수많은 검증을 거쳤으며 널리 사용되는 침에 과학적 방법이 어떻게 적용되는지 살펴본다. 침에 대한 과학적 검증 결과를 들여다보고, 고대 동양에 기원을 두고 있는 침이 어떻게 서양으로 건너와서 시술되고 있는지 알아볼 것이다.

제3, 4, 5장에서는 제2장과 비슷한 접근법을 써서 주요한 대체의학인 동종요법, 카이로프랙틱, 약초요법을 검토한다. 한 마디로 이 책은 사람들이 일상적으로 접하는 모든 대체의학 치료법을 과학적으로 평가한 것이다.

마지막 제6장에서는 앞서 제시한 증거에 기초해 결론을 이끌어내고 치료의 미래를 전망해본다. 만약 어떤 대체의학이 효과가 없다는 것이 강력한 증거로 뒷받침된다면 그 대체의학은 금지되어야 하는가, 아니면 그래도 환자의 선택이 우선되어야 하는가? 역으로 어떤 대체의학이 확실히 효과가 있다고 밝혀진다면 주류 의학으로 통합될 수 있는가, 아니면 주류 의학과 대체의학은 언제나 대립 관계에 있을 것인가?

1~6장을 관통하는 핵심 주제는 '진실'이다. 제1장에서는 과학이 어떻게 진실을 판단하는지를 논하고, 제2장에서 5장까지는 과학적 증거에 입각해 다양한 대체의학의 진실을 보여준다. 제6장에서는 진실을 안다는 것이 왜 중요한지, 그리고 이 진실이 21세기 의학의 관점에서 대체의학을 바라보는 우리 태도에 어떤 변화를 갖게 하는지 살펴본다.

진실이란 분명코 더없이 좋은 것이지만, 이 책의 진실은 두 가지 주의 사항과 함께한다. 첫째, 우리는 진실을 가차 없이 보여줄 것이다. 따라서 특정 치료법이 특정 질환에 효과를 보인다면(예를 들어 세인트존스워트는 적절하게 사용하면 항우울효과가 있다 - 제5장 참조), 효과가 있다고 분명하게 말할 것이다. 반면에 어떤 치료법이 아무 효과가 없거나 오히려 해를 준다면, 마찬가지로 아무 효과도 없다고 단호하게 이야기할 것이다. 사람들은 진실을 알기 위해 이 책을 살 것이므로, 있는 그대로 솔직하게 이야기하는 것이 우리의 의무라고 생각한다.

둘째, 이 책에 담긴 모든 진실은 과학에 근거를 두고 있는데, 과학이 지식을 낳는다는 히포크라테스의 말은 절대적으로 옳다. 원자의 구성요소에서 은하의 개수까지 우주에 관해 우리가 아는 것은 전부 과학을 통해 얻었다. 소독약 개발에서 천연두의 박멸까지 획기적인 의학적 발전은 모두 과학에 토대를 둔 것이다. 물론 과학은 완벽하지 않다. 모든 문제를 과학으로 풀 수 없다는 것은 과학자들도 기꺼이 인정하는 바이다. 그러나 과학적 방법이 진실을 파악하는 최선의 수단이라는 점은 의문의 여지가 없다.

과학의 힘이라는 것을 회의적으로 보고 있는 사람이라면 최소한 제1장만이라도 읽어보라고 정중하게 요청하고 싶다. 제1장이 끝날 때쯤이면 과학적 방법의 가치를 충분히 이해할 테고 이어지는 결론의 내용도 인정할 마음이 들 것이다.

그러나 제1장을 읽고 나서도 과학이 대체의학의 효과를 판정하는 최상의 방법이라는 점을 인정하고 싶지 않을 수도 있다. 그렇게 마음이 닫힌 사람이라면 과학이 무엇을 말하든 자신의 세계관만 고집할 것이다. 말하자면 '대체의학은 쓰레기'라는 확고한 믿음을 고수하거나, 반대로 대체의학이야말로 모든 통증과 질병을 치료하는 만병통치약이 될 수 있다고 굳건히 믿는 사람도 있을 수 있다. 어느 쪽이든 이 책은 맞지 않다. 과학적 방법이 진실의 판정자가 될 수 있을 거라고 생각할 마음의 준비가 안 되었다면, 제1장을 읽어봤자 소용없을 것이다. 사실 이미 대체의학에 관해 확고한 생각을 가진 사람이라면, 당장 이 책을 덮는 게 더 나을지도 모른다. 이미 모든 해답을 알고 있다면 수많은 연구에서 나온 결론을 들어보는 게 무슨 의미가 있겠는가?

그래서 우리의 희망사항은 여러분이 계속해서 이 책을 읽어나갈 수 있을 만큼은 열린 마음이었으면 하는 것이다.

제1장

진실은 어떻게
판정할 수 있나

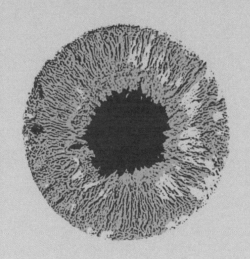

"

진실은 그 자체로 존재한다.
오직 거짓말만이 만들어진다.

"

— 조르주 브라크 —

이 책의 목적은 대체의학의 진실을 알아내는 것이다. 어떤 치료법이 효과가 있고 어떤 치료법이 효과가 없는가? 어떤 치료법이 안전하고 어떤 치료법이 위험한가? 의사들은 수천 년 전부터 모든 종류의 의술에 대해 스스로 이렇게 자문해왔다. 그러나 무엇이 효과적이고 효과적이지 않은지, 무엇이 안전하고 위험한지를 구분하는 방법이 개발된 건 비교적 최근의 일이다. '근거중심의학'으로 알려진 이 접근법은 의료행위에 혁명을 불러왔다. 돌팔이와 무자격자가 판치던 산업이 신장이식과 백내장 제거가 가능하고 소아질환을 예방하며 천연두를 박멸하고 해마다 수백만의 생명을 구하는 등 기적을 일으키는 건강관리 시스템으로 변모했다.

이 책은 근거중심의학의 원리를 이용해 대체의학을 검증하려고 하므로, 근거중심의학이란 무엇이고 어떻게 작동하는지 제대로 설명하는 것이 핵심 열쇠다. 여기서는 근거중심의학을 현대의 관점으로 설명하기보다는 시간을 거슬러 올라가 근거중심의학이 처음에 어떻게 등장했고 어떻게 발전해왔는지 살펴볼 것이다. 그러면 근거중심의학에 내재된 강점을 더욱 깊게 이해할 수 있을 것이다. 특별히 사혈의 효과를 검증하는 데에 근거중심의학이 어떻게 활용되었는지 살펴볼 것이다. 사혈은 피부를 째고 혈관을 절개해 피를 쏟게 하는 기묘한 치료법으로, 옛날부터 갖가지 질병을 치료하는 방법으로 널리 사용되었다.

조지 워싱턴의 죽음 — 암흑시대의 의료

사혈이 처음 급격히 확산된 지역은 고대 그리스였다. 사혈요법은 질병이 4가지 체액의 불균형 때문에 발생한다는, 당시 유행하던 4체액설에 잘 들어맞았다. 4가지 체액 또는 기질은 혈액, 황담즙, 흑담즙, 점액이다. 4체액설에 따르면, 4가지 체액의 불균형은 건강과 상관이 있을 뿐 아니라 특정한 기질을 낳는다. 혈액은 낙천적 기질, 황담즙은 성급한 기질, 흑담즙은 우울한 기질, 점액은 냉정한 기질과 각각 관련이 있다. 오늘날까지도 4체액설의 영향이 남아 있어서, 사람의 기질을 다혈질(쾌활함), 담즙질(화를 잘 냄), 흑담즙질(우울함), 점액질(무기력함)로 분류하곤 한다.

피가 몸속에서 어떻게 순환하는지 알지 못한 고대 그리스의 의사들은 피가 고여 있으면 질병에 걸린다고 믿었다. 따라서 고인 피를 제거해주어야 하는데, 질병의 종류에 따라 처치 방법이 달랐다. 예를 들어, 간장질환은 오른손 정맥에서, 비장질환은 왼손 정맥에서 피를 뽑았다.

당시 그리스 의술은 대단히 높은 평가를 받았으므로, 사혈도 이후 수백 년 동안 환자를 치료하는 방법으로 유럽 전역에서 인기를 끌었다. 중세 초기 부자들은 종종 수도사들에게 사혈을 받았다. 그러나 1163년 교황 알렉산더 3세는 수도사들이 이 유혈 낭자한 시술을 하지 못하도록 금지했다. 그 후 지역 이발사가 사혈을 맡게 되었다. 이발사들은 사혈 치료사로서의 역할을 매우 중시해, 기술을 정교하게 다듬고 새로운 기구를 도입하기도 했다. 간단한 면도칼 외에도 용수철이 달려 있어서 특정 깊이로 피부를 절개할 수 있는 사혈침도 있었다. 훗날 이 칼은 난절도로 발전했는데, 용수철과 연결된 칼날이 10개 이상 달린 난절도로 피부를 한꺼번에 절개할 수 있었다.

도구에 의존하기보다 자연적 방법을 선호하는 이발사는 의료용 거머리를 이용했다. 이 흡혈 벌레의 주 무기는 세 부분으로 나뉜 턱에 있는데, 각 턱마다 작은 이빨이 대략 100개씩 달려 있다. 거머리의 이빨은 환자의 잇몸이나 입술, 코에서 사혈을 할 때 이상적인 도구였다. 이에 더해 거머리는 상대의 통증을 완화하는 마취제와 혈액 응고를 방지하는 항응고제, 혈관을 넓혀 혈류량을 늘리도록 하는 혈관확장제 같은 물질도 분비한다. 의사들은 충분한 피가 나오도록 델라토미를 시술하기도 하는데, 거머리의 몸 일부를 잘라내 흡반으로 빨아들인 피가 그대로 거머리 몸 밖으로 흘러나오게 하는 방법이다. 이렇게 하면 거머리는 배가 부르지 않아 피를 계속 빨아들인다.

오늘날 이발소의 흰색과 붉은색 회전 원통이 이발사가 한때 외과의사 역할을 한 상징이라고들 종종 이야기하지만, 실제로는 사혈 치료사였던 것과 관련이 있다. 붉은색은 피를 나타내고 흰색은

지혈을 뜻한다. 원통 위 공 모양은 거머리를 담는 놋쇠 대야를 나타내고 원통 자체는 환자가 혈류를 늘리기 위해 힘껏 쥐어야 했던 막대기를 상징한다.

한동안 유럽의 저명한 의사들도 대부분 사혈을 시술하고 연구했다. 16세기, 프랑스 궁정 외과의사로 4명의 국왕을 섬긴 암브로이스 파레도 그중 한 명이었다. 파레는 사혈에 관해 유용한 정보와 조언이 담긴 많은 글을 남겼다.

거머리는 맨손으로 잡으면 성이 나서 몸통이 딩딩해지고 잘 물려고 하지 않는다. 그러므로 희고 깨끗한 아마포로 거머리를 감싸 쥐고, 살짝 절개해서 피를 내거나 다른 동물의 피를 바른 환자의 피부 위에 올려놓는다. 그러면 거머리는 살점을 꽉 물고서 배가 부를 때까지 게걸스레 피를 빨 것이다. 거머리를 떼어내려면 머리에 알로에 가루나 가루소금, 잿가루를 뿌리면 된다. 거머리가 피를 얼마나 빨아들였는지 보려면 거머리가 떨어져나왔을 때 바로 가루소금을 뿌리면 된다. 그러면 거머리가 그때까지 빨아들인 피를 토해낸다.

유럽인은 식민지를 찾아 신대륙으로 건너갈 때 사혈요법도 함께 가져갔다. 식민지 아메리카의 의사들로서는 유럽의 유명한 병원과 대학에서 가르치는 이 기술에 의문을 품을 이유가 없었으므로, 사혈을 다양한 증상에 두루 적용할 수 있는 공식 치료법으로 삼았다. 그러나 미국 건국 후, 그 나라의 가장 중요한 인물에게 사혈을 시술하는 과정에서 논쟁이 벌어졌다. 사혈이 정말로 생명을 구하는 의술일까, 아니면 그저 환자의 생명을 뽑아내는 행위에 지나지 않는 걸까?

1799년 12월 13일 아침, 이 논쟁의 발단이 된 사건이 일어났다. 그날 잠에서 깨어난 조지 워싱턴은 감기 기운을 느꼈다. 비서는 약을 먹는 게 좋겠다고 했지만, 워싱턴은 고개를 저었다. "내가 감기 때문에 약을 먹는 걸 보았나? 내버려두면 저절로 나을 걸세."

67세의 전직 대통령은 콧물이 흐르고 목구멍이 따끔거리는 증상을 대수롭지 않게 여겼다. 과거에도 감기보다 훨씬 심한 병을 여러 차례 앓았지만 거뜬히 이겨냈기 때문이다. 10대 때는 천연두를 앓았고, 이어서 결핵에도 한바탕 시달렸다. 측량기사로 일하던 청년 시절에는 모기가 들끓는 버지니아의 늪지대에서 작업하다가 말라리아에 걸렸다. 1755년 머농거힐라 전투에서는 타던 말이 2마리나 죽고 총알이 4발이나 군복을 관통했지만, 기적적으로 살아남았다. 폐렴을 앓기도 했고 말라리아에도 여러 차례 시달렸다. 엉덩이에 '악성 부스럼'이 생겨 6주 동안 꼼짝 못한 적도 있었다. 피비린내 나는 전장에서도 꿋꿋이 살아남았고 중병을 이겨낸 워싱턴이었으나, 13일의 금요일에 걸린 대수롭지 않은 감기로 생명을 위협받게 된 것이다.

금요일 밤을 지나면서 워싱턴은 상태가 더 나빠져 다음날 새벽에는 숨을 헐떡이며 잠에서 깼다. 그의 토지관리인으로 일하던 앨빈 롤린스가 당밀, 식초, 버터를 섞어 만든 것을 먹였지만, 워싱턴은 거의 삼키지도 못했다. 능숙한 사혈 치료사이기도 했던 롤린스는 무언가 특별한 조치가 필요하다고 판단했다. 오로지 자기 주인의 증상을 가라앉혀야겠다는 일념으로 외과용 칼인 랜싯으로 워싱턴의 팔을 약간 절개한 뒤 피를 0.3리터쯤 뽑아내 도자기 그릇에 담았다.

그날 아침까지도 상태가 좋아지는 기미가 없었다. 워싱턴의 아내 마사는 세 명의 의사가 남편을 보살피기 위해 찾아오자 마음이 놓였다. 워싱턴의 주치의인 제임스 크레이크가 구스타부스 브라운과 엘리샤 딕을 대동하고 온 것이다. 그들은 워싱턴의 증상을 보고 키난케 트라케알리스(말뜻 그대로 옮기면 '개를 목 졸라 죽이기')라고 정확히 진단했다. 오늘날의 용어로 하면 후두개가 붓고 염증이 발생하는 질환이다. 이로 인해 워싱턴은 목구멍이 막히고 숨쉬기가 곤란했을 것이다.

크레이크 박사는 칸타리스(딱정벌레를 갈아서 만든 분말약으로 고약이나 통증완화제로 쓰였다)를 워싱턴의 목에 발랐다. 그러나 아무런 효과도 없자 사혈로 워싱턴의 피를 0.5리터 가량 뽑아냈다. 그리고 오전 11시경 그만큼의 피를 다시 뽑아냈다. 인체의 혈액량은 평균 5리터가량 되므로, 사혈 치료 때마다 워싱턴은 상당량의 피를 흘린 셈이다. 그래도 크레이크 박사는 개의치 않는 것 같았다. 오후에 다시 1리터의 피를 더 뽑아냈다.

그 뒤 몇 시간은 사혈이 효과를 발휘하는 것처럼 보였다. 워싱턴은 기력을 되찾았는지 몸을 일으켜 똑바로 앉기도 했다. 그러나 오후 늦게 상태가 다시 악화되었고 의사들은 또 한 번의 사혈을 시술했다. 이번에는 피가 끈적끈적했고 천천히 흘러나왔다. 지금 생각해보면 과다출혈로 탈수와 전반적인 체액 상실이 나타난 것이었다.

여러 차례에 걸친 사혈과 이런저런 찜질 치료에도 아무런 회복 조짐이 보이지 않았기 때문에 의사들은 그저 침통한 표정으로 지켜볼 수밖에 없었다. 그러는 사이 밤이 깊어갔다. 훗날 크레이크 박사와 딕 박사는 이렇게 말했다. "생명이 질병에 굴복하는 기색이 역력했다. 팔다리에 고약을 바르고 목에는 밀기울과 식초로 만든 습포제를 붙였다."

워싱턴의 의붓아들이 낳은 손자 조지 워싱턴 커스티스는 미국 초대 대통령의 임종 순간을 기록으로 남겼다.

밤이 깊어갈수록 할아버지는 쇠잔한 기색이 더욱 뚜렷해졌다. 때가 가까워졌다'는 것을 분명히 깨달으신 듯했다. 할아버지가 시간을 물어보셔서 밤 10시가 다 되어간다고 알려드렸다. 더는 아무 말씀이 없었다. 죽음의 손길이 그분을 덮쳤고 할아버지는 '떠날 시간이 되었다'는 것을 아셨다. 놀라울 정도로 침착한 모습으로 죽음을 맞이하신 것이다. 우리는 할아버지의 몸을 반듯이 뉘어드렸고 팔은 가슴에 포개어 얹었다. 미국의 아버지는 이렇게 신음 소리 한 번 내지 않고 떠났다. 이 숭고한 영혼의 소유자는 통증이나 고통도 호소하지 않고 조용히 하늘나라로 날아갔다. 영원한 안식의 순간에도 할아버지의 남자다움은 소리 없이 드러나, 한참이 지날 때까지도 우리들은 이 건국의 아버지가 더 이상 세상에 존재하지 않는다는 것을 몰랐다.

키 190cm로 건장한 체구의 조지 워싱턴은 만 하루도 안 되는 사이에 자기 혈액량의 절반을 잃었다. 치료를 맡은 의사들은 사혈이 환자의 생명을 구할 수 있는 마지막 수단이었다고 주장했다. 다른 의사들도 대부분 이를 지지했다. 하지만 당시 의학계 내부에는 다른 목소리도 있었다. 사혈은 수백 년 넘게 의술로 인정받아왔지만, 그 효과에 의문을 품은 의사들이 나타나기 시작했다. 그들은 신체 어느 부위를 절개하건, 빼낸 피가 0.5리터건 2리터건 상관없이 어쨌든 사혈은 해롭다고 주장했다. 이런 관점에서 보면 의사 크레이크와 브라운, 딕은 쓸데없이 피를 뽑아내 초대 대통령을 사실상 살해한 것이다.

과연 누가 옳았을까? 조지 워싱턴을 살리기 위해 최선을 다한 미국 최고의 의사가 옳았을까, 아니면 사혈은 고대 그리스의 위험한 유산이며 미친 짓이라고 본 이단아들이 옳았던 걸까?

공교롭게도 조지 워싱턴이 세상을 떠난 1799년 12월 14일, 사혈이 환자에게 해가 되는지 아니면 치료가 되는지에 대해 법적 판단이 내려졌다. 이 재판의 발단이 된 것은 영국의 유명한 저널리스트로 당시 필라델피아에서 살고 있던 윌리엄 코빗이 쓴 기사였다. 코빗은, 미국에서 가장 열렬하게 사혈을 옹호하는 의사로 알려진 벤자민 러시의 활동에 관심을 가졌다.

러시는 의학, 과학, 정치 분야에서 전국적인 명성을 얻은 사람으로, 미국 최초의 화학 교과서를 비롯해 85권의 중요한 저서를 남겼다. 또한 대륙군(독립전쟁 중 영국군에 대항하기 위해 만들어진 식민지의 연합군대로, 조지 워싱턴이 최고사령관을 역임함 – 옮긴이)의 의무참모를 지냈고 무엇보다 중요한 경력으로, 미국독립선언서의 서명인 중 한 명이었다. 겨우 14살 때 오늘날 프린스턴대학의 전신인 뉴저지 칼리지를 졸업했다는 점을 생각해보면 이 같은 업적은 예견된 것이었다고 할 수 있다.

러시는 필라델피아에 있는 펜실베이니아 병원에서 의사로 일했고, 당시 미국 의사의 4분의 3을 배출한 그 병원 의과대학에서 학생들을 가르쳤다. 그는 '펜실베이니아의 히포크라테스'라는 말을 들을 만큼 존경을 받았으며, 미국 의사협회가 존경의 뜻으로 수도 워싱턴 DC에 흉상을 세운 유일한 의사이다. 러시의 화려한 경력 덕에 사혈은 그 시대 모든 의사들에게 설득력을 발휘했다. 조지 워싱턴을 치료한 세 사람의 의사도 예외가 아니었다. 세 사람 중 크레이크는 미국독립전쟁 때 러시와 함께 복무했고, 브라운은 러시와 에든버러 의과대학 동문이었다. 딕은 펜실베이니아 의과대학에서 러시에게 배웠다.

러시는 자신이 주장한 그대로 환자를 치료했다. 특히 1794년에서 1797년에 걸쳐 필라델피아에 황열병이 유행했을 때 사혈을 엄청나게 시술했으며 자세한 시술 기록을 남겼다. 하루 동안 무려 100명의 환자에게 시술한 적도 있었다. 당연히 러시의 병원은 오래된 피에서 풍기는 악취가 코를 찔렀고 파리 떼가 들끓었다. 그 무렵 윌리엄 코빗은 의료사고에 각별한 관심을 기울이고 있었는데, 러시가 과실로 죽인 환자가 여럿 있을 것으로 보았다. 코빗은 그 지역의 사망자 기록(사망신고서)에 대한 조사에 착수해, 동료 의사들이 러시의 권고에 따라 사혈을 시술하게 된 뒤 사망률이 높아졌다는 것을 알아냈다. 코빗은 러시의 치료법이 '인구 감소에 이바지했다'고 논평했다.

러시는 의료 과실을 범했다는 혐의를 받자 1797년 코빗을 명예훼손으로 고소했다. 그러나 심리가 자주 늦춰지고 중단되는 바람에 재판은 2년 넘게 끌었고 1799년 말에야 배심 평결이 내려지게 되었다. 핵심 쟁점은 코빗의 주장대로 러시가 사혈로 환자를 죽게 했는지, 아니면 그의 비난은 아무 근거 없는 악의적인 것이었는지 하는 것이었다. 코빗은 자기주장을 뒷받침하는 근거로 사망자 기록을 내세웠다. 하지만 사혈이 사망률에 영향을 주었다는 확실한 분석은 아니었다. 전반적인 상황은 코빗에게 불리한 쪽으로 흘러갔다.

일례로, 재판부가 부른 증인은 단 3명이었는데 모두 러시의 치료법에 동조하는 의사들이었다. 재판정에서는 양측의 변호사 7명이 공방을 벌였는데 증거보다는 변론으로 상대방을 설득하는 일에 힘을 쏟았다. 러시는 부와 명성을 이용해 필라델피아 최고의 변호사를 고용했으므로, 코빗은 재판 초반부터 고전을 면치 못했다. 더구나 러시는 미국 의학의 아버지 같은 인물인 데 반해 코빗은 의사가 아니라는 점도 배심원을 움직였을 것이므로, 배심원단이 러시의 손을 들어준다 해도 이상할 게 없었다.

재판은 당연히 러시가 이겼다. 코빗은 러시에게 배상금 5천 달러를 지급하라는 판결을 받았는데, 이는 그때까지 펜실베이니아에서 부과된 배상금 중 최고액이었다. 요컨대 조지 워싱턴이 수차례 사혈을 받고 사망한 바로 그날, 법원은 사혈이 아무 문제도 없는 의료행위라는 판결을 내린 것이다.

그러나 오늘날의 관점으로는, 사혈이 정말로 부작용보다 치료상의 이점이 더 큰지 아닌지에 대해 18세기 법정의 판단을 신뢰할 수는 없을 것이다. 한 마디로 앞에서 이야기한 여러 요인으로 심하게 왜곡된 판결이었다. 또 코빗은 외국인이지만 러시는 국가적 영웅이었으니, 러시에게 불리한 판결이 나올 가능성은 거의 없었다는 점도 잊어서는 안 된다.

사혈의 가치를 제대로 평가하기 위해서는 훨씬 엄정한 절차,

즉 사람들이 상상할 수 있는 가장 공정한 법정보다 한층 더 높은 수준의 공정성을 갖추어야 한다. 사실 코빗과 러시가 법정에서 다투는 동안 대서양 건너편 유럽에서는 의학적 진실을 명확히 밝혀주는 올바른 방법이 이미 발견되어 활용되면서 큰 영향을 미치고 있었다. 이 방법은 본래 선원을 괴롭히던 어떤 질병에 대한 혁신적인 치료법을 검증하기 위해 도입되었지만, 곧 사혈을 평가하는 데에도 사용되었다. 결국 대체요법을 비롯한 모든 의술에 적용하게 되었다.

나폴레옹을 막아낸 레몬 — 최초의 임상시험

1744년 6월, 영국 해군의 영웅 조지 앤슨 제독은 4년에 걸친 세계 일주를 마치고 조국으로 돌아왔다. 항해 도중 앤슨은 스페인 갤리언선 코바동가호와 전투를 벌여 배를 나포했고 스페인 은화 1,313,843개와 은괴 35,682온스(약 1톤) 상당의 전리품도 챙겼다. 영국이 스페인과 10년간 전쟁하며 획득한 가장 가치 있는 전과였다. 앤슨이 부하를 이끌고 런던에서 개선행진을 벌였을 때 은괴를 가득 실은 32대의 마차가 뒤따랐다. 그러나 엄청난 전리품을 노획한 대가는 혹독했다. 항해 도중 괴혈병에 걸린 수병이 속출했는데, 발병하면 3명 중 2명꼴로 죽어나갔다. 따져보면 앤슨이 해전을 치르는 동안 전사한 수병은 고작 4명에 지나지 않았으나 괴혈병으로 죽은 수병은 1,000명이 넘었다.

괴혈병은 2~3주 이상의 장기 항해가 가능해진 이후로 늘 선원들을 괴롭혀온 골칫거리였다. 해군에서 괴혈병이 발생한 가장 오래된 기록은 1497년 바스쿠 다가마가 희망봉을 돌아 인도로 항해했던 때로 거슬러 올라간다. 그 뒤 대담해진 선장들이 지구를 누비는 장거리 항해에 나설 때마다 괴혈병 발생률은 높아지기만 했다. 엘리자베스 1세 함대에서 선의(船醫)로 근무한 영국의 외과의사 윌리엄 클로스는 괴혈병의 끔찍한 증상을 상세히 기록해두었는데, 이 병으로 결국 200만 명이 넘는 선원이 목숨을 빼앗겼다.

잇몸은 이뿌리까지 썩었고 뺨은 퉁퉁 붓고 딱딱해졌으며 치아는 흔들리다 쑥 빠졌다. … 숨 쉴 때마다 입에서는 심한 악취가 났다. 다리는 약해지고 힘이 빠졌으며 파랗고 붉은 반점이 퍼지면서 심한 통증이 생겼다. 반점은 큰 것부터 이에 물린 자국처럼 자그마한 것까지 다양했다.

오늘날 우리는 괴혈병이 비타민 C의 결핍 때문이라는 것을 알기에 이 모든 증상이 쉽게 이해가 된다. 사람의 몸에서는 비타민 C로 콜라겐을 만드는데, 콜라겐은 근육과 혈관 등 신체 구조를 끈끈하게 결합해 자상과 타박상의 회복을 돕는다. 따라서 비타민 C가 결핍되면 출혈이 생기고 연골, 인대, 힘줄, 피부, 뼈, 잇몸, 치아가 상한다. 한 마디로 괴혈병 환자는 몸이 점차 무너져 고통스럽게 죽는다.
'비타민'은 말뜻(vital: 필수적인) 그대로 생명유지에 필수적인 유기영양소지만, 인간의 신체는 비타민을 합성하지 못하므로 음식으로 섭취해야 한다. 우리는 대개 과일에서 비타민 C를 얻는데,

안타깝게도 보통 선원의 식사에는 제공되지 않았던 게 바로 과일이었다. 그 대신 선원들이 주로 먹었던 비스킷, 염장육, 건어물 등에는 비타민 C가 없었고 벌레만 들끓었다. 그런데 사실 벌레가 들끓는 것은 좋은 징후였다. 육류가 심하게 부패해서 먹기 힘든 상태가 되면 벌레가 생기지 않기 때문이다.

괴혈병은 식단만 바꾸면 쉽게 해결될 문제였지만, 과학자들은 그때까지 비타민 C를 발견하지 못했고 괴혈병 예방에 신선한 과일이 중요하다는 것도 몰랐다. 의사들은 과일 대신 온갖 다양한 치료법을 내놓았는데, 사혈은 언제나 시도해볼 만한 치료법으로 꼽혔다. 또 수은제, 소금물, 식초, 염산, 황산, 모젤와인 등을 이용한 치료법도 있었다. 그 밖에 환자를 머리만 내놓고 모래 속에 파묻는 치료법도 있었지만, 태평양 한복판에서 가능한 방법은 아니었다. 가장 터무니없는 치료법은 중노동을 강요하는 것이었다. 의사들은 선원들을 관찰한 결과 일반적으로 게으른 선원이 괴혈병에 잘 걸린다고 생각했다. 그러나 이는 원인과 결과를 혼동한 탓이었다. 괴혈병에 걸렸기 때문에 게으른 것처럼 보였을 뿐이지 게을러서 괴혈병에 취약한 것은 아니었다.

17세기와 18세기에 걸쳐 이렇듯 엇나간 치료법만 속출할 뿐 괴혈병으로 인한 인명 손실을 막지 못했기 때문에 바다를 지배하겠다는 인간의 야심은 심각한 차질을 빚었다. 세계 곳곳에서 학자들이 괴혈병의 원인에 대해 난해한 학설을 꾸며냈고 다양한 치료법을 두고 논쟁을 벌였지만, 그 누구도 무수한 선원의 목숨을 앗아가는 몹쓸 병을 저지하지 못했다. 그러던 1746년, 젊은 스코틀랜드인 외과의사 제임스 린드가 솔즈베리호의 의사가 되면서 중

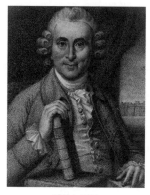

제임스 린드

대한 돌파구가 열렸다. 명석한 두뇌와 꼼꼼한 성격 덕에 린드는 관습과 편견, 사례와 속설 등에 전혀 구애받지 않았다. 대신 논리와 합리성을 무기로 괴혈병이라는 저주와 맞서 싸웠다. 제임스 린드는 세계 최초로 대조군 비교 임상시험이라는 것을 시행해 그 누구도 하지 못한 일을 해냈다.

솔즈베리호는 영국 해협과 지중해 인근을 다녔으므로 린드가 탄 배가 육지에서 멀리 떨어진 적은 한 번도 없었지만, 1747년 봄이 되자 수병 10명 중 1명꼴로 괴혈병 증상이 나타났다. 린드도 처음에는 당시 일반적으로 행해지던 치료법 중 한 가지를 적용할 생각이었다. 그런데 갑자기 다른 생각이 떠올랐다. 사람마다 각각 다른 치료법을 쓰면 어떨까? 누가 병이 낫고 누가 악화되는지를 관찰하면, 어떤 치료법이 효과가 있고 어떤 치료법이 효과가 없는지 알아낼 수 있지 않을까? 오늘날에는 당연해 보이는 생각일지 모르지만, 그때만 해도 오랜 의료 관습에서 벗어난 급진적인 아이디어였다.

5월 20일 린드가 조사한 바로는 괴혈병 증세가 심각한 수병은 12명이었다. 모두 잇몸이 썩었고 반점이 나타났으며, 몸이 나른하고 무릎에 힘이 없다고 호소했다. 그는 괴혈병 환자 전원을 한 장소에 불러 모은 뒤 '모두에게 동일한 식단을 적용한다'는 원칙 하에 아침, 점심, 저녁 식사를 모두 똑같이 먹게 했다. 린드는 같은 질환을 앓는 환자에게 동일한 환경과 식사를 제공함으로써 공정한 시험이 가능한 조건을 만들어낸 셈이다.

그런 다음, 그 수병들을 두 명씩 6개 조로 나눠 조마다 다른 치료법을 적용했다. 1조에게는 매일 사과즙 음료를 약 1리터씩 주었고, 2조는 황산염이 든 알코올 용액을 하루 세 차례 25방울씩 먹게 했다. 3조는 식초를 하루 세 차례 두 숟가락씩, 4조는 매일 바닷물을 약 250cc 정도 마시게 했다. 5조는 마늘, 겨자, 무뿌리, 몰약을 섞어서 복용하게 했으며, 6조에게는 매일 오렌지 2개와 레몬 1개를 주었다. 이와 함께 괴혈병 증상이 있지만 평범한 해군 식단으로 식사하는 수병 집단을 별도로 두고 꾸준히 추적 관찰함으로써 대조군으로 삼았다.

여기서 분명히 해둘 점이 두 가지 있다. 첫째, 오렌지와 레몬이 괴혈병 수병의 식단에 포함된 것은 순전히 우연이었다. 이미 1601년부터 레몬이 괴혈병의 증상을 완화한다는 보고가 몇 건 있기는 했지만, 18세기 후반까지도 의사들은 환자에게 과일을 주는 치료법을 낯설어했다. 린드의 시대에 '대체의학'이라는 말이 있었다면, 의사들은 레몬과 오렌지를 먹어야 한다는 처방에 대체의학이라는 낙인을 찍었을 것이다. 아직 신뢰할 만한 이론적 근거가 없는 자연요법이었으므로, 주류 의학에 맞설 수는 없었다.

둘째, 린드는 이 시험에 사혈을 포함시키지 않았다. 사혈이 괴혈병 치료법으로 적절한 방법이라고 확신한 사람도 있었지만, 린드는 아니었다. 대신 그는 진짜 괴혈병 치료법은 음식과 관련이 있을 거로 생각했다. 사혈의 효과를 입증하는 문제는 뒤에서 다시 이야기할 것이다.

린드의 임상시험이 시작되었고, 그는 어떤 조의 수병이 건강을 회복하는지 지켜보았다. 임상시험은 14일간 진행할 예정이었지만, 6일째에 함선의 오렌지와 레몬 재고가 바닥나는 바람에 린드는 조기에 결과를 평가해야 했다. 다행히도 이미 결론은 명백해 보였다. 레몬과 오렌지를 섭취한 조의 수병은 뚜렷한 차도를 보이더니 거의 완전하게 건강을 되찾았다. 다른 조의 수병들은 모두 전과 다름없이 괴혈병 증상에 시달리고 있었는데, 다만 사과즙 음료를 마신 수병들만 약간의 회복 조짐을 보였다. 아마도 사과즙으로 음료를 만들 때 소량의 비타민 C가 남아 있었을 것이다.

린드는 환경과 음식 등의 변수를 통제함으로써 오렌지와 레몬이 괴혈병을 치료하는 열쇠라는 것을 입증했다. 시험 환자 수는 몇 안 되었지만 결과가 확연히 달랐으므로, 린드는 자신의 발견에 확신을 품었다. 그는 오렌지와 레몬에 비타민 C가 들어 있다는 것과 비타민 C가 콜라겐 생성에 꼭 필요한 성분이라는 것은 미처 몰랐지만, 이 점은 전혀 문제가 되지 않는다. 무엇보다 중요한 것은 린드의 처방으로 환자의 증상이 호전되었다는 사실이다. 의학에서는 치료의 효과를 보여주는 것이 최우선이다. 그 밑바탕에 깔린 메커니즘을 밝히는 것은 후속 연구에 맡겨도 상관없다.

21세기라면 린드는 임상시험을 시행한 뒤 국제회의에 참석해 그 결과를 발표하고 의학학술지에 논문을 실었을 것이다. 다른 과학자들은 린드의 논문을 읽고 그 실험을 똑같이 재현했을 테고, 결국 1, 2년이면 오렌지와 레몬이 괴혈병을 치료할 수 있다는 국제적 합의가 도출되었을 것이다. 그러나 아쉽게도 18세기 의학계는 상당히 분열되어 있었기 때문에 새로운 돌파구가 열렸다 해도 무시당하기 일쑤였다.

린드의 성격도 문제였다. 그는 성격이 소심해서 자신의 연구 결과를 널리 알리기를 주저했다. 결국 임상시험이 끝나고 6년이 지난 뒤에야 연구 내용을 책으로 썼고, 괴혈병으로 1,000명이 넘는 부하를 잃은 앤슨 제독에게 헌정했다. 『괴혈병에 관하여』라는 이 책은 400페이지에 걸쳐 지루한 문체가 반복되었기 때문에 읽는 데에 상당한 노력이 필요했다. 당연히 끝까지 읽고 지지를 표명한 사람은 거의 없었다.

설상가상으로 린드가 운송과 저장, 보관이나 관리가 편리할 거라고 생각해 농축 레몬주스를 개발한 것도 치료에 대한 신뢰성을 무너뜨렸다. 그는 레몬주스를 가열해 레몬 로브라는 음료를 만들었지만, 가공 과정에서 괴혈병을 치료하는 성분인 비타민 C가 파괴된다는 것을 알지 못했다. 레몬 로브는 아무 효과가 없었고 린드의 처방을 따랐던 사람들의 기대는 처참히 무너졌다. 임상시험은 성공적이었지만, 레몬을 이용한 간단한 치료법은 아무도 쓰지 않았다. 괴혈병은 수그러들지 않았고 또 다시 많은 수병이 목숨을 잃었다. 1763년 영국과 프랑스의 7년 전쟁이 끝날 때까지 전투에서 목숨을 잃은 영국 수병은 1,512명이었으나 괴혈병 사망자는 10만 명에 달했다.

린드의 최초 시험에서 33년이 흐른 1780년, 이름난 의사 길버트 블레인이 린드의 시도에 주목했다. 냉정한 행동 탓에 '칠블레인(Chilblain: 동상)'이라는 별명으로 불리던 그는, 카리브해로 파견 나갈 영국 함대의 선의로 근무할 준비를 하던 중 우연히 린드의 책을 읽었다. 그는 "이론에만 근거해 제안하지 않겠다. 무엇이든 경험 및 사실과 대조해 확인하겠다. 경험과 사실이야말로 가장 확실하고 정확한 지침이다."라는 린드의 선언에 감동했다. 린드의 방법론에 깊은 인상을 받고 그 결론에 흥미를 느낀 블레인은, 수병의 식단에 레몬을 추가하고 그 효과를 알아보기 위해 서인도제도에 파견된 영국 함대의 사망률을 꼼꼼하게 조사했다.

블레인의 연구는 린드만큼 대조군을 엄밀하게 정의하지는 않았지만, 조사한 수병의 수가 훨씬 많았고 결과도 더 충격적이었다. 그가 서인도제도에서 머문 첫해 영국 함대에 배치된 병력은 12,019명이었는데, 그중 전사자는 60명뿐이었고 1,518명은 병으로 목숨을 잃었다. 병사자의 압도적 다수는 괴혈병 사망자였다. 그러나 블레인이 식단에 레몬을 포함시킨 뒤로는 사망률이 절반으로 떨어졌다. 나중에 레몬 대신 라임이 자주 식탁에 올랐는데, 여기서 영국 수병을 얕잡아 부르는 '라이미'(라임을 먹는 사람)라는 속어가 생겼다. 라이미는 뒷날 영국인 전체를 가리키는 말로 의미가 확대되었다.

블레인은 신선한 과일이 괴혈병 치료의 열쇠라는 확신을 얻었다. 그로부터 15년 뒤 그는 해군의 의료를 총괄하는 '병상위원회' 위원에 임명되어, 영국 함대 전체에 괴혈병 예방책을 적용했다. 1795년 3월 5일 병상위원회와 해군본부는 하루 약 20cc의 레몬주스를 제공하면 괴혈병을 예방해 수병의 생명을 구할 수 있다는 결론에 도달했다. 린드는 바로 전해인 1794년에 죽었지만, 사실상 그가 있었기에 영국 선박에서 괴혈병을 없애고자 하는 과업이 결실을 맺을 수 있었다.

린드의 선구적 시험 이후 대략 반세기가 지나자 영국은 레몬 치료법을 도입해 괴혈병을 막을 수 있었지만, 다른 나라는 아직 그러지 못했다. 이 점은 영국이 자국에서 멀리 떨어진 땅을 식민지로 만들고, 다른 유럽 국가와의 해전에서 승리를 거두는 데에서 유리한 조건으로 작용했다. 예를 들어, 1805년의 트라팔가르 해전이 있기 전부터 나폴레옹은 영국을 침공할 계획을 세웠다. 그러나 영국 해군의 해상봉쇄로 프랑스 군함은 몇 달씩이나 모항 밖으로 나가지도 못했다. 이렇듯 프랑스 해군을 꽁꽁 묶어둘 수 있었던 것은 영국 수병이 과일을 보급받았기 때문이다. 영국 해군은 괴혈병으로 죽은 수병 대신 건강한 병사를 보충하기 위해 작전을 중단하고 돌아갈 필요가 없었다. 그러니 임상시험을 개발한 린드와 괴혈병 예방을 위해 레몬을 주라고 한 블레인이 영국을 구했다고 해도 지나친 말이 아니다. 나폴레옹이 이끈 프랑스 육군이 영국 육군보다 훨씬 강했으므로, 해상봉쇄가 실패했다면 프랑스의 영국 침공은 성공을 거두었을 것이다.

일국의 명운도 중요한 역사적 의미를 갖지만, 임상시험은 이후 수백 년에 걸쳐 더 큰 중요성을 띠었다. 의학 연구자는 어떤 치료가 효과가 있고 어떤 치료가 효과가 없는지 판단하기 위해 여전히 임상시험을 이어간다. 이 같은 연구 덕분에 의사는 엉터리 약 대신 효과가 입증된 약으로 확신을 갖고 치료에 임하고, 그 결과 전 세계 수백만 명의 목숨을 구할 수 있다.

사혈은 치료의 중심에 있었기 때문에 가장 먼저 대조군 비교 임상시험의 검증 대상에 올랐다. 조지 워싱턴이 사혈 시술을 받고 세상을 떠난 지 10년 뒤인 1809년, 스코틀랜드인 군의관 알렉산더 해밀턴은 사혈이 정말 권할 만한 건지 밝히기 위한 작업에 착수했다. 만약 해밀턴이 임질이나 열병 같은 한 가지 질환을 놓고 사혈의 효과를 조사하는 임상시험을 했다면 이상적이었을 것이다. 하나의 질환, 하나의 치료법에 초점을 맞출수록 임상시험의 결과는 더욱 분명해지기 때문이다. 그러나 해밀턴은 포르투갈에서 벌어진 반도전쟁(웰링턴이 이끈 영국군이 포르투갈 및 스페인과 연합해 이베리아반도에서 나폴레옹 군을 몰아낸 전쟁 - 옮긴이)에 종군 중이었기 때문에 이상적인 조건에서 임상시험을 하기란 불가능했다. 대신 사혈이 다양한 병증에 어떤 영향을 미치는지 조사하는 것은 가능했다. 해밀턴을 옹호하자는 게 아니라, 당시 사혈은 만능치료법으로 알려졌기 때문에 그가 설계한 임상시험 방법이 아주 터무니없는 것은 아니었다. 요컨대 의사들이 사혈로 모든 질환을 치료할 수 있다고 믿는 이상 다양한 병을 앓는 환자를 모두 포함시키는 것이 설득력이 있었을 것이다.

해밀턴은 임상시험을 하기 위해 먼저 다양한 질환을 앓는 병사 366명을 뽑아 3개의 그룹으로 나누었다. 첫 번째 그룹과 두 번째 그룹은 자신과 동료 의사(앤더슨)가 사혈을 쓰지 않는 치료를 했고, 세 번째 그룹은 다른 의사가 랜싯으로 출혈을 유도하는 일반적인 방식의 사혈 치료를 했다. 임상시험 결과는 명백했다.

우리는 각자 3분의 1씩 책임진다는 원칙을 정하고 환자를 차례로 배정했다. 환자 모두에게 최대한 똑같은 수준의 보살핌과 편안한 거처를 제공했고 아무 차별을 두지 않았다. … 앤더슨과 나는 랜싯을 전혀 사용하지 않았다. 앤더슨이 맡은 환자 2명과 내가 맡은 환자 4명이 목숨을 잃었다. 반면에 세 번째 그룹에서는 35명의 사망자가 나왔다.

결과적으로 사혈 치료를 받은 그룹의 사망률은 그렇지 않은 그룹의 사망률보다 거의 10배나 높았다. 이 결과는 사혈을 고발하는 유력한 증거로서, 환자의 몸에서 피를 뽑아내면 목숨을 구하기는커녕 죽음을 불러온다는 것을 분명히 보여주었다. 이 임상시험의 결과에 이의를 제기하기란 쉽지 않았을 것이다. 임상시험의 질을 결정하는 두 가지 요인을 기준으로 할 때, 해밀턴의 사례는 꽤 높은 점수를 받을 만했다.

  첫째, 해밀턴의 환자 그룹은 주의 깊게 통제되었다. 다시 말해, 각 환자 그룹은 사혈이라는 요인만 달랐을 뿐 다른 조건에서는 모두 똑같은 보살핌을 받았다. 그랬기 때문에 사혈의 영향으로만 결과를 비교할 수 있었다. 사혈을 시술받은 세 번째 그룹이 열악한 조건에서 생활했다거나 식사 내용이 달랐다면 환경이나 영양상태 탓에 사망률이 높아졌다는 판단이 내려졌을 것이다. 그러나 해밀턴은 모든 그룹에 '똑같은 보살핌'과 '똑같이 편안한 거처'를 제공했다. 덕분에 세 번째 그룹의 높은 사망률은 오로지 사혈 때문이라고 확정할 수 있었다.

  둘째, 해밀턴은 각 환자 그룹이 평균적으로 보면 최대한 같은 조건에 놓이도록 함으로써 시험의 공정성을 확보하고자 했다. 예를 들어, 나이 많은 병사들을 의도적으로 사혈 치료 그룹에 넣었다면, 사혈 치료에 불리한 쪽으로 편향이 작용했을 것이다. 그러나 해밀턴은 이 점을 염두에 두었기에 '교대로', '무작위로' 시험군과 대조군에 환자를 배정했다. 오늘날 이런 방법은 임상시험에서 치료법의 무작위 배정으로 불린다. 환자를 각 그룹에 무작위로 배정한다면 나이, 수입, 성별, 병세 등 모든 요인에서 각 그룹은 똑같은 조건에 놓이게 된다. 무작위화를 하면 미지의 요인까지 각 그룹에 골고루 분포하게 할 수 있다. 이때 환자 규모가 클수록, 무작위화를 통해 공정성을 확보한다는 목표를 효과적으로 달성할 수 있다. 해밀턴의 임상시험에서는 환자 수(366명)가 상당히 많았다. 오늘날 연구자들은 이 같은 연구방법을 무작위 대조군 비교시험(randomized controlled trial), 또는 무작위 임상시험이라고 부른다. 가장 신뢰할 만한 검증방법이다.

해밀턴은 사혈 효과에 대한 최초의 무작위 임상시험에 성공했지만, 그 결과를 발표하지는 않았다. 1987년, 에든버러의 영국의 사협회가 보관하던 문서 더미 속에서 해밀턴의 서류가 발견되지 않았다면 그의 연구는 세상에 알려지지 않았을 것이다. 어떤 의학 연구자든 결과를 발표하지 않는 것은 심각한 직무태만이다. 연구 결과를 발표한다는 것은 두 가지 점에서 중대한 의미가 있다. 첫째, 다른 의학 연구자가 연구를 재현하도록 장려하는 구실을 한다. 둘째, 연구 결과를 논문으로 발표하는 것이야말로 새로운 발견을 널리 알릴 수 있는 최상의 방안으로, 다른 연구자들이 이를 실제로 적용해볼 수 있다.

해밀턴이 결과를 발표하지 않았기 때문에 그의 임상시험은 사혈이 열렬히 지지받는 상황을 바꾸지 못했다. 몇 년 뒤 프랑스 의사 피에르 루이 같은 선구적 연구자들은 독자적으로 임상시험을 시행해 해밀턴과 같은 결과를 확인했다. 또한 그들은 연구 결과를 적절하게 공개하고 널리 알림으로써, 사혈은 환자를 구하는 게 아니라 해치는 방법이라는 것을 밝혔다. 이런 결과에 비춰볼 때, 사혈이 조지 워싱턴의 주요 사인이었을 가능성이 높다.

하지만 이와 같은 사혈 반대 결론은 당시의 지배적인 관념에 위배되는 것이었기 때문에 의사들은 좀처럼 받아들이려고 하지 않았을 뿐 아니라, 심지어 이를 번복시키고자 애를 쓰는 경우도 있었다. 예컨대 1828년 피에르 루이가 임상시험 결과를 발표했을 때 많은 의사가 사혈에 부정적인 그의 결론을 무시해버렸는데, 대규모 환자를 분석해 수집한 데이터를 근거로 삼았다는 이유에서였다. 사혈 옹호론자들은 대규모 환자 표본에서 어떤 일이 일어나는지 아는 것보다는 눈앞에 있는 한 명의 환자를 치료하는 일에 더 관심을 가져야 한다는 이유로, 루이의 '양적인 방법론'을 격렬하게 비방했다. 이에 대해 루이는 다수 환자를 조사하지 않는 한 치료법의 안전성과 유효성을 알아낼 수 없다는 주장으로 맞섰다. "비슷한 사례에서 전반적으로 유효성이 보장되지 않는다면 그 치료법은 사용할 수 없다. … 통계를 이용하지 않는다면 정말로 효과 있는 치료법은 나오기 힘들다."

1818년, 인도에서 일하던 스코틀랜드인 의사 알렉산더 맥린이 치료법의 유효성을 검증하기 위한 방법으로 임상시험을 옹호했을 때, 반대자들은 임상시험을 한다는 명목으로 환자의 건강을 시험대에 올려놓는 것은 잘못이라고 주장했다. 맥린은 임상시험을 회피하면 의료 현장에서는 아무런 효과도 없고 위험하기만 한, 검증되지 않은 치료법만 판칠 것이라고 다시 반박했다. 그는 과학적 근거가 없는 의료행위를 '인간의 생명에 대한 끝없는 실험'이라고 불렀다.

임상시험이라는 검증방법이 발명되고 사혈의 효과를 부정하는 근거들이 속속 등장했지만, 유럽의 의사들은 환자의 피를 뽑는 처치를 계속했다. 프랑스는 1833년 한 해 동안 4,200만 마리의 거머리를 수입했다. 그러나 시간이 흘러 의사들 사이에서 합리적인 사고방식이 널리 뿌리내리면서 임상시험이 서서히 확산되어 나갔고, 사혈처럼 위험하면서 아무 효과 없는 치료법은 쇠퇴하기 시작했다.

임상시험이 등장하기 전에 의사는 환자가 찾아오면 자신이 좋아하는 비결이나 동료가 알려준 요령, 또는 비슷한 증상을 보인 환자를 치료한 경험에 의지해 어떤 치료법을 사용할 것인지 결정했다. 그러나 임상시험이 자리 잡은 뒤로는 여러 차례의 임상시험, 이를테면 수천 명의 환자를 대상으로 시행한 임상시험에서 얻은 과학적 근거를 바탕으로 개별 환자의 치료법을 결정했다. 임상시험에서 성공을 거둔 치료법이 특정 환자에게 효과를 발휘한다는 확실한 보장은 없었지만, 의사로서는 환자에게 회복 가능성이 가장 높은 치료법을 제공한 것이다.

린드의 임상시험 발명으로 촉발된 개혁은 19세기를 거치며 점차 힘을 불렸다. 18세기에는 위험한 도박이나 다름없었던 의학이 임상시험으로 인해 20세기에는 합리적 학문으로 변모한 것이다. 오늘날 우리에게 건강과 장수, 행복을 선물해준 현대의학은 임상시험의 산물이다.

데이터로 무장한 나이팅게일 ─ 근거중심의학

임상시험은 환자를 위한 최선의 치료법을 판정할 때 중요 고려

사항이기 때문에, 근거중심의학(evidence-based medicine)이라는 흐름 속에서도 중심적인 역할을 한다. 18세기의 제임스 린드도 근거중심의학의 핵심 원리를 알았지만, 그 진정한 의미가 뿌리를 내린 것은 20세기 중후반이었다. 근거중심의학이라는 말 자체도 1992년 캐나다 온타리오주 맥마스터대학의 데이비드 새킷이 처음으로 제안하면서 등장했다. 새킷은 "근거중심의학이란 현시점에서 가장 뛰어난 과학적 근거를 가장 합리적이고 세심하고 명확하게 이용해 개별 환자의 치료방침을 정하는 것을 말한다."고 정의했다.

근거중심의학은 가장 믿을 만한 정보를 제공해 의사를 돕고, 최적의 치료를 받을 가능성을 높여 환자를 이롭게 한다. 21세기를 살아가는 우리는 의료에 관한 의사결정을 할 때 과학적 근거(대개 무작위 임상시험에서 얻은 근거)를 이용하는 것을 아주 당연시하지만, 의학의 역사에서 근거중심의학의 출현은 획기적 전환점이었다.

근거중심의학이라는 접근법이 등장하기 전까지 의사들은 믿을 수 없을 만큼 무능했다. 건강을 되찾은 환자는 치료를 받아서가 아니라 치료를 받았음에도 불구하고 나았다고 말해야 할 정도였다. 그러나 주류 의학에서 임상시험 아이디어를 도입한 뒤 의학의 발전 속도는 한층 빨라졌다. 오늘날 임상시험은 새로운 치료법을 개발할 때 당연히 거쳐야 할 단계가 되었고, 전문가들은 근거중심의학이야말로 효과적인 건강관리를 위한 핵심 열쇠라고 입을 모은다.

그러나 주류 의학의 바깥에서는 근거중심의학을 냉정하고 혼란스러우며 위협적인 개념이라고 생각한다. 만약 이런 관점에 조금이라도 공감하는 사람이 있다면 임상시험과 근거중심의학이 등장하기 이전의 세계가 어땠는지 되돌아볼 필요가 있다. 의사들은 사혈이 어떤 해를 끼치는지 전혀 몰랐고, 그 때문에 조지 워싱턴을 비롯한 많은 사람이 아까운 생명을 잃었다. 그 의사들은 우둔하거나 사악하지 않았다. 그저 임상시험이 널리 시행되었다면 쉽게 접할 수 있었을 지식이 부족했던 것이다.

벤저민 러시의 예를 다시 생각해보자. 그는 열성적인 사혈 시술자로 명성을 떨쳤고 워싱턴이 죽던 날 명예훼손 소송에서 이겼다. 똑똑했고 고등교육을 받았으며 배려심도 많았다. 러시는 알코올의존증에 대해서도 음주를 자제할 수 없게 만들기 때문에 치료가 필요한 질환이라는 점을 밝혀냈다. 여성의 권리를 옹호하기 위해 목소리를 높였고 노예제 철폐 투쟁에 앞장섰으며 사형반대운동에 뛰어들기도 했다. 그러나 뛰어난 지성과 훌륭한 인품을 갖춘 러시는 수백 명의 환자에게 사혈을 시술해 죽음으로 몰아넣었고 제자들에게도 사혈을 장려했다.

사혈을 정당화하기 위해 만들어진 엉터리 이유들은 고대철학에 그 연원을 두고 있었는데, 러시는 고대철학을 존중했으므로 잘못된 생각에서 빠져나오지 못했다. 예컨대 과도한 출혈이 환자의 생명을 앗아갈 수도 있다는 것을 알지 못해, 사혈로 인한 진정 상태를 증상이 호전된 것으로 착각했다. 어쩌면 스스로 기억을 왜곡해 사혈 시술 후 살아난 환자만 기억하고 사망한 환자는 애써 잊으려고 했는지도 모른다. 혹은 성공한 사례는 자기의 치료 덕분이라고 생각하고, 실패한 사례에 대해서는 그 환자가 어차피 죽을 운명이었다고 판단했을 수도 있다. 오늘날의 근거중심의학은 러시가 빠져들었던 사혈을 잘못된 치료법으로 바라보지만, 만에 하나 새로운 증거가 나타난다면 즉시 이를 수용해 기존 결론을 재검토할 것이다. 이를테면 새로운 임상시험으로 얻은 최신 근거가 있다면 사혈이 특정 임상 사례에 적용 가능한 치료법으로 인정받을 수도 있는 것이다. 단적인 예로, 심부전으로 인한 체액 과잉을 완화하기 위해 사혈을 최후의 수단으로 이용하기도 한다. 마찬가지로 특정 외과수술 후 환자의 회복을 앞당길 목적으로 거머리에게 피를 빨아들이는 역할을 맡길 때도 있다. 2007년 영국 요크셔에 사는 어떤 여성은 악성종양을 절제하고 혀를 재건한 뒤, 열흘 동안 하루에 네 차례씩 거머리를 입속에 집어넣는 치료를 받았다. 이때 거머리는 혈류량을 늘리는 화학물질을 배출해 치료를 촉진하는 역할을 했다.

그러나 의문의 여지가 없는 근거중심의학도 때로 의혹의 시선을 받는다. 어떤 사람은 근거중심의학이란 주류 의학계가 그들의 추종자와 치료법을 옹호하고 외부의 대체의학 종사자를 배척하기 위해 만들어낸 전략이라고 생각한다. 그러나 이미 살펴보았듯이 진실은 정반대이다. 근거중심의학은 외부자의 의견에도 귀를 기울인다. 효과가 있다고 판명된 치료법이라면 누가 그것을 지지하건, 아무리 낯설고 기묘하게 보이건 간에 바로 인정하고 받아들인다. 괴혈병 환자에게 레몬주스를 주는 것은 신뢰하기 힘든 치료법이었으나, 임상시험으로 과학적 근거가 있다고 밝혀지자 주류의학은 이를 스스럼없이 인정했다. 반면에 보편적 치료법이던 사혈은 임상시험에서 과학적 근거가 없는 것으로 밝혀지자 과감하게 버렸다.

임상시험으로 얻은 결과가 과학적 근거를 갖추고만 있다면 주류 의학은 얼마든지 받아들인다는 사실을 뚜렷하게 보여주는 의학사의 에피소드가 하나 있다. 램프를 든 천사로 유명한 플로렌스 나이팅게일은 본래 무명의 간호사였지만, 반론의 여지가 없는 믿을 만한 데이터로 무장했기 때문에 남성 중심의 의학계 주류와 맞선 논쟁에서도 이길 수 있었다. 사실 나이팅게일은 일찍부터 근거중심의학이라는 접근법을 옹호했으며 이를 통해 빅토리아 여왕 시대의 의학을 획기적으로 바꾼 인물이다.

윌리엄과 프랜시스 나이팅게일 부부는 결혼식을 올리고 이탈리아에서 2년간 신혼여행을 하던 중, 1819년 나폴리에서 첫째 파르테노페를 낳았고, 이듬해인 1820년 봄 둘째 플로렌스를 낳았다. (자매의 이름은 각각 출생지를 따서 지어졌다. 파르테노페는 나폴리를 가리키는 그리스어이다.) 플로렌스 나이팅게일은 빅토리아 여왕 시대 영국의 특권계급에 속한 귀부인으로 성장해 순탄한 삶을 살아갈 수도 있었다. 그러나 청소년기에 접어들면서 앞길을 알려주는 하느님의 목소리가 자주 들렸다고 한다. 간호사가 되겠다는 그녀의 바람은 '하늘이 내린 소명'이었던 것이다. 그러나 부모는 그런 바람을 극히 못마땅하게 여겼다. 당시에 간호사란 교육도 제대로 못 받은 데다 행실이 문란하고 툭하면 술에 취해 있는 사람이라는 생각이 지배적이었다. 나이팅게일은 간호사를 바라보는 사회적 편견을 부수기로 마음을 먹었다.

딸이 간호사가 되겠다고 했을 때 충격을 받은 부모는 나이팅게일이 크림전쟁이 벌어지고 있는 전장의 야전병원에서 일하겠다는 말을 했을 때는 아마도 기절할 지경이었을 것이다. 나이팅게일은 전선의 비참한 실상을 보도한「타임스」같은 신문을 보고 콜레라와 말라리아에 걸려 쓰러지는 병사가 많다는 것을 알았다. 그녀는 종군간호사에 지원해 1854년 11월까지 터키 스쿠타리 병원의 운영에 관여했다. 스쿠타리 병원은 불결한 병실, 비위생적인 병상, 툭하면 막히고 악취가 나는 하수관, 부패한 음식으로 악명 높은 곳이었다. 나이팅게일은 병원의 사망자가 많은 이유가 병사의 부상 때문이 아니라 불결한 환경으로 인한 질병 때문이라는 것을 금방 알아차렸다. 스쿠타리 병원의 실상을 보도한 당시 기사를 보면, "노천 화장실의 배수관을 흐르는 하수의 악취가 바람을 타고 올라와 병원 복도와 병실을 뒤덮었다."고 한다.

나이팅게일은 병원 환경을 개선하는 작업을 시작했다. 환자들에게는 양질의 식사, 깨끗한 이불과 침대보를 제공했고 배수관을 깨끗이 청소했으며 창문을 자주 열어 환기시켰다. 겨우 일주일 만에 손수레 215대 분량의 쓰레기를 치웠고 하수도는 19번이나 물로 깨끗이 씻어냈으며 병원 마당에 널브러져 있던 말 2마리와 소 1마리, 개 4마리의 사체를 땅에 묻었다. 병원 운영을 책임진 장교와 군의관은 이런 변화를 보고 자기들의 권한을 침해했다고 생각해 사사건건 딴죽을 걸었지만, 나이팅게일은 크게 개의치 않았다. 결과는 그녀의 방법이 옳았음을 말해주었다. 1855년 2월 입원 병사의 사망률은 43%였으나 나이팅게일이 환경개선에 나선 뒤 극적으로 낮아져 1855년 6월에는 2%밖에 안 되었다. 1856년 여름 그녀가 영국으로 귀국했을 때에는 영웅으로 환영을 받았다.「타임스」가 내내적으로 보도한 덕분이었다.

어디든 위험한 질병이 가장 심각한 상황을 연출할 때마다 누구와
도 견줄 수 없는 여인이 모습을 나타냈다. 자비심 깊은 그녀의 모습
을 보면 방금 전까지 숨이 끊어질 것 같은 고통에 시달리던 사람도
마음이 편안해진다. 조금의 과장도 없이 말해서, 그녀는 병원에 나
타난 '구원의 천사'다. 날씬한 그녀가 병원 복도를 사뿐사뿐 걸어갈
때, 마주친 사람들의 표정에는 감사의 마음이 우러난다.

그럼에도 의심의 눈길을 거두지 않은 사람이 적지 않았다. 육
군의 주임 군의관은 나이팅게일이 위생상태를 개선해서 병사의
생존율이 높아진 것은 아니라고 주장했다. 그녀가 성공을 거둔 것
처럼 보이는 건, 가벼운 부상을 당한 병사만 주로 담당하거나 온
화한 날씨에 환자들을 맡는 등 다른 요인들을 고려하지 않았기 때
문이라고 지적했다.

그러나 나이팅게일은 헌신적인 종군간호사였을 뿐 아니라 훌
륭한 통계학자이기도 했다. 아버지 윌리엄은 여성도 제대로 교육
을 받아야 한다고 생각했기 때문에 나이팅게일은 이탈리아어, 라
틴어, 그리스어, 역사는 물론 수학까지 배울 수 있었다. 제임스 실
베스터, 아서 케일리 같은 당시 영국을 대표하던 뛰어난 수학자의
개인지도를 받기도 했다.

영국 주류 의학의 반론에 부닥친 나이팅게일은 위생상태의 개
선으로 생존율이 높아졌다는 자신의 주장을 뒷받침하기 위해, 그
동안 배우고 익힌 수학과 통계적 논증을 적용했다. 크림전쟁 때
환자에 관한 자세한 기록을 남겨두었으므로 그 데이터를 샅샅이
조사했고 병원의 위생상태가 중요하다는 근거를 모두 찾아냈다.

예를 들어, 부상병의 사망이 스쿠타리 병원의 열악한 위생상태 때문이라는 주장을 증명하기 위해 나이팅게일은 과거 기록을 파헤쳐, 위생상태가 나빴을 때 병원에서 치료받은 부상병 그룹과 같은 시기 소속부대에 그대로 머물렀던 부상병 그룹을 비교했다. 소속부대에 남은 부상병(대조군)이 스쿠타리 병원에 입원한 부상병(시험군)보다 생존율이 높다면 나이팅게일이 처음 현지에 도착했을 때 목격한 사실, 즉 병원이 병을 고치기는커녕 오히려 해를 준다는 주장의 유력한 근거가 될 수 있었다. 조사 결과 전장에 남았던 부상병의 사망률은 1,000명당 27명이었지만, 스쿠타리 병원에 입원한 부상병의 사망률은 1,000명당 427명에 달했다. 하나의 통계치를 대조군의 통계치와 함께 놓고 비교함으로써, 위생상태가 중요하다는 나이팅게일의 주장이 논쟁에서 이길 수 있게 되었다.

나이팅게일은 모든 의학적 결정은 과학적 근거를 토대로 해야 한다고 확신했기 때문에 육군의 위생문제를 다루는 왕립조사위원회의 설립을 추진했다. 자신의 바람대로 왕립조사위원회가 출범하자 나이팅게일은 자신의 주장을 뒷받침하는 상세한 통계 데이터가 첨부된 수백 페이지의 증거 서류를 제출했다. 데이터를 도표로 정리하는 것을 파격으로 여긴 시대에 나이팅게일은 오늘날 기업 회의실에서 발표 자료로 써도 손색이 없을 다양한 색상의 도표를 작성했다. 또한, 데이터를 표시하기 위해 폴라 그래프로 알려진 정교한 원 그래프도 고안했다. 통계 내용을 그래프로 나타내면 수학을 잘 모르는 정치인에게 자신이 주장하는 바를 쉽게 알리는 데 유리하다는 것을 깨달았던 것이다.

통계를 이용한 나이팅게일의 연구는 육군 병원 개혁의 도화선

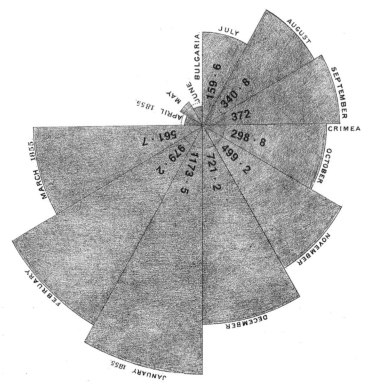

플로렌스 나이팅게일이 만든 폴라 그래프
'동부전선 육군 병사의 사망률 1854년 4월~1855년 3월'

이 되었다. 왕립조사위원회의 보고서를 근거로 육군 의학교가 세워졌고 치료기록 수집 시스템도 뿌리를 내렸다. 어떤 치료와 조건이 환자에게 도움이 되는지 밝히기 위한 지속적 추적 관찰 시스템도 작동하기 시작했다.

오늘날 플로렌스 나이팅게일은 간호사 양성 학교를 설립하고 간호 학생 교육과정을 수립한 근대 간호학의 창시자로 알려져 있다. 그러나 통계에 기초한 위생개혁 운동에 평생을 바친, 의학에 중대한 영향을 미친 인물이기도 하다. 1858년 나이팅게일은 왕립 통계협회 최초의 여성 회원으로 뽑혔고, 미국 통계학회의 명예회원이 되었다.

이처럼 나이팅게일은 통계에 대한 열정으로 정부를 설득해 의료개혁의 중요성을 이해시킬 수 있었다. 예를 들어, 당시에는 간호사 양성을 시간 낭비라고 주장하는 사람이 많았다. 숙련 간호사의 보살핌을 받은 환자가 미숙련 간호사의 보살핌을 받은 환자보다 사망률이 높았기 때문이었다. 이에 대해 나이팅게일은 숙련 간호사가 근무하는 병동에 중환자가 배정되는 사례가 많다고 지적했다. 앞에서도 말했듯이 두 그룹 간호사의 환자가 어떤 결과를 보이는지 비교하고 싶다면 환자를 무작위로 배정하는 것이 중요하다. 나이팅게일은 숙련 간호사와 미숙련 간호사에게 환자를 무작위로 배정하는 임상시험을 시행해 숙련 간호사의 보살핌을 받은 환자 그룹이 미숙련 간호사의 보살핌을 받은 환자 그룹보다 치료 경과가 더 좋다는 것을 밝혀냈다. 나이팅게일은 또한 가정 출산이 병원 출산보다 더 안전하다는 것을 통계로 입증했다. 빅토리아 시대의 영국은 집이 병원보다 훨씬 깨끗하고 안전한 곳이었던 것이다. 나이팅게일의 관심은 해외로도 향해, 인도 농촌 지역에서 공중위생이 어떤 영향을 끼쳤는지 수학적으로 조사하기도 했다.

나이팅게일은 평생 병사에 관한 연구에서 손을 떼지 않았다. 말년의 한 연구에서는 평화 시 영국 내 군사기지에 주둔하는 병사의 사망률을 조사했는데, 그 결과 연간 사망률이 1,000명당 20명꼴이었다. 이는 일반 시민 사망률의 2배에 가까운 비율이었다. 나이팅게일은 병영시설이 열악해서 이런 결과가 나왔을 것으로 보았다. 이를 기초로 영국군 전체에서 형편없는 병영시설로 사망하는 군인의 수를 추산했고, 얼마나 많은 젊은이의 생명이 허무하게 사라지는지 목소리를 높였다. "영국 육군은 해마다 병사 1,100명을 세일즈베리 평원에 세워놓고 총으로 쏘아 죽이고 있다."

나이팅게일의 의학적 승리가 주는 교훈은, 과학적 임상시험은 의학의 진실을 명확히 밝히는 최고의 방법일 뿐 아니라 그 진실을 인정하게 하는 최상의 메커니즘이라는 것이다. 과학적 임상시험에서 얻은 결과는 설득력이 아주 강해서, 나이팅게일 같은 무명의 젊은 여성조차 임상시험으로 자신이 옳고 주류 의학이 틀렸다는 것을 입증할 수 있었다. 임상시험이 없었다면 나이팅게일 같은 고독한 선각자는 무시당했을 테고, 의사들은 전통과 도그마, 유행, 정치, 마케팅, 일화 등에 바탕을 둔 썩어빠진 의학지식만 갖고 치료에 임했을 것이다.

힐과 돌의 천재적 아이디어

과학적 근거에 기초해 대체의학을 평가하기에 앞서 근거중심의학은 굉장히 강력하고 설득력 있는 결론을 제공한다는 점을 다시 강조해두고 싶다. 사실 의학계의 주류만이 근거중심의학 앞에서 꼬리를 내리는 것은 아니다. 과학적 근거가 제시되면 정부도 어쩔 수 없이 정책을 바꿔야 하고, 기업도 제품을 변경하도록 내몰리기 때문이다. 그래서 제1장을 마무리하면서 과학적 근거가 어떻게 세상의 이목을 끌고 건강과 관련해 꼭 필요한 조처를 하게 만들었는지 훌륭한 사례를 살펴보기로 한다. 흡연의 위험성을 극적으로 폭로한 연구 이야기다.

흡연의 위험성을 연구한 사람은 오스틴 브래드포드 힐과 리처드 돌이었다. 두 사람의 성장 환경은 마치 거울에 반사된 것처럼 다르면서도 닮아 있었다. 힐은 아버지의 뒤를 이어 의사가 되고 싶어했지만, 결핵을 앓는 바람에 꿈을 접었고 대신 수학 분야에서 경력을 쌓아나갔다. 돌은 케임브리지대학에서 수학을 연구하는 꿈을 품었지만, 입학시험 전날 밤 알코올 도수 8%인 트리니티 에일 맥주를 1.5리터나 마신 탓에 성적이 기대에 못 미쳐 의학을 공부하는 쪽으로 방향을 틀었다. 이렇게 의학과 통계학 양쪽에 관심이 깊은 두 연구자가 등장하게 되었다.

힐은 의학과 관련한 다양한 문제를 다루며 연구경력을 쌓았다. 일례로, 1940년대에는 사망증명서를 조사해 화학 공장 노동자가 걸리는 암은 비소와 관련이 있다는 것을 밝혀냈고, 임신부 풍진이 태아의 장애를 유발할 수 있다는 것을 증명했다. 또 의사가 되겠다는 자신의 꿈을 망가뜨린 결핵에 항생물질이 효과가 있는지 조사하는 중요한 연구도 했다. 1948년 힐의 관심은 20년 사이에 발병률이 6배나 치솟은 폐암 쪽으로 향했다. 폐암의 배후에 무엇이 있는가를 둘러싸고 전문가들은 의견이 갈렸다. 진단 방법이 발전했기 때문에 폐암 발견 건수가 늘어난 것이라고 주장하는 전문가가 있는가 하면, 산업공해와 자동차 배기가스, 흡연이 폐암을 유발한다고 주장하는 전문가도 있었다.

폐암의 원인을 놓고 합의된 의견이 나올 전망이 별로 없는 상황에서 힐은 돌과 팀을 이뤄 폐암을 일으키는 원인 중 하나로 꼽히는 흡연의 영향을 조사하기로 했다. 그러나 두 사람은 초기 단계부터 어려움에 직면했다. 흡연은 무작위 임상시험이 불가능했던 것이다. 예를 들어, 10대 청소년 100명을 설득해 일주일간 담배를 피우라고 한 뒤 폐암의 징후가 나타나는지 살펴보는 방법은 비윤리적이고 현실성이 희박하다.

힐과 돌은 흡연과 폐암 사이의 연관성을 명확히 밝히기 위해서는 전향적 코호트 연구(prospective cohort study), 즉 관찰 연구를 해야 한다고 판단했다. 전향적 코호트 연구는 건강한 사람들을 모집하여 그들이 일상생활을 영위해가는 동안 건강상태를 추적 관찰하는 것이다. 무작위 임상시험에 비하면 시험 대상자에 개입하는 정도가 훨씬 적기 때문에 장기적인 건강 문제를 조사할 때 더 선호한다.

힐과 돌은 흡연과 폐암 사이의 인과관계를 찾아내기 위한 전향적 코호트 연구를 하려면 세 가지 중요한 기준을 충족하는 자발적 참여자를 모집해야 한다고 생각했다. 첫째, 참여자는 흡연습관이 굳어진 흡연자이거나 아니면 철저한 혐연자여야 했다. 그래야만 연구 기간 중(이 연구는 7년간 이어졌다.) 행동 패턴이 변하지 않으리라고 판단했기 때문이다. 둘째, 전향적 코호트 연구가 진행되는 동안에는 건강상태와 흡연습관에 관한 정보가 수시로 갱신되어야 하므로, 믿을 만하고 헌신적인 참여자를 모집해야 했다. 셋째, 흡연 이외의 요인을 통제하려면 참여자의 소득, 노동환경 같은 배경 요인이 비슷해야 했다. 더불어 정확한 결론을 이끌어내기 위해서는 참여자가 수천 명 규모여야 했다.

이런 엄격한 조건을 충족하는 참여자 그룹을 꾸리기는 쉽지 않은 일이었지만, 힐은 골프를 치다 한 가지 해법을 생각해냈다. 힐의 친구인 의사 윈 그리피스는 훗날 이렇게 회고했다. "힐은 골프를 잘 치지는 못했지만, 그때 떠올린 아이디어만큼은 가히 천재의 일타였다." 힐이 떠올린 기발하고 뛰어난 아이디어는 의사를 임상시험 대상으로 삼는 것이었다. 의사는 앞에서 지적한 조건을 충족하는 집단이다. 의사는 수가 많고, 그 대다수는 골초였다. 자신의 건강상태를 점검해 보고하는 능력도 충분하고, 배경요인도 대체로 비슷하다.

1951년 흡연연구를 시작했을 때만 해도 영국 의사 3만 명을 50년에 걸쳐 추적 관찰하겠다는 계획을 세웠지만, 훨씬 이른 1954년에 이미 명확한 패턴이 나타났다. 즉, 폐암으로 사망한 의사 37명 모두가 흡연자였다. 데이터가 쌓이면서 흡연은 폐암을 일으킬 위험을 20배 늘릴 뿐 아니라 심장발작을 유발하는 등 다양한 질병과도 밀접한 관련이 있다는 것이 밝혀졌다.

「영국 의사 연구」로 알려진 이 연구 결과는 몹시 충격적이었기 때문에 다른 의학 연구자들은 쉽사리 인정하려고 하지 않았다. 담배업계에서도 정보를 수집하고 해석하는 방식에 결함이 있다고 주장하며 힐과 돌의 연구방법에 문제점을 지적하고 나섰다. 다행히도 영국의 의사들만큼은 점차 분명해지는 힐의 결론에 그리 회의적이지 않았다. 아마 자신들이 참여한 연구였기 때문일 것이다. 의사들은 곧 일반인에게 금연을 권장하는 일에 앞장섰다.

담배와 폐암의 관계는 전 세계 흡연자에게 영향을 미칠 수밖에 없었기 때문에 힐과 돌의 연구를 재현해 검증하는 것도 중요한 과제였다. 1954년 미국인 19만 명을 대상으로 시행한 다른 연구에서도 힐과 돌의 연구 결과와 비슷한 결론이 나왔다. 담배 연기에서 추출한 타르를 쥐의 피부에 바른 연구에서도 실험대상 쥐 절반에서 암 병변이 나타나 담배에 발암 물질이 들어 있다는 것이 입증되었다. 최종 마무리 역할은 힐과 돌이 50년간 꾸준히 진행하기로 계획한 연구에서 나온 데이터가 수행했다. 담배가 건강에 치명적 영향을 미칠 가능성이 있다는 것을 구체적으로 보여준 것이다. 예를 들어, 영국 의사 연구를 분석한 결과를 보면 1920년대에 태어난 흡연자가 중년 나이에 사망할 확률은 비흡연자에 비하면 3배 정도 높았다. 구체적으로 말해 35세에서 69세 사이 사망자 중 흡연자의 비율은 43%였지만, 비흡연자의 비율은 15%에 불과했다.

돌도 누구 못지않게 담배를 피워서는 안 된다는 증거에 충격을 받았다. "나 자신도 흡연이 그토록 심각한 문제인지 미처 예상하지 못했다. 그때 돈내기를 했다면, 자동차와 도로 같은 게 더 위험하다는 쪽을 선택했을 것이다." 돌과 힐은 담배를 피워서는 안 된다는 구체적인 결론을 도출하려고 연구를 시작하지는 않았다. 두 사람은 오로지 진실에 다가가는 데에만 관심이 있었을 뿐이다. 일반적으로 잘 설계한 과학연구와 임상시험에서 예상한 결과가 나오지 않는 경우가 많다. 그렇다 해도 연구자는 투명하고 공정해야 하며 어떤 결과라도 겸허하게 받아들여야 한다.

담배업계에서는 영국 의사 연구 및 그와 유사한 여러 연구에 공격을 퍼부었지만, 돌과 힐을 비롯한 많은 의사는 꿋꿋하게 이에 맞섰다. 이 사례를 통해 엄격한 과학적 연구는 아무리 힘 있는 집단이라 해도 진실을 오랫동안 부정할 수는 없다는 것을 보여준 것이다. 독립적으로 시행된 임상시험에서 나온 증거가 서로의 결과를 재확인해주었기 때문에 모든 합리적 의심을 물리치고 흡연과 폐암의 연관성이 입증되었다. 여기서 또 하나 말해두고 싶은 것은 의학이 발전하려면 재현실험이 필요하다는 것인데, 이는 둘 이상의 그룹이 연구해서 똑같은 결과를 얻어야 한다는 것이다. 이런 식으로 얻은 과학적 근거에서 도출한 결론이라면 믿음직하다.

힐과 돌의 연구를 근거로 금연을 권장하는 다양한 방책이 고안되었고, 선진국의 흡연율은 절반으로 떨어졌다. 그러나 개발도상국이라는 대규모 신흥 시장이 열린 탓에 흡연은 예방 가능한 사망 원인 중 여전히 수위를 차지하고 있다. 더구나 많은 흡연자가 니코틴 중독이 아주 심해서, 흡연의 해악을 보여주는 과학적 근거를 무시하거나 부정한다. 힐과 돌이 「브리티시 메디컬 저널」에 연구 결과를 최초로 발표했을 때 편집인 논평에서 "미국의 잡지 독자들은 '흡연과 암'을 주제로 하는 기사는 불안감 때문에 아예 읽을 엄두를 내지 않는다."는 흥미로운 일화를 전했다.

우리가 이 책을 쓰고 있을 때 「브리티시 메디컬 저널」은 힐과 돌의 업적을 전 세계에 다시 상기시켰다. 창간 이후 166년간 인류에게 공헌한 15가지 위대한 발명, 발견을 선정하면서 흡연의 위험성을 밝힌 힐과 돌의 연구를 포함시킨 것이다. 이 학술지는 연예인을 대상으로 인기투표를 하듯 독자들에게 가장 좋아하는 발명, 발견에 투표하라고 한 뒤 그 결과를 가지고 목록을 작성했다. 이런 인기투표 방식을 몹시 천박하다고 생각한 학자도 더러 있었지만, 그 기획 의도는 이 장의 내용과 관련해 중요한 사실 두 가지를 알려준다.

첫째, 목록에 선정된 발명, 발견은 모두 건강을 개선하고 생명을 구하는 데에 과학이 중요한 역할을 했다는 것을 보여주었다. 예를 들어, 설사 치료에 쓰이는 경구수액도 목록에 있다. 지난 25년간 5,000만 명 이상의 어린이를 경구수액으로 살릴 수 있었다. 항생제, 매균설(전염병은 미생물 때문에 발생한다는 학설 - 옮긴이), 역학 역시 목록의 한 자리를 차지했다. 모두 다양한 질병의 치료를 도와 수많은 생명을 구한 것들이다. 백신도 꼽혔다. 만약 백신이 없었다면 수많은 질병을 예방하지 못해 수십억 인구가 목숨을 잃었을 것이다.

둘째, 근거중심의학 개념도 위대한 공헌으로 꼽혔다. 앞에서 말했듯이 근거중심의학이란 현재 얻을 수 있는 것 중에서 가장 확실한 근거를 토대로 최상의 치료법을 선택한다는 아주 단순한 개념이다. 목록에 실린 다른 발명, 발견과 비교해 매력이나 화려함은 떨어지지만, 다른 모든 것의 밑바탕에 깔린 개념이라는 점에서 어쩌면 최고의 공헌이라고 할 만하다. 예를 들어, 백신과 항생제가 인간을 질병에서 구하는 안전한 치료법이라는 인식은 오로지 임상시험을 비롯한 다양한 과학적 연구에서 수집된 증거 덕분에 뿌리를 내릴 수 있었다. 근거중심의학 개념이 아니었다면 효과없는 치료법을 효과가 있다고 생각하고 효과 있는 치료법을 효과가 없다고 여기는 함정에 빠졌을 것이다. 근거중심의학이라는 개념이 아니었다면 최상의 치료법은 무시한 채 낡은 치료법, 근거가 빈약한 치료법, 효과 없는 치료법, 심지어 위험한 치료법에 의지해 환자의 고통을 가중시켰을 것이다.

근거중심의학 개념이 확고하게 정립되기 전에도 린드, 해밀턴,

루이, 나이팅게일, 힐과 돌 등 수많은 의학 연구자가 어떤 치료법이 효과가 있고(괴혈병의 레몬) 어떤 치료법이 효과가 없는지(사혈), 무엇이 질환을 일으키고(흡연) 무엇이 질환을 예방하는지(위생)를 밝히기 위해 근거중심의학과 똑같은 접근법을 동원했다. 진실에 다가가기 위해 임상시험 등 여러 과학적 연구방법으로 증거를 수집한 의학 연구자들이 없었다면 현대의학의 전반적인 틀은 자리 잡지 못했을 것이다. 이제 준비는 다 끝났다. 지금까지 이야기한 접근법을 대체의학에 적용하면 어떤 결과가 나타나는지 알아보자.

대체의학은 현대의학이 치료하려는 질환을 얼마든지 치료할 수 있다고 주장하므로, 과학적 근거를 조사하면 그런 주장이 옳은지 그른지 검증할 수 있다. 또 특정 증상에 효과적이라고 이미 밝혀진 대체의학도 현대의학과 비교함으로써 과연 그 대체의학이 현대의학을 부분적 혹은 전면적으로 대신할 수 있는지 판정할 수 있을 것이다.

우리는 다양한 대체의학의 유용성에 관해 믿을 만한 결론을 내릴 수 있으리라고 자신한다. 이미 많은 연구자가 임상시험으로 과학적 근거를 모아놓았기 때문이다. 실제로 대체의학의 유효성을 판정하기 위한 임상시험이 수천 건 이상 시행되었다. 그중 일부는 상당히 많은 환자를 대상으로 엄격하게 진행되었고 별개의 임상시험으로 동일한 결과가 재현되었기 때문에, 수준도 아주 높고 전반적인 결론도 충분히 신뢰할 만하다. 제2장부터는 다양한 대체의학을 대상으로 기존 임상시험의 결과를 분석할 것이다. 우리의 목표는 과학적 근거를 검토해 어떤 치료법이 효과가 있고 어떤 치료법이 효과가 없는지, 무엇이 안전한 치료법이고 무엇이 위험한 치료법인지를 독자에게 알려주는 것이다.

이 책의 초반에는 많은 대체의학 치료사가, 데이터를 조사하고 분석하면 자기들 치료법의 유효성이 입증될 수 있다고 낙관하는 것처럼 보인다. 그들은 어쩌면 이 장에 등장한 과거 선구적 이단 아들과 자신을 동일시하고 있는지도 모른다.

플로렌스 나이팅게일은 초기 경력만 보면 이단아로 여겨질 소지가 있다. 의학에 관여하는 모든 사람이 외과 치료와 먹는 약에 주목하고 있을 때 위생을 최우선으로 보았기 때문이다. 그러나 나이팅게일은 자기 생각이 옳고 주류가 틀렸다는 것을 입증해냈다.

제임스 린드도 처음에는 이단아였으나 마침내 자신이 옳다는 것을 보여주었다. 잡다한 괴혈병 치료법을 제시한 주류 의학에 맞서 레몬요법이 효과가 있다는 것을 증명한 것이다. 사혈이 표준 치료법이던 시대에 그에 반대하고 나선 알렉산더 해밀턴 역시 주류 의학을 뛰어넘는 이단아였다. 오스틴 힐 경과 리처드 돌 경도 이단아였다. 담배가 충격적일 정도로 사망률을 높이는 기호품이라는 것을 입증하기 위해 담배산업의 막대한 이익을 거스르는 데이터를 만들어냈기 때문이다.

이러한 영웅적인 이단아가 의학의 역사를 뒤흔들었으며, 이들은 대체의학 치료사를 비롯한 현대 이단아의 롤모델이다. 침술사나 동종용법사 같은 대체의학 치료사는 현대의학의 지식에 어긋나는 이론과 치료법으로 주류 의학에 맞서며, 주류 의학은 자기들을 이해하지 못한다고 목소리를 높인다. 그들은 낯설고 이상한 치료법도 언젠가는 주류 의학이 인정할 것으로 기대한다. 나이팅게일, 린드, 힐과 돌 등이 그랬듯 의학 역사에서 정당한 자리를 차지할 수 있다고 믿는 것이다. 그러나 대체의학 치료사가 반드시 명심해야 하는 것은 올바른 길을 걸었다고 밝혀진 이단아는 극소수에 불과하다는 점이다. 대부분의 이단아는 무언가를 착각하거나 어디선가 오류를 범한 것으로 드러났다.

대체의학 치료사라면 조지 버나드 쇼의 희곡『아나잔스카, 볼셰비키 여제』에 나오는, "모든 위대한 진리는 신성모독에서 시작된다."는 대공비의 말에 크게 공감할 것이다. 그러나 그 뒷부분에는 다음과 같은 단서가 붙어 있다는 것을 잊어서는 안 된다. "모든 신성모독이 위대한 진리가 되는 것은 아니다."

어쩌면 주류 의학의 눈에 신성모독을 범한 것으로 보이기 때문에 어떤 치료법을 대체의학으로 분류하는 것인지도 모른다. 이런 맥락에서 대체의학이 의학을 개혁하는 길에 나타난 신성모독인지, 아니면 터무니없는 생각에 갇혀버린 신성모독인지 밝히기 위해 각 대체의학의 과학적 근거를 정확히 평가하는 데 이 책의 목적이 있다.

제2장

침의 진실

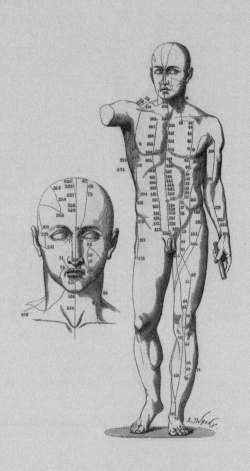

> 침에는 반드시 무언가가 있는 것 같다.
> 고슴도치가 병에 걸린 걸 본 적이 없으니.

― 밥 고다드 ―

침 생명력(기)은 신체 안의 길(경락)을 따라 흐르고, 건강과 행복은
기의 흐름과 관련이 있다는 사상에 뿌리를 둔 고대 의학체계. 경락을
따라 존재하는 경혈에 가느다란 바늘(침)을 찔러 기의 흐름을 원활하
게 해 균형을 맞추면 광범위한 질환과 증상을 치료할 수 있다고 주장
한다.

침, 즉 가는 바늘로 피부를 찔러 건강을 개선하는 치료법을 중
국에서 유래한 의학 시스템이라고 생각하는 사람이 많다. 그러나
침 치료에 관한 가장 오래된 증거는 중부 유럽에서 발견되었다.
1991년 독일인 관광객 헬무트와 에리카 지몬 부부는 이탈리아와
오스트리아 사이의 국경 근처인 외치 계곡의 빙하를 지날 때 얼
어붙은 주검 한 구를 발견했다. 부부는 처음에는 변덕스러운 날씨
탓에 목숨을 잃은 등산객이라고 생각했다. 하지만 실제로는 5천
년 전 인간의 주검이었다.

발견된 계곡의 이름을 따서 아이스맨 외치로 불린 이 주검은

보존상태가 놀랄 만큼 양호해 세계적으로 유명해졌는데, 현재 유럽에서 가장 오래된 인간 미라이기도 하다. 외치를 조사한 과학자들에 의해 곧 놀라운 사실이 속속 밝혀졌다. 예를 들어, 외치의 위장 내용물을 분석해 그가 죽기 직전 사모아 영양과 붉은사슴 고기를 먹었다는 것을 밝혀냈다. 또 고기에 섞인 꽃가루를 조사해 봄에 죽었다는 것을 알아냈다. 순도 99.7%의 구리 도끼가 주검 옆에서 발견되고 머리카락이 구리에 심하게 오염되어 있는 것으로 보아 구리 정련을 직업으로 했을 가능성이 짙었다.

아이스맨과 침

독일 침·귀침 학교의 의사 프랑크 바르는 뜻밖의 사실을 찾아냈다. 바르는 외치의 몸 곳곳에 새겨진 문신에 흥미를 느꼈다. 선과 점으로 구성된 이들 문신은 무언가를 묘사한 그림은 아니었지만, 15개의 그룹으로 나뉜 것처럼 보였다. 그는 문신의 위치가 왠지 낯익다는 것을 깨달았다. "놀랍게도 문신의 점 가운데 80%가 오늘날 침을 놓는 곳인 경혈과 일치했다."

바르는 다른 침 전문가에게 문신 사진을 보여주었다. 그들은 문신 대부분이 경혈에서 6mm 이내 범위에 있고 나머지도 침술에서 특별한 의미가 있는 지점 바로 옆에 새겨져 있다는 점에 의견일치를 보았다. 외치의 피부가 5천 년 세월을 흐르면서 다소 변형되었다는 점을 고려하면 문신 거의 전부가 경혈과 일치했을 수도 있다. 바르는 외치가 스스로 침을 놓을 때 정확한 위치를 알 수 있도록 고대 침술사가 문신을 새겨놓았을 것이라고 결론 내렸다.

비판자들은 문신의 위치와 경혈이 겹친 것은 우연의 일치일 뿐 특별한 의미가 있는 것은 아니라고 주장했지만, 바르는 외치가 선사시대에 침 치료를 받았다는 확신을 굽히지 않았다. 그는 문신의 패턴을 보면 어떤 증상을 치료하려고 했는지 알 수 있다고 지적했다. 문신의 위치는 대다수가 오늘날 요통을 치료하기 위해 침을 놓는 경혈과 맞아떨어지고, 나머지 위치도 복부질환과 연관 지을 수 있다는 것이다. 1999년 바르는 권위 있는 의학전문지 「랜싯」에 발표한 공동 논문에서 "침술사의 관점에서 볼 때 선택된 점의 조합은 유의미한 치료법을 보여준다."고 말했다. 문신의 패턴에 대응하는 치료법이 있을 뿐 아니라 그것으로 짐작할 수 있는 진단도 내릴 수 있다. 방사선을 이용해 요추관절염을 앓은 것이 밝혀졌고, 장에서는 심각한 복통을 일으켰을 편충 알이 다수 발견되었다.

외치가 세계에서 가장 오래된 침 치료 환자라는 주장이 나왔지만, 중국은 침이 극동 지방에서 생겨난 치료법이라는 주장을 굽히지 않는다. 전설에 따르면, 2,600년 전 북방 이민족과 싸우던 병사가 화살에 맞았을 때 우연히 침의 효과가 발견되었다는 것이다. 추측건대 그 병사는 요행히 상처가 치명적이지 않았고, 더욱 요행스럽게도 오랫동안 앓고 있던 병이 화살을 맞은 뒤 나았던 모양이다. 침의 기원에 관한 좀 더 구체적인 증거는 선사시대 묘에서 나왔는데, 고고학자들은 고분에서 침으로 사용되었을 것으로 보이는 가늘게 연마한 돌을 발견했다. 고대 중국에서는 모든 질환은 몸속에 깃든 악귀 때문에 발생한다고 생각했다. 몸에 침을 놓는 것은 악귀를 죽이거나 쫓아내는 방법이었다.

침을 자세히 설명한 가장 오래된 책은 『황제내경』이다. 기원전 2세기경에 편찬된 이 책은 오늘날의 침술사에게도 익숙한 용어로 침의 철학과 치료법을 설명한다. 그중 특히 중요한 것은 활력이나 생명력을 뜻하는 '기'가 '경락'이라는 길을 따라 몸속에서 흐르고 있다는 사고이다. 병은 기의 흐름이 균형을 잃거나 막힐 때 생기므로, 침 치료의 목표는 경혈에 침을 놓음으로써 경락을 자극해 기의 흐름이 균형을 되찾거나 뚫리게 하는 것이다.

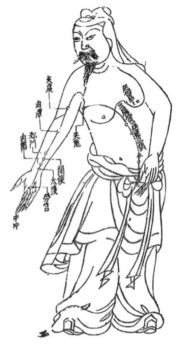

명나라 시대의 그림. 기가 흐르는 길인 경락이 표시되어 있다.

기는 침의 중심 개념이지만, 기가 몸속에서 흐르는 방향을 둘러싸고는 다양한 학파가 오랫동안 독자적인 해석을 내놓았다. 예를 들어, 대다수 침술사는 주요 경락이 12개라는 설을 지지하지만 일부 침술사는 14개라는 설을 바탕으로 치료에 임한다. 또한 학파에 따라서 음과 양 등의 개념을 다양하게 해석하기도 한다. 즉, 음과 양을 각각 세 가지로 분류하는 학파가 있는가 하면 네 가지씩으로 분류하는 학파도 있다. 학파의 수가 너무 많기 때문에 그 각각을 자세히 설명하는 것은 불가능하지만, 모든 학파가 공통으로 중요하게 생각하는 핵심 원리는 다음과 같다.

- 각 경락은 주요 장기 중 하나와 어떤 식으로든 관련이 있다.

- 각 경락에는 내경과 외경이 있다. 내경은 몸속 깊숙한 곳에 있지만, 외경은 얕은 곳에 있어서 침을 놓아 활성화하기가 비교적 쉽다.

- 경락을 따라 수백 개의 경혈이 존재한다.

- 어떤 경락의 어떤 경혈에 침을 놓는가는 학파와 환자의 증상에 따라 다르다.

- 침을 놓는 깊이는 1cm에서 10cm까지 다양하고, 실제 치료에서는 침으로 피부를 찌른 뒤 그 자리에서 침을 돌리기도 한다.

- 피부에 침을 놓고 그대로 두는 시간은 몇 초에서 몇 시간까지 다양하다.

침을 어떤 경혈에 놓아야 하는가, 침을 꽂은 채로 두는 시간은 어느 정도여야 하는가를 결정하기 위해 침술사는 먼저 환자를 진단해야 한다. 진단에는 '시진', '청진', '취진', '촉진', '문진'의 다섯 가지 기법이 있다. 시진은 신체와 눈을 잘 살펴보고 혀의 색깔과 설태의 상태를 관찰하는 것을 뜻한다. 청진과 취진은 숨소리에 이상이 없는지, 몸에서 낯선 냄새가 나지는 않는지 알아보기 위해 몸에서 나는 소리를 듣고 냄새를 맡는 것을 말한다. 촉진은 환자의 맥을 짚는 것을 의미한다. 침술사는 맥을 짚기만 해도 의사보다 더 많은 정보를 얻을 수 있다고 주장한다. 문진이란 말 그대로 환자에게 몸의 상태를 묻는 것이다.

침술로 다양한 질환을 진단하고 기적처럼 치료할 수 있다는 중국인의 주장은 당연히 세계적으로도 큰 관심을 끌었다. 유럽인 의사가 쓴 자세한 침 해설서 중 가장 오래된 것은 1683년 네덜란드 동인도회사의 빌헬름 텐 리네가 라틴어로 작성한 논문 「침에 관하여(De Acupunctura)」이다. 여기서 '애큐펑처'(acupuncture: 침)라는 말이 처음 등장했다. 몇 년 뒤 독일인 의사이자 여행가인 엥겔베르트 캠퍼는 일본의 침 치료 모습을 담은 보고서를 가지고 본국으로 돌아왔다. 당시 일본에서는 전문 침술사가 아니라도 침을 놓을 수 있었다. "일반인조차 그저 자신의 경험에 따라 침을 놓으려고 한다. … 침을 놓을 때는 신경과 힘줄, 혈관을 건드리지 않게 주의해야 한다."

얼마 후 침을 놓는 유럽 의사도 나타났다. 그들은 침 치료의 기초 원리를 그 당시 최신의 과학적 발견에 꿰맞춰 재해석하려는 경향을 보이기도 했다. 예를 들어, 19세기 초 유명한 작곡가 엑토르 베를리오즈의 아버지 루이 베를리오즈는 침이 근육통과 신경통을 완화하는 효과가 있을 것으로 보았다. 무엇보다 침 치료 메커니즘은 전기 자극을 가하면 절개한 개구리 다리가 움찔한다는, 루이지 갈바니의 발견과 관련이 있을 것으로 추측했다. 침이 몸속 전기의 흐름을 방해하거나 촉진할지 모른다고 생각한 베를리오즈는 기와 경락이라는 추상적 개념을 전기와 신경이라는 구체적 개념으로 바꿔놓았다. 그는 또 침과 전지를 연결하면 치료의 효과를 높일 수 있다는 주장을 펴기도 했다.

비슷한 시기에 미국에서도 침 치료가 인기를 끌었고, 몇몇 의사는 침의 유효성을 검증하기 위한 실험에 나섰다. 예를 들어, 1826년 필라델피아에서는 물에 빠져 죽은 새끼 고양이의 심장에 침을 놓아 되살아나게 하는 실험이 시행되었다. 유럽 의사들이 가능하다고 주장했기 때문이다. 유감스럽게도 미국 의사들은 성공하지 못했고 '넌더리를 내며 포기'했다.

그 사이 유럽 침술사들은 침 치료법이 효과가 있다는 논문을 줄줄이 발표했다. 예를 들어, 1836년 「랜싯」에 실린 한 논문은 음낭에 생긴 종양을 어떻게 치료할 수 있는지 설명했다. 때마침 침으로 좌골신경통을 치료한 제3대 에그리먼트 백작인 조지 오브라이언 같은 유명한 사람들이 선전한 덕분에 상류계급 사이에서 침 치료법의 인기가 급속히 치솟았다. 침의 효과에 감동한 오브라이언은 이 기적의 치료법에 감사를 표시하는 의미로 자신의 경주마 이름을 애큐펑처로 바꿨다.

이처럼 침이 주류 서양의학에서 자리를 잡는 것처럼 보였지만, 1840년대부터 부유한 엘리트는 새로 유행한 다른 치료법에 더 흥미를 느꼈고, 침술사의 수도 줄어들었다. 유럽이 침을 거부하게 된 주요 요인은 영국이 중국과 제1, 2차 아편전쟁을 벌이면서 중국의 전통을 무시하게 된 것과 깊은 관련이 있다. 어느새 침은 신비로운 동양에서 전해진 효과적인 치료법이 아니라 사악한 극동에서 건너온 불길한 의식으로 비쳐졌다. 비슷한 시기에 중국에서도 침은 쇠퇴의 길을 걸었다. 청나라 도광제(1782~1850)는 침을 의학 발전을 가로막는 장애물로 간주해 제국의학 연구소의 커리큘럼에서 제외했다.

침의 극적인 부활

20세기에 접어들면서 침은 서양에서는 폐기되었고 동양에서는 휴면상태에 빠졌다. 그대로 영원히 버려져도 이상하지 않을 것처럼 보이던 침이 1949년 공산주의 혁명으로 중화인민공화국이 세워지면서 갑자기 부활했다. 마오쩌둥 주석은 중국 전통의학을 되살릴 계획을 세웠다. 침과 약초 등을 이용하는 전통요법이 부활대상이었다. 마오쩌둥은 이데올로기적 동기에서 침 치료를 장려했는데, 중국 전통의학을 되살려 국가의 자부심을 높이려고 했던 것이다. 그 밖의 절박한 필요도 있었다. 도시와 농촌에서 저렴한 비용으로 의료 혜택을 누릴 수 있게 하겠다는 공약을 지키려면 전통적 의사, 이른바 '맨발의 의사' 네트워크를 구축해야 했다. 마오쩌둥은 대중의 요구를 채우는 일에만 관심이 있었을 뿐 중국 전통의학의 효과는 크게 개의치 않았다. 실제로 마오쩌둥의 주치의였던 리즈수이는 회고록 『마오쩌둥의 사생활』에서 마오쩌둥이 "한방의학을 장려해야 하지만, 나는 개인적으로 한방의학을 믿지 않는다. 한방으로 치료받지 않는다."고 말했다고 전한다.

중국은 고립되어 있었기 때문에 서양은 중국에서 다시금 침에 대한 관심이 일고 있는 것을 미처 알지 못했다. 이런 상황을 뒤바꾼 것이 1972년 닉슨의 중국 방문이라는 역사적 사건이었다. 그보다 앞선 1971년 7월, 미국 국무장관 헨리 키신저가 닉슨 대통령의 방문을 사전협의하기 위해 중국을 방문했다. 키신저의 중국 방문도 주목받는 사건이었으므로, 수행기자단이 꾸려졌는데 제임스 레스턴도 그중 한 명이었다. 레스턴은 공교롭게도 중국에 도착

하자마자 사타구니를 칼로 후벼 파는 듯한 통증에 시달렸다. 중국 도착 며칠 후에는 증상이 얼마나 심각했는지 훗날 그는 다음과 같은 말로 그때 상황을 설명했다. "저녁 무렵 체온이 39.4도까지 올라갔고 의식은 몽롱해졌다. 침실 천정을 바라본 순간 덮개 달린 인력거를 타고 둥실둥실 떠다니던 키신저가 덮개 한 귀퉁이를 열고 나를 향해 웃는 환영이 보였다."

충수염 진단을 받은 레스턴은 응급환자로 반제국주의병원에 입원했다. 수술은 별 탈 없이 끝났지만, 이틀 후 배가 몹시 아파왔고 레스턴은 침 치료를 받았다. 치료를 담당한 의사는 리창유안으로, 정식 의과대학을 다니지는 않았지만, 노련한 침술사 밑에서 침 치료법을 익힌 사람이었다. 리창유안은 레스턴에게 자신의 몸을 실습 대상으로 충분한 기술을 쌓았다는 뜻의 말을 했다. "다른 사람을 한 번 아프게 하는 것보다는 자신을 수천 번 아프게 하는 것이 더 옳은 일입니다."

제임스 레스턴은 침을 괴상하지만 효과적인 치료법으로 생각했고, 1971년 7월 26일 자 「뉴욕 타임스」에 침 치료 경험담을 실었다. '베이징 수술체험기'라는 제목의 기사에서 레스턴은 침술사가 오른쪽 팔꿈치와 양쪽 무릎 아래에 침을 놓았다고 썼다. "침을 맞은 뒤 내장이 자극받았는지 위가 붓고 배가 부풀어 오르는 증상이 가라앉았다."는 기사를 읽은 미국인들은 놀라움을 금치 못했다. 중국 전통 의술이 통증을 가시게 했다며 찬양하는 레스턴의 기사에 의학 전문가도 큰 관심을 보였다. 실제로 얼마 뒤에는 백악관 의료진을 비롯해 미국 의사들이 중국을 방문해 침의 위력을 두 눈으로 똑똑히 보게 된다.

1970년대 전반 이들 시찰단은 매우 놀라운 중국 침의 시술 사례를 여러 번 목격했다. 그중에서도 큰 외과수술에 침을 사용한 사례가 가장 인상적이었다. 예를 들어, 상하이대학 부속병원을 방문한 의사 이사도르 로젠펠드는 28세 여성 환자가 승모판 복원을 위해 심장절개수술을 받은 이야기를 소개했다. 놀랍게도 수술을 집도한 외과의사들은 마취주사 대신 환자의 왼쪽 귀에 침을 놓았다. 그리고 전기톱으로 환자의 가슴뼈를 절개한 뒤 가슴을 벌려 심장이 드러나게 했다. 로젠펠드는 환자의 의식이 초롱초롱했다고 썼다. "그녀는 전혀 겁먹지 않았다. 얼굴을 가린 마취마스크가 없었고 팔뚝에도 정맥 주삿바늘이 꽂혀 있지 않았다. … 나는 죽어도 못 잊을 이 장면을 카메라에 담았다. 절개된 가슴, 미소 짓는 환자, 환자의 심장을 쥔 외과의사의 손. 침을 비웃는 모든 사람에게 이 사진을 보여주고 싶다."

이처럼 유명한 의사가 자세히 소개한 놀라운 사례는 미국에서 큰 반향을 불러일으켰다. 의사들은 미국과 중국에서 운영 중이던 3일 속성 침술 교습 과정에 참석하려고 아우성을 쳤고, 중국산 침도 다량 수입했다. 미국 연방의회 의원들은 새롭게 발견된 놀라운 치료법을 어떻게 수용할지 결정해야 했다. 침 치료가 정말 효과가 있는지 공식적인 평가가 내려지지 않았기 때문이었다. 마찬가지로 침 치료 도구의 안전성도 조사받지 않은 상태였다. 미국 식품의약품안전국(FDA)은 처음에는 침 치료의 핵심 도구인 침의 수입을 막았다. 나중에 FDA는 입장을 완화해 침을 실험 장치로 수입하는 것은 인정했다. 캘리포니아주 주지사 로널드 레이건도 FDA와 비슷한 입장을 보였다. 1972년 8월, 레이건은 인가된 의과대학에서 과학자들이 안정성과 유효성을 검증할 목적으로 사용하는 침에 한해 허용한다는 법안에 서명했다.

되돌아보면 침을 경계하자는 목소리를 높였던 사람들이 옳았다. 중국의 외과수술은 조작되었을 가능성이 높다. 부분마취, 진정제 등 통증 제어 수단을 보충적으로 사용했기 때문이다. 비교적 최근인 2006년 BBC가 〈대체의학〉 시리즈에서 30년 전 로젠펠드가 목격했던 것과 거의 똑같은 외과수술 장면을 방송해 전국적으로 화젯거리가 되었지만, 실제로는 역시 속임수였다. 이때에도 20대 여성 환자가 침을 맞은 상태에서 심장절개수술을 받았고, 수술 장소 역시 상하이였다.

BBC는 다음과 같은 해설 자막을 내보냈다. "여성 환자는 의식을 유지하고 있습니다. 이 21세기의 외과수술은 전신마취 대신 2천 년 전부터 전해져온 침으로 통증을 제어하고 있기 때문입니다." 영국의 저널리스트와 일반인은 이 신기한 영상에 감탄했지만, 영국 왕립마취과의사협회는 다른 각도에서 수술을 바라본 보고서를 발표했다.

여성 환자의 모습을 볼 때 마취제를 미리 투여한 게 분명하다. 미다졸람, 드로페리돌, 펜타닐을 사용한 것으로 안다. 미다졸람과 드로페리돌은 소량이라도 동시에 투여하면 상승작용을 일으켜 마취효과를 '증폭'시킨다. 펜타닐은 엄밀한 의미에서는 마취제가 아니지만, 모르핀보다 진통효과가 강력하다. 마취제의 세 번째 구성요소도 영상에서 잘 드러나는데, 외과적으로 절개한 가슴 전면 조직에 대량의 국소마취제를 침윤법으로 투여했다.

한 마디로 환자에게 일반적인 마취제를 대량으로 투여했다는
것인데, 결국 침은 시선을 집중시켰지만 허울에 불과하거나 심리
적 위안을 주는 역할만 했을 거라는 뜻이다.

1970년대 초 중국을 방문한 미국 의사들은 기만술이나 정치
공작에 익숙하지 않았다. 이 때문에 그들이 처음 침을 접하고 품
었던 소박한 열정이 의심으로 변하기까지는 긴 시간이 걸렸다.
1970년대 중반이 되어서야 비로소 외과수술에서 마취 수단으로
사용한 침을 의심의 눈으로 바라보기 시작했다. 한때 미국의 여러
의과대학에서도 상영된 상하이영화제작소의 침 치료 영상은 선전
물로 재해석되었다. 그러나 중국 당국은 침에 관한 충격적인 주장
을 멈추지 않았다. 예를 들어, 어떤 안내서에는 이런 주장이 적혀
있었다. "액문(液門: 새끼손가락과 넷째 손가락 사이 움푹 들어간 부분 -
옮긴이)에 침을 깊게 찌르면 귀머거리도 듣고 말할 수 있다. … 악
귀가 쫓겨나 벙어리가 입을 열었고, 많은 사람이 깜짝 놀랐다."

서양에서 침의 평판은 10년 사이에 바닥으로 곤두박질쳤다.
닉슨 대통령의 중국 방문 직후 주류 의학계의 격찬을 받았던 침
은 의심 어린 눈총에 시달렸다. 그러나 서양 의사들이 침을 마냥
냉대하기만 한 것은 아니었다. 침이 놀랄 만한 효과를 발휘한다
는 주장은 근거가 없을지 모르지만, 다른 효과는 진짜일 수도 있
다고 보았다. 정말 그런지 분명히 밝히려면, 새로 등장한 치료법
이 통과해야 하는 관문을 거치는 방법밖에 없었다. 1973년 미국
마취학회는 이 같은 상황을 정리해, 침에 주의를 기울여야 한다
고 강조하면서도 전향적으로 생각할 필요가 있다는 보고서를 발
표했다.

미국의 의료 안전성은 각각의 의료기술에 대한 과학적 평가에 기반하고 있다. 과학적 평가를 거쳐야만 의료 현장에서 그 개념이 널리 인정받을 수 있는 것이다. 지금 이 시점에 미국에서 섣부르게 침을 사용하는 것은 이런 전통에서 일탈하는 것이다. 중국에서 수천 년에 걸쳐 발전한 귀중한 기술이라지만 안전장치도 마련하지 않고 위험에 대한 고려 없이 성급하게 도입하는 것 같다. 생각해봐야 할 위험성 중 하나는 환자 심리에 대한 적절한 평가 없이 침을 시술하는 것이다. 마구잡이로 침을 맞게 하면 환자에 따라서 심각한 심리적 트라우마를 겪을 수도 있다. 또 다른 위험성은 엉터리 의사가 암이나 관절염을 비롯한 온갖 질환을 치료한다는 명분으로 침을 함부로 놓는 동안 이미 확고하게 자리 잡은 치료법을 환자가 멀리 하게 될지도 모른다는 점이다. 침을 남용하면 대중은 침이 어떤 증상이든 효과가 있을 거라는 환상을 품을 우려가 있다. 침은 그 나름의 가치와 장점이 있고, 앞으로 미국 의학에서 중요한 역할을 할지도 모른다. 그러나 어떤 역할을 할지는 오랜 시간 동안 객관적으로 평가해야 한다.

미국 마취학회는 침의 사용을 지지하지도 반대하지도 않았다. 그저 엄밀한 검증이 필요하다는 태도를 보였을 따름이다. 냉정한 전문가들은 침을 맞고 효과를 봤다는 뒷이야기 따위에는 아무 관심이 없었다. 다수 환자를 대상으로 한 '객관적 평가'만 원했다. 다시 말해 제1장에서 설명했듯이 임상시험으로 침의 유효성을 정확하게 검증하려고 했다. 그 밑바탕에는, 침 치료법이 사혈처럼 아무 효과가 없다고 밝혀지거나 아니면 레몬요법처럼 효과가 있다고 입증될 수 있으므로 어느 쪽인지 알기 위해서는 적절한 방법으로 조사해야 한다는 생각이 깔려 있었다.

1970년대 내내 미국 곳곳의 대학과 병원에서 침 임상시험이 시행되었다. 이들 임상시험은 모두 다양한 증상에 침이 어떤 영향을 미치는지 밝히려는 대대적인 노력의 일환이었다. 소수의 환자를 대상으로 한 임상시험이 있었는가 하면, 수십 명 이상을 대상으로 한 임상시험도 있었다. 침을 놓고 몇 시간쯤 지난 뒤의 효과를 조사하는 임상시험도 있었고, 몇 주나 몇 달 동안 침을 놓으며 환자를 관찰해 장기적 치료 효과를 조사한 임상시험도 있었다. 요통에서 협심증, 편두통에서 관절염 등 광범위한 증상이 연구 대상이었다. 정말 다양한 임상시험이 시행되었으나, 대체로 제임스 린드가 정립한 기본방침을 따랐다. 즉 환자를 똑같은 조건에 두고서 침으로 치료받는 시험군과 그렇지 않은 대조군으로 무작위로 배정한 뒤 시험군이 대조군보다 증상이 나아지는지를 조사했다.

1970년대 말까지 수많은 임상시험이 시행되었기 때문에 세계보건기구(WHO)는 1979년 국제 세미나가 열렸을 때 R. H. 바너만에게 침 치료에 관해 과학적 근거를 정리해달라고 의뢰했다. 바너만은 중국의 주장을 옹호하는 결론을 내놓음으로써 침 치료에 회의적인 사람들을 충격에 빠트렸다. 바너만은 「침: WHO의 견해」라는 제목의 보고서에서, 비염, 감기, 편도염, 기관지염, 천식, 십이지장궤양, 이질, 변비, 설사, 두통, 편두통, 오십견, 테니스엘보, 좌골신경통, 요통, 골관절염 등 20가지 이상의 신체증상에 '침 치료가 효과가 있다'고 결론 내렸다.

이 WHO의 보고서 말고도 침이 효과적이라고 밝힌 비슷한 보고서가 쏟아져 나와 서양에서 침의 신뢰도가 치솟는 분기점이 되었다. 사람들은 침이 효과가 있다고 확신하고 침술사가 되기 위해 침술 교습 과정에 등록했다. 침 치료 순서를 기다리는 환자의 수도 급격히 늘어났다. 예를 들어, 1990년이 되자 유럽의 침술사 수는 8만 8천 명을 넘어섰고, 2천만 명의 환자가 침 치료를 받았다. 침술사들은 독립적인 치료사로 일했지만, 침은 서서히 의학의 주류로 들어가고 있었다. 이런 상황은 영국의사회가 2002년에 시행한 조사에서도 극명하게 드러난다. 개업의 중 절반쯤이 침 치료를 병행할 준비를 하고 있었던 것이다.

이제 남은 불가사의는 침이 효과를 발휘하는 메커니즘이다. 서양 의사들은 신체 특정 위치에 침을 놓으면 건강상태가 극적으로 변한다는 생각에 공감을 표하기는 했지만, '경락'이나 '기의 흐름'이 존재하는지에 대해서는 지극히 회의적이었다. 경락이건 기의 흐름이건 생물학, 화학, 물리학의 관점에서는 아무 의미가 없지만, 오랜 전통에 뿌리를 두고 있는 개념이다. 서양의 불신과 동양의 확신이라는 기에 대한 이 같은 뚜렷한 대립이 발생한 이유는 두 의학 전통이 발전해온 과정, 특히 동양과 서양이 해부를 다뤄온 방식에 뿌리를 두고 있다.

중국 의학은 인체의 해부를 허용하지 않는 사회에서 발전했다. 인체 내부를 들여다볼 수 없었던 중국인은, 자신을 둘러싼 세계의 모습을 바탕으로 인체의 해부학적 구조에 대한 거대한 상상력을 발휘했다. 예를 들어, 인체는 서로 구분되는 365개 부분으로 이루어져 있다고 생각하는데, 이는 단지 1년이 365일이기 때문이다. 마찬가지로 경락이 12개라는 믿음은 중국에 12개의 큰 강이 흐르고 있다는 사실에서 유래한다. 간단히 말해 인체를 실체로서 이해하는 대신 우주의 축소판으로 해석한 것이다.

고대 그리스인 역시 의학 연구에 사체를 이용하는 것에 대해서는 거리낌을 느꼈지만, 인간의 신체를 탐구하기 위해 기꺼이 전통을 파괴한 이름난 의사가 많았다. 예를 들자면, 기원전 3세기 알렉산드리아의 헤로필로스는 뇌 자체는 물론 뇌와 신경계의 연관성을 탐구했다. 그는 난소와 수란관을 구분할 줄 알았고, 자궁이 여성의 몸 안에서 떠돌아다닌다고 하는, 당시 널리 퍼져 있던 기묘한 생각이 틀렸음을 입증해냈다. 중국인과 달리 유럽의 과학자들은 의학 연구를 위해 인체를 해부할 필요가 있다는 생각을 서서히 받아들였고, 인체의 해부학적 구조에 관한 정확한 지식을 확립하는 방향으로 착실하게 전진했다.

13세기에 이르러 사체해부는 흔한 일이 되었고 14세기 말에는 유럽 곳곳에서 해부 교육을 목적으로 공개 해부가 시행되었다. 16세기 중반에는 근대 해부학의 아버지로 불리는 베살리우스 같은 선구자의 노력으로, 의학도에게 해부학을 가르치는 사체해부 실습이 자리를 잡았다. 베살리우스는 인체의 구조를 모르면 사람을 치료할 수 없다고 주장했지만, 안타깝게도 사체를 입수하기는 쉽지 않았다. 1536년 베살리우스는 교수대에 걸린 범죄자의 시체를 훔치기까지 했는데, 연구용 골격을 획득하기 위해서였다. 살은 이미 썩어서 떨어져나갔거나 동물이 먹어치워 뼈만 '힘줄에 의해 연결된 상태에 있었다'고 한다. 1543년 베살리우스는 명저 『인체의 구조에 관하여(De Corporis Fabrica)』를 썼다.

유럽의 초기 해부학자들은 인체에 관한 기본적인 사실만 알아도 인체가 어떻게 기능하는지 깊게 이해할 수 있다는 것을 깨달았다. 예를 들어, 16세기 해부학자 히에로니무스 파브리키우스는 혈관에 일방통행 밸브가 줄줄이 늘어서서 피가 한 방향으로 흐르게 한다는 것을 발견했다. 윌리엄 하비는 이 지식을 토대로 피가 순환한다는 학설을 제기했다. 이 혈액순환설은 산소, 영양소, 질병이 어떻게 몸속으로 퍼져나가는지 이해하는 밑거름이 되었다. 현대 의학은 오늘날 정교한 해부용 도구를 개발하고, 현미경의 배율을 높여 인체를 자세하게 조사할 수 있다. 최근에는 내시경, 엑스선, MRI 스캔, CAT 스캔, 초음파 등을 이용해 역동적으로 살아 움직이는 신체 내부를 생생하게 들여다본다. 그러나 과학자들은 경락과 기가 존재한다는 증거를 전혀 발견하지 못했다.

만약 경락과 기가 상상 속에서만 존재하는 것이라면, 침의 효능은 어떤 메커니즘에 기초하는가? 닉슨의 중국 방문을 계기로 침이 서양에 다시 소개되고 나서 20년의 세월이 흘렀을 때 과학자들은 침이 축농증에서 치은염, 발기부전에서 이질까지 무수한 증상에 효과를 발휘하는 것 같은데 그 이유는 알기 힘들다는 것을 인정해야만 했다. 다만 침의 진통효과에 관해서만큼은 몇 가지 신뢰할 만한 가설이 존재한다.

첫 번째 가설은 과학자들이 침 연구를 시작하기 10년 전인 1960년대 초에 등장한 '통증의 관문이론'이다. 캐나다인 로널드 멜잭과 영국인 패트릭 월은 공동 논문에서 특정 신경섬유는 피부가 받은 자극을 신경중추 접합부에 전달하지만, 이른바 '관문'을 닫아걸기도 한다고 주장했다. 일단 관문이 닫히면 통증일 수도 있는 자극이 뇌에 거의 전달되지 않아 통증으로 인지될 가능성이 낮아진다. 그러므로 피부에 비교적 작은 자극을 가해 관문이 닫히게 하면, 다른 이유로 통증을 일으키는 자극은 뇌에 전달되지 않아 심한 통증을 억누를 수 있다. 관문이론은 아픈 손과 발을 문지르면 통증이 가라앉는 이유를 설명해주는 이론으로 널리 인정받고 있다. 그러면 침의 진통효과도 관문이론으로 설명할 수 있을까? 많은 서양 침술사는 침을 놓으면 작은 통증이 관문을 닫기 때문에 심한 통증을 차단할 수 있다고 주장한다. 그러나 침에 회의적인 사람들은 이 주장을 뒷받침하는 확고한 증거가 없다는 점을 지적한다. 관문이론이 다양한 상황에 들어맞을지는 모르지만, 침의 효과가 정말로 관문통제 메커니즘을 근거로 하는지는 아직 증명되지 않았다.

침의 효과를 설명하는 두 번째 가설은 강력한 천연진통제 구실을 하는 화학물질 오피오이드에 토대를 둔다. 오피오이드 중 가장 중요한 것은 엔도르핀이라는 호르몬이다. 몇몇 연구에서는 침으로 피부를 자극하자 뇌 속에서 엔도르핀이 실제로 분비되었다. 침술사는 당연히 이들 연구 결과를 환영했지만, 여기에도 회의적인 사람들이 있었다. 그들은 침 때문에 진통효과가 날 정도로 오피오이드가 분비되는지는 알 수 없다고 주장하면서, 엔도르핀과 침이 아무 관계가 없다는 것을 입증한 다른 연구 결과를 인용한다.

요컨대 침의 효과를 설명하는 가설이 두 가지 있었지만, 둘 다 근거가 확실치 않아 주류 의학을 납득시키지는 못했다. 그래서 과학자들은 어느 한 쪽의 가설을 받아들이는 대신 연구를 진전시켜, 침의 진통효과를 설명하는 새로운 가설을 만들어냈다. 이 세 번째 가설이 옳다면 침의 진통효과는 물론 다른 효과들까지 모두 설명할 수 있다. 이 세 번째 가설은, 침술사에게는 유감스러운 일이지만, 침으로 인한 모든 효과를 옛날부터 논쟁거리였던 의료현상인 플라세보효과로 보는 것이다.

어떤 의미에서는 플라세보효과에 크게 의존하는 치료법은 모두 사기라고 할 수 있다. 실제로 19세기 이후에 등장한 무수한 엉터리 치료법은 플라세보효과를 교묘하게 이용한 것으로 밝혀지기도 했다. 다음 절에서는 플라세보효과를 자세히 다루면서 그것이 침과 어떤 관련이 있는지 알아볼 것이다. 플라세보효과로 침의 효과를 설명할 수 있다면, 2천 년 역사의 중국 의료기술은 증발하고 만다. 그게 아니라면, 주류 의학은 침을 진지하게 고려해야 할 것이다.

플라세보효과의 위력

1796년 엘리샤 퍼킨스라는 이름의 의사가 환자의 통증을 뽑아내 없애준다는 금속 막대를 발명해 미국 헌법 제정 후 최초로 의학 분야에서 특허를 따냈다. 2개가 한 세트로 '트랙터'(tractor: 견인봉)라는 이름이 붙은 이 막대기는, 사람 몸속에 집어넣는 것이 아니라 아픈 부위에 대고 몇 분간 문지르는 것이 주된 용도였다. 이보다 조금 앞서 루이지 갈바니가 생물의 신경은 '동물전기'에 반응한다는 것을 보여주었기 때문에 전기의 원리에 기초한 의료가 유행했는데, 퍼킨스의 트랙터는 이 유행을 타고 등장한 기기 중 하나였다.

퍼킨스는 트랙터가 온갖 종류의 통증을 치료하는 전기요법일 뿐 아니라 류머티즘, 통풍, 마비, 근력저하에도 효과를 발휘한다고 주장했는데, 얼마 지나지 않아 트랙터 치료를 받고 만족한 환자가 5천 명을 넘어섰다고 으스댔다. 몇 군데 의과대학으로부터 후원을 받고 조지 워싱턴 같은 유명인사가 직접 트랙터 한 세트를 구입한 덕에 퍼킨스의 명성은 하늘 높이 치솟았다. 퍼킨스의 아들 벤저민은 런던으로 이사 가면서 트랙터를 유럽에 소개했고, 『금속 트랙터가 인체에 미치는 영향』이라는 책을 펴냈다. 퍼킨스 부자는 트랙터로 엄청난 재산을 모았다. 환자에게는 트랙터 치료비로 거액을 청구했고, 의사에게는 트랙터 한 세트에 금화 5기니를 받고 팔았다. 그들은 트랙터가 비싼 까닭은 희귀한 합금으로 만들었기 때문이라며, 치료 능력은 합금에서 나온다고 떠들어댔다.

그러나 은퇴한 영국인 의사 존 헤이가스가 트랙터의 기적 같은 치료 효과에 의문을 품었다. 헤이가스는 귀족에게 인기 있던 건강 휴양지 바스에서 살았으므로, 그 당시 크게 유행하던 트랙터 덕에 병이 나았다는 이야기를 자주 들었다. 그는 트랙터로 치료받은 환자의 몸 상태가 좋아졌다는 것은 인정했지만, 트랙터 자체는 본질상 가짜이므로 치료 효과는 심리적인 것에 지나지 않는다고 추측했다. 다시 말해 순진한 환자들이, 평판이 좋고 가격이 비싼 퍼킨스의 트랙터가 분명히 효과가 있을 것으로 믿었기 때문에 스스로 몸 상태가 좋아졌다고 느낄 수 있다는 것이다. 헤이가스는 이런 생각을 검증하기 위해 동료 의사에게 편지를 써서 다음과 같은 제안을 했다.

트랙터의 효과가 탄탄한 근거가 있는 것이라면 그 평판을 뒷받침하기 위해서, 반대로 단순한 착각에서 비롯된 것이라면 사람들의 생각을 바로잡기 위해서 공정하게 조사할 필요가 있어. … 진짜 트랙터와 똑 닮은 가짜 트랙터를 한 세트 준비해놓게. 그 비밀은 환자는 물론 누구에게도 말해서는 안 되겠지. 진짜 트랙터와 가짜 트랙터를 공정하게 사용한 뒤 환자더러 어느 쪽이 얼마나 효과 있었는지 직접 적어내게 하면 좋을 것 같네.

헤이가스는 특수합금으로 만들어졌다는 퍼킨스의 진짜 트랙터와 평범한 금속으로 만들어진 가짜 트랙터로 환자를 치료한 뒤 결과에 차이가 있는지 알아보자고 제안한 셈이다. 1799년 바스의 미네랄워터 병원과 브리스톨 진료소에서 임상시험이 진행되었고, 헤이가스가 애초 예상한 결과가 나왔다. 진짜 트랙터로 치료받은 환자와 가짜 트랙터로 치료받은 환자 모두 효과가 있었다고 말했다. 가짜 트랙터 중 일부는 뼈나 점토로 만들었고, 심지어 담배 파이프에 색깔만 바꿔 칠한 것도 있었다. 모두 전기가 통하지 않는 재질이었으므로 퍼킨스의 트랙터를 지탱해주는 토대가 무너지고 말았다. 헤이가스는 가짜 트랙터가 분명한 효과를 발휘하는 현상을 놓고, "그저 상상하기만 해도 병에 강력한 영향을 미칠 수 있다."고 설명했다.

헤이가스가 보기에 의사가 어떤 치료법을 제시하면서 확실한 효과가 있으니까 걱정하지 말라고 한다면, 환자의 증상은 좋아질 수 있거나, 적어도 좋아졌다고 믿게 할 수 있었다. 그는 팔꿈치 관절을 움직이지 못하는 어떤 여성을 트랙터로 치료했다. 얼마 후 그 여성은 치료 덕분에 팔꿈치가 약간 움직이는 것 같다고 말했다. 그러나 꼼꼼하게 관찰했을 때 팔꿈치는 여전히 움직이지 않았고, 대신 어깨와 팔목을 심하게 비틀었다. 1800년에 헤이가스는 『신체질환의 원인과 치료에서의 상상력』이라는 책에서 퍼킨스의 트랙터는 돌팔이 요법이고, 만에 하나 효과를 발휘한다 해도 그것은 심리적 효과일 뿐이라고 주장했다. 오늘날 플라세보효과로 부르는 것이 의학의 연구 대상이 되기 시작한 것이다.

'플라세보'는 '나는 즐거워질 것이다'라는 뜻의 라틴어로, 초서 같은 작가는 마음에도 없이 내뱉는 위로하는 말을 이렇게 칭했다. 예를 들어, 초서는 "아첨꾼은 끊임없이 달콤한 노래(플라세보)를 부르는 악마의 사제"라고 했다. 플라세보가 의학적 의미, 즉 '가짜 치료나 별 효과 없는 치료도 잠깐 위안을 줄 수 있다'는 의미로 사용된 것은 1832년부터이다.

헤이가스는 플라세보효과가 가짜 치료법에서만 나타나는 게 아니라, 진짜 약의 효과에도 영향을 미친다고 주장했다. 예를 들어, 환자가 아스피린을 복용해 얻는 효과는 대부분 생화학적 효과지만, 환자가 아스피린의 효과를 믿거나 아스피린을 처방한 의사를 믿으면 플라세보효과가 덤으로 발생한다. 다시 말해 진짜 약이 발휘하는 효과는 대부분 약 자체의 효과이고 플라세보효과는 크지 않지만, 가짜 약이 보이는 효과는 전적으로 플라세보효과 덕분이다.

헤이가스는, 환자가 치료법을 믿을 때 플라세보효과가 생긴다면 과연 어떤 요소가 믿음을 높여 플라세보효과를 극대화하는지 궁금했다. 그는 의사의 평판, 값비싼 치료비, 치료법의 참신성, 이 세 가지 요소가 특히 플라세보효과를 높인다고 결론 내렸다. 실은 오래전부터 많은 의사가 평판을 높이는 일에 민감했으며, 치료비가 비쌀수록 그만한 효과를 거둔다거나 최신 치료법을 사용한다고 강조했다. 의사는 플라세보효과를 이미 알고 있었던 것이다. 실제로 헤이가스의 검증 이전에도 의사들은 수백 년 동안이나 플라세보효과를 몰래 이용했을 것이다. 그러나 플라세보효과를 다룬 책을 펴내 처음으로 그 비밀을 밝힌 것은 순전히 헤이가스의 공적이다.

플라세보효과는 19세기 내내 관심을 끌었지만, 1940년대에 접어들어서야 미국의 마취과의사 헨리 비처가 그 잠재력을 엄밀하게 조사하는 연구 프로그램을 확립했다. 제2차 세계대전이 끝나갈 무렵 야전병원에는 모르핀이 부족했다. 이 때문에 비처는 특이한 실험을 해야 했는데, 그 과정에서 플라세보효과에 대한 관심이 생겼다. 부상당한 병사를 치료할 때 모르핀 대신 생리식염수를 주사하고서는 강력한 진통제를 투여했다는 암시를 주었다. 놀랍게도 부상당한 병사는 곧 안정되어 통증이나 고통, 불안을 보이지 않았다. 모르핀 부족 사태가 재발하자 이 엉큼한 의사 비처는 이 수법을 다시 써먹었고 똑같은 효과를 거두었다. 놀랍게도 플라세보효과는 아주 격렬한 통증까지 가라앉히는 것 같았다. 전쟁이 끝난 뒤 비처는 하버드대학 의과대학에서 플라세보효과에 관한 대규모 연구 프로그램을 만들었다. 전 세계 수많은 연구자가 비처의 프로그램에 자극받아, 기적처럼 보이는 플라세보효과의 연구에 뛰어들었다.

20세기 들어 플라세보효과 연구에서 몇 가지 충격적인 결과가 나왔다. 무엇보다도 그때까지 일상적으로 사용하던 치료법 중 몇 가지는 플라세보효과 덕분에 환자가 호전되었다는 것이 분명히 밝혀졌다. 예컨대 1986년에는 이를 뽑고 나서 초음파로 턱 마사지를 받는 환자를 대상으로 다음과 같은 연구를 진행했다. 초음파는 주파수가 아주 높아서 인간의 귀에는 들리지 않지만, 확실히 발치 후 부기와 통증을 줄여주는 것 같았다. 연구자들은 환자와 의사에게 전혀 알리지 않은 채 초음파 장치 가운데 절반을 초음파가 나오지 않게 조작했다. 초음파는 어차피 인간의 귀에 들리지 않으므로, 초음파가 나오지 않아도 환자는 이상한 낌새를 전혀 눈치 채지 못했다. 놀랍게도 초음파가 나오건 나오지 않건 환자는 똑같은 정도로 통증이 가라앉았다고 말했다. 결국 초음파 치료의 효과는 전부 또는 대부분 플라세보효과에 바탕을 둔 것으로, 초음파가 나오는 것과는 아무 관련이 없었던 것이다. 여기서 헤이가스가 말한, 플라세보효과를 높이는 조건을 생각해보면 초음파 치료가 거기에 딱 들어맞는 사례라는 것을 알 수 있다. 첫째, 치과의사는 환자에게 초음파 치료법이 효과가 있다고 선전했다. 둘째, 초음파 장치는 비싸 보였다. 셋째, 초음파 치료법은 새로운 치료법이었다.

더욱 놀라운 사례로는 협심증의 통증을 줄이기 위한 수술인 내흉동맥결찰술을 들 수 있다. 협심증의 통증은 산소 결핍 때문에 생기는데, 산소 결핍은 관상동맥이 가늘어져 혈류량이 충분하지 않기 때문에 발생한다. 내흉동맥결찰술의 목적은 내흉동맥을 막아서 관상동맥의 혈류량을 늘리는 데 있다. 수없이 많은 환자가 이 수술을 받은 후 통증이 줄어들었고 수술 전과 비교하면 격렬한 운동도 거뜬히 소화할 수 있게 되었다고 입을 모았다. 그러나 일부 심장전문의는 이에 대해 회의적인 태도를 보였다. 왜냐하면 내흉동맥결찰술을 받고 나중에 사망한 환자를 해부했는데 관상동맥의 혈류량이 늘어났다는 흔적이 발견되지 않았기 때문이다. 혈류량이 늘어나지 않았는데 환자의 증상은 왜 좋아졌을까? 통증이 줄어든 게 단지 플라세보효과 때문인가? 이 수수께끼를 풀기 위해 1950년대 말 심장병 전문의 레너드 콥은 오늘날의 관점에서는 충격적일 수도 있는 임상시험을 시행했다.

콥은 협심증 환자를 두 그룹으로 나눈 뒤 한 그룹에는 일반적인 내흉동맥결찰술을 시술했고 다른 그룹에는 가짜 수술을 시술했다. 가슴을 절개해 동맥을 드러내놓기만 하고 더 이상의 시술은 하지 않았던 것이다. 중요한 사실은 환자가 진짜 수술을 받았는지 가짜 수술을 받았는지는 몰랐지만, 가슴에 남은 흉터는 똑같았다는 점이다. 수술이 끝난 뒤 양쪽 그룹 모두에서 환자 4분의 3이 통증이 크게 줄었고 전보다 격렬한 운동을 견디는 힘이 세졌다고 보고했다. 진짜 수술과 가짜 수술 모두 비슷한 수준으로 성공을 거두었다는 사실은, 수술 그 자체는 아무 효과도 없었고 환자가 체감한 효과는 모두 플라세보효과에서 나왔다는 것을 의미한다. 또한 그 효과도 아주 강력해서 어떤 그룹의 환자건 간에 수술 뒤에는 약의 복용량을 줄일 수 있었다.

플라세보효과는 이처럼 유익할 수도 있지만, 악영향을 미칠 수도 있다는 것을 반드시 기억해야 한다. 예를 들어, 실제로는 아무 효과가 없는 치료를 받았는데도 플라세보효과 때문에 증상이 나아졌다고 느끼는 환자를 가정해보자. 근본적인 문제는 그대로 있기 때문에 치료를 계속 받아야 하지만, 환자는 일시적으로 증상이 좋아졌다고 느끼고 치료를 중단하려고 할지 모른다. 내흉동맥결찰술의 사례에서도 관상동맥이 가늘어지고 산소 공급이 부족한 문제는 여전히 남아 있었지만, 이를 모르는 환자는 안도감을 느꼈을 것이다.

지금까지의 이야기만 놓고 보면 플라세보효과가 진통 작용에 국한된다고 생각하기 쉽다. 플라세보로 유발된 의지력 상승에 힘입어 고통을 견디는 힘이 커졌다는 것이다. 그러나 이런 생각에 머물면 플라세보효과의 위력과 범위를 과소평가하게 된다. 플라세보효과는 불면증, 구역질, 우울증 등 실로 다양한 증상에 작용한다. 과학자들은 플라세보효과가 생리기능에 직접 영향을 미쳐, 단순히 기분을 좋게 해주는 수준을 넘어 실제로 신체의 생리학적 변화를 일으키는 모습을 무수히 목격했다.

플라세보효과는 무척 극적이기 때문에 많은 과학자가 그것이 어떤 메커니즘으로 환자의 건강에 영향을 미치는지 밝혀내려고 많은 노력을 기울였다. 먼저 이반 파블로프의 이름을 따 파블로프 반응으로 널리 알려진 무의식적 조건화와 플라세보효과가 관계가 있을 것이라는 설명, 즉 조건반응설이 있다. 1890년대 파블로프는 개가 먹이를 보면 침을 흘릴 뿐 아니라 먹이를 주는 사람을 봐도 침을 흘린다는 것을 알아냈다. 파블로프는 이에 대해 개가 먹이를 보고 침을 흘리는 것은 자연스러운 반응 또는 무조건 반응이고, 먹이를 주는 사람을 볼 때 침을 흘리는 것은 그 사람이 나타나면 먹이가 생긴다고 연상하기 때문에 발생하는 부자연스러운 반응 또는 조건 반응이라고 추측했다. 파블로프는 먹이를 주기 전에 종을 울린다거나 하는 것으로도 조건 반응을 만들어낼 수 있을지 궁금했다. 실제로 어느 정도 시간이 지나자 개는 종소리만 들려주어도 저절로 침을 흘렸다. 파블로프는 이 연구로 1904년 노벨 생리의학상을 받았다.

조건 반응으로 침을 흘리는 것과 플라세보효과는 아무 관계가 없는 것처럼 보이지만, 나중에 다른 러시아 과학자들이 동물의 면역 반응도 조건화할 수 있다는 것을 밝혀냈다. 그들이 연구 대상으로 삼은 모르모트는 독성이 약한 특수한 물질을 주사하면 발진을 일으킨다고 알려졌다. 과학자들은 조건 반응으로 발진을 일으킬 수 있는지 알아보기 위해 주사를 놓을 때마다 모르모트의 피부를 가볍게 긁어주었다. 그러자 예상했던 대로 피부를 긁기만 하고 주사를 놓지 않아도 주사를 놓았을 때와 똑같이 피부가 붉게 부어올랐다. 정말 놀라운 발견이었다. 모르모트는 피부를 긁는 것과 주사를 강하게 연합하도록 조건화되었기 때문에 피부를 긁기만 해도 독성 물질 주사 때와 똑같은 반응을 보였던 것이다.

만약 인간의 플라세보효과도 조건 반응이라면, 환자가 의사의 진찰을 받거나 약을 먹을 때마다 증상이 더 좋아질 것이라는 생각을 저절로 떠올리게 된다는 설명이 가능해진다. 환자는 어린 시절부터 의사의 진찰을 받고 처방을 받아 약을 먹으면 몸 상태가 나아지는 것을 여러 번 경험했다. 일종의 조건화가 이루어진 것이다. 그래서 의사가 유효성분이 전혀 포함되어 있지 않은 약, 즉 가짜 약을 처방해도 환자가 조건화로 인해 효과가 있다고 느끼는 것이 전혀 불가사의한 일은 아니다.

플라세보효과를 설명하는 또 하나의 이론으로 기대설이 있다.

기대설에서는 환자가 치료받으면 효과가 있을 것이라고 기대하기 때문에 치료 효과가 상승한다고 본다. 조건반응설은 무의식이 작용해 플라세보 반응이 일어난다고 가정하지만, 기대설은 의식이 일정한 역할을 하는 것으로 본다. 다양한 연구에서 얻은 무수한 데이터가 기대설을 뒷받침해주지만, 그 메커니즘은 아직 제대로 밝혀지지 않았다. 다만 우리의 기대가 신체의 급성기 반응과 어떤 식으로든 상호작용한다는 것이 유력한 메커니즘으로 알려졌다.

급성기 반응에는 통증, 부기, 열, 혼수상태, 식욕부진 등 다양한 신체 반응이 포함된다. 한 마디로 급성기 반응은 신체가 상처를 입었을 때 발생하는 긴급 방어반응을 설명하는 포괄적인 용어이다. 예컨대 우리가 통증을 느끼는 것은 신체가 상처를 입었으니 그 부분을 보호하고 보살펴야 한다고 알려주는 것이다. 몸이 붓는 것도 유익한 반응이다. 그 신체 부위로 향하는 혈액의 양을 늘려 상처의 치유를 촉진하기 때문이다. 열이 나 체온이 상승하는 것 역시 체내에 침입한 세균을 죽이고, 면역세포가 활발하게 움직이는 이상적인 조건을 만들어낸다는 점에서 도움이 된다. 마찬가지로 혼수상태에 빠지는 것도 신체가 절실히 필요로 하는 휴식을 취하게 해 빠른 회복을 돕는다. 식욕부진을 느끼는 것 또한 음식을 찾아서 먹고 싶다는 욕구를 억눌러 더 많은 휴식을 취하게 하려는 신체의 작용이다. 흥미롭게도 플라세보효과는 통증, 부기, 열, 혼수상태, 식욕부진 같은 증상에서 쉽게 발생한다. 어쩌면 플라세보효과는 '이러면 회복할 수 있다'고 기대하는 힘으로 기초적 수준의 급성기 반응을 차단하려는 선천적 능력일지 모른다.

플라세보효과는 조건반응설이나 기대설 중 어느 하나와 관련이 있거나, 두 가지 모두와 관련이 있을지 모른다. 또한 플라세보 효과와 관련해 지금은 알 수 없는 중요한 메커니즘이 존재하거나, 지금 알고 있다 해도 충분히 밝혀지지 않은 메커니즘이 존재할 가능성도 있다. 과학자들은 플라세보효과의 과학적 기초를 아직 밝혀내지 못했지만, 헤이가스의 초기 연구 덕분에 플라세보효과를 극대화하는 방법은 분명히 알게 되었다. 예를 들어, 환자에게 약을 투여할 때에는 알약보다는 주사가, 그리고 환자가 약을 먹을 때에는 한 알보다는 두 알이 플라세보효과를 높여준다는 사실은 이미 널리 알려졌다. 또한 불안을 가라앉히는 알약은 녹색일 때, 우울증을 개선하는 알약은 노란색일 때 플라세보효과가 최대로 커진다는 놀라운 사실도 입증되었다. 그뿐만 아니라 흰 가운을 입은 의사가 알약을 주면 플라세보효과가 나타나지만, 티셔츠를 입은 의사나 간호사가 건네줄 때에는 나타나지 않는다고 한다. 알약도 큰 것이 작은 것보다 플라세보효과가 더욱 강력하다. 다만 본래부터 아주 작게 만들어지는 알약의 상대적 차이는 플라세보효과를 발휘하지 않는다. 예상했겠지만 고급스러운 상자에 넣은 알약은 평범한 상자에 넣은 알약보다 플라세보효과가 더 크다.

이제껏 이야기한 것은 모두 평균적인 환자의 경우이다. 특정 환자에게 실제로 나타나는 플라세보효과는 그 사람의 신념체계와 살아온 경험에 따라 차이가 크다. 이처럼 플라세보효과는 환자마다 각양각색이고 회복에 미치는 영향도 천차만별이기 때문에 어떤 치료법의 유효성을 평가할 때 플라세보효과는 잘못된 결론을 내리게 하는 요인으로 작용한다. 사실 플라세보효과의 양상은 예측 불가능하므로, 임상시험의 결과를 쉽게 왜곡한다. 그러므로 침 치료(아니 의료 전반)의 진정한 가치를 밝혀내려는 연구자라면 불가사의하고 종잡을 수 없지만 때로 아주 강력한 영향을 미치는 플라세보효과를 염두에 두어야 한다. 또 플라세보효과의 영향을 차단하기 위해 누가 시행하더라도 결과가 거의 달라지지 않을 임상시험을 개발할 필요가 있다.

눈을 가린 임상시험

임상시험 가운데 가장 단순한 것은 새로운 방법으로 치료를 받는 환자 그룹(시험군)과 같은 증상을 보이지만 치료를 받지 않는 환자 그룹(대조군)을 비교하는 방식이다. 이때 각 그룹에 다수 환자를 무작위로 배정하면 이상적이다. 평균적으로 시험군이 대조군보다 더 회복되는 징후를 보인다면 새로운 치료법은 틀림없이 효과가 있다 … 과연 그럴까?

여기서 다른 가능성을 고려해야 한다. 임상시험에서 효과가 있는 것처럼 보이더라도 단순한 플라세보효과에서 비롯된 것일 수도 있기 때문이다. 달리 말해 적극적 치료를 받는 시험군일수록 의료개입을 경험하면서 더 강하게 회복을 기대하므로, 치료 효과가 있을 것 같다는 플라세보 반응을 보일 수 있다. 그래서 앞에서 말한 간단한 임상시험을 설계하면 효과 없는 치료법인데도 효과 있는 것처럼 보이는 잘못된 결과가 나오게 된다. 그렇다면 이런 질문이 생길 수밖에 없다. 플라세보효과로 인한 헷갈리는 결과까지 고려해서 임상시험을 설계하려면 어떻게 해야 하는가?

이 질문에 대한 대답은 18세기 프랑스, 프란츠 메스머의 독특한 주장으로 거슬러 올라간다. 오늘날 우리는 메스머라는 이름을 들으면 최면술을 떠올리지만, 그는 사실 평생 자기(磁氣)가 건강에 좋다고 주장한 것으로 유명한 인물이었다. 메스머는 환자의 '동물자기'를 조작한다면 여러 가지 질환을 치료할 수 있다고 하면서 자기 처리한 물, 즉 자화수(磁化水)를 환자에게 먹였다. 이 자화수 치료는 극적인 효과를 내는 것 같았다. 자화수를 마신 환자가 때로 발작하거나 실신하는 모습이 치유과정의 일부로 비춰졌기 때문이다. 그러나 비판자들은 물이 어떻게 자화되는지, 그리고 자기가 인간의 건강에 어떤 영향을 미치는지 불분명하다고 의문을 제기했다. 더불어 메스머가 치료한 환자들에게 나타난 반응도 그의 말을 전적으로 믿은 결과라고 미심쩍어했다. 오늘날의 말로 바꾼다면 메스머의 치료법은 플라세보효과를 이용한 것이라는 주장이다.

1785년 루이 16세는 메스머의 주장을 검증하기 위한 조사위원회를 꾸렸다. 벤저민 프랭클린도 참여한 이 조사위원회는 몇 가지 실험을 했다. 한 실험에서는 메스머의 자화수를 담은 물컵을 평범한 물컵 사이에 놓아두었다. 다섯 개의 물컵은 겉보기에 모두 똑같았다. 그리고 어떤 물컵에 어떤 물이 들었는지 전혀 모르는 상태에서 자원한 실험 참여자가 무작위로 물컵을 골라 물을 마셨다. 어떤 여성 참여자는 물을 마시자마자 기절했지만, 나중에 평범한 물을 마신 것으로 드러났다. 기절한 여성 참여자는 자화수를 마시면 어떤 일이 벌어질지 잘 아는 상태에서, 자신이 자화수를 마셨다고 생각했기 때문에 신체가 그에 맞는 반응을 보인 것이다.

실험이 모두 끝난 뒤 결과를 종합한 조사위원회는 평범한 물이

건 자화수건 상관없이 실험 참가자들이 비슷한 반응을 보였다는 것을 알아냈다. 이에 따라 자화수와 평범한 물은 다르지 않고 자화수라는 말 자체는 무의미하다는 결론을 냈다. 또한 자화수의 효과로 비친 것은 실제로는 환자의 기대에서 나왔다고 설명했다. 오늘날 우리는 자화수의 효과를 플라세보효과라고 한다. 한 마디로 조사위원회는 메스머의 치료법은 사기라고 결론 내렸다.

조사위원회는 플라세보효과가 의료 전반에 넓게 퍼져 있다는 것까지는 생각이 미치지 못했다. 그래서 이로부터 14년 후에 이뤄진 헤이가스의 트랙터 연구가 플라세보효과의 역할을 공식적으로 인정한 최초의 연구로 꼽히게 되었다. 그러나 루이 16세의 명령에 따라 설치된 조사위원회는 의학 역사에서 커다란 발자취를 남겼다. 새로운 유형의 임상시험을 설계해서 실행에 옮겼기 때문이다. 조사위원회의 실험은 자화수와 평범한 물을 구분하기 힘든 물컵에 담았으므로, 피험자가 진짜 치료를 받는지, 가짜 치료를 받는지 알 수 없었다. 피험자들은 말하자면 '눈을 가리고' 물컵을 집은 셈이었다.

이 '눈을 가린다'는 개념을 임상시험 전반에 적용한 것이 바로 맹검시험(盲檢試驗)이다. 예를 들어, 새로운 알약을 임상시험 할 때 시험군 환자에게는 진짜 알약을 주고 대조군 환자에게는 모양은 똑같지만 유효성분은 하나도 없는 알약(위약)을 준다. 여기서 중요한 것은 환자는 자신이 시험군 소속인지 대조군 소속인지 모르므로, 모든 치료 관련 정보에 눈이 가려진 상태에 있다는 점이다. 만약 시험군과 대조군 모두 진짜 약을 받을 것으로 생각해 플라세보 반응을 보인다면, 어느 쪽이든 똑같이 증상 개선의 조짐을 보일 것이다. 반대로 진짜 약이 플라세보효과를 뛰어넘어 진정한 효과를 발휘한다면 시험군은 대조군보다 훨씬 뚜렷한 증상 개선의 조짐을 보일 것이다.

맹검시험에서 가장 중요한 것은 시험군 환자와 대조군 환자가 똑같은 치료를 받는 것이다. 아주 작은 차이라도 있으면 환자의 회복에 영향을 미쳐 시험 결과가 불공정해질 수 있다. 이 때문에 어느 집단이건 겉모습이 똑같은 약을 받는 것은 물론이고, 치료와 간호도 똑같은 장소에서 똑같은 수준으로 받아야 한다. 이 같은 요인들이 이른바 '비특이적 효과(non-specific effect)'를 유발하기 때문이다. 비특이적 효과란 치료에 따른 직접적 효과가 아니라 치료하는 과정에서 유발되는 효과를 말한다. 이런 점에서 비특이적 효과는 플라세보효과까지 포함하는 포괄적인 용어다.

심지어 두 그룹을 관찰하는 방식도 똑같아야 한다. 밀착 관찰하면 관찰대상자의 건강상태와 치료 성과에서 긍정적 변화가 나타날 수 있기 때문이다. 이 효과는 미국 웨스턴 일렉트릭 컴퍼니의 일리노이주 호손 공장에서 시행된 연구와 관련이 있기 때문에 호손효과로 알려졌다. 연구자들은 1927년에서 1932년까지 노동 환경이 공장의 생산성에 어떤 영향을 미치는지 조사하기 위해 호손 공장에서 조명시설을 늘렸다 줄이거나, 실내온도를 올렸다 낮추는 등 여러 실험을 했다. 놀랍게도 어떤 식으로 변화를 주건 공장의 생산성은 높아졌다. 무엇을 바꾸건 노동자들은 작업환경이 좋아질 것으로 기대한 데다, 점검표를 든 전문가들이 공장 안을 돌아다니며 자기들을 관찰한다는 것을 알고 있었기 때문이다. 임상시험에서 호손효과를 완전히 제거하기는 어렵지만, 공정한 비교가 이루어지려면 시험군과 대조군 양쪽에서 호손효과가 똑같이 나타나게 해야 한다.

대조군과 시험군의 조건을 완전히 똑같게 한다면, 환자는 진짜 약을 먹는지 가짜 약을 먹는지 분간하기 힘들어진다. 눈을 가린 것과 똑같은 상태에 놓이는 것이다. 더 나아가 치료(혹은 가짜 치료)를 하는 쪽도 똑같이 눈을 가린 상태에 놓이는 게 중요하다. 달리 말해 의사 역시 환자에게 가짜 약을 투여하는지, 유효성분이 함유된 진짜 약을 투여하는지 몰라야 한다. 만약 의사가 환자에게 투여하는 약이 가짜라는 것을 안다면, 태도, 열의, 말투 등에서 무의식적으로 가짜 약을 투여한다는 암시를 줄지 모른다. 당연한 말이지만, 이렇듯 의사가 자신도 모르게 정보를 흘리면 애써 조성한 환자의 눈가림 상태가 위태로워지고 임상시험 자체의 신뢰성도 무너지고 만다. 이에 대조군 환자는 가짜 약을 받는다고 의심해 플라세보 반응을 보이지 않는다. 반대로 진짜 약을 받는 시험군 환자는 거리낌 없이 플라세보 반응을 보인다. 임상시험은 엉망이 되고 마는 것이다.

의사와 환자 둘 다 현재 진행 중인 치료가 진짜인지 가짜인지 모른다면, 누구의 기대도 임상시험 결과에 영향을 미치지 않을 것이다. 이 공정하고 엄격한 임상시험은 이중맹검시험이라고 불린다. 제1장에서 일부 살펴봤지만, 이상적 임상시험의 핵심 특징은 다음과 같다.

1. 대조군과 시험군의 비교
2. 그룹별 충분한 환자 수

3. 환자를 각 그룹에 무작위로 배정
4. 대조군에 위약(가짜 약, 가짜 치료) 투여
5. 대조군과 시험군의 동일한 조건
6. 환자는 자신이 어느 그룹에 속하는지 모름
7. 의사도 자신이 투여하는 약(치료)이 진짜인지 가짜인지 모름

　이상의 조건을 모두 만족하는 임상시험을 '무작위 위약 대조군 이중맹검시험'이라고 하며, 임상시험 중 가장 신뢰할 수 있는 방법이다. 오늘날 많은 나라에서 새로운 치료법을 인가하는 기관에서는 이러한 시험을 시행한 연구 결과를 갖고 결정을 내린다.

　그런데 이와 밀접한 관계가 있지만 위약을 사용하지 않는 임상시험도 있다. 어떤 증상에 대해 일정한 효과를 발휘하는 약이 이미 있는 상황에서 신약을 시험하려고 할 때 주로 사용하는 임상시험이다. 공정하고 엄격한 임상시험의 네 번째 조건에 따르면, 대조군 환자에게는 가짜 약만 투여해야 한다. 하지만 이 조건을 고수하는 것은 이미 일정한 효과를 발휘한다고 밝혀진 기존 약으로 치료하지 않는다는 점에서 비윤리적이다. 이럴 때에는 대조군 환자에게는 기존 약을 투여하고 시험군 환자에게는 신약을 투여해서 얻은 결과를 서로 비교한다. 가짜 약이 아닌 기존 약을 사용해서 얻은 결과와 비교하는 것이다. 물론 이때에도 무작위화와 이중맹검화 등의 요건은 충족되어야 한다.

　지금까지 설명한 임상시험 유형은 의학 연구에서 매우 귀중하다. 이와 다른 유형의 임상시험으로 얻은 결과와 증거를 고려할 때도 있지만, 일반적으로 '특정 치료법이 특정 증상에 효과가 있

는가'라는 결정적으로 중요한 물음에 대한 대답으로는 신뢰성이 떨어지는 편이다.

이제 침으로 돌아가 1970년에서 1980년대에 걸쳐 시행된 임상시험을 다시 살펴보자. 과연 수준 높은 임상시험이었을까? 맹검시험의 수준은 적절했을까? 학계에 보고된 침의 효과는 플라세보 효과에서 나온 것이 아니었을까?

1982년 의사 리처드 코안이 이끌었던 연구팀의 임상시험을 검토하면 침 임상시험이 어떤 유형이었는지 이해할 수 있다. 당시 임상시험의 목적은 침이 목의 통증에 효과가 있는지 조사하는 것이었다. 침 치료를 받은 환자 15명을 시험군으로 삼았고, 침 치료 대기 중인 환자 15명을 대조군으로 삼았다. 침 치료 지지자의 입장에서는 아주 당연한 결과가 나왔다. 시험군 환자의 80%가 증상이 좋아졌다고 말했지만, 대조군 환자는 13%만 그렇게 말했다. 시험군 환자의 통증은 눈에 띄게 약해져 진통제 복용량이 절반으로 줄었다. 반면 대조군 환자의 진통제 복용량은 겨우 10분의 1만 줄어들었다.

침 시험군과 대조군에서 나타난 결과를 서로 비교해보면, 침 시험군의 증상이 좋아진 정도는 자연적으로 치유되었다고는 보기 힘들 정도로 컸다. 그러면 침의 효과는 심리적인 요인에서 나온 것이었을까, 생리학적인 요인에서 나온 것이었을까, 아니면 두 가지 요인 모두와 관련 있는 것이었을까? 침이 무언가 치유 메커니즘을 촉발한 것일까, 아니면 단순히 플라세보 반응을 유발하기만 했을까? 여기서 진지하게 고려해야 하는 것은 침이 플라세보 반응을 유발했을 가능성이다. 뾰족한 침, 가벼운 통증, 가벼운 침습성(신체에 상처를 입히는 것), 이국적 성격, 고대의 지혜에 기반을 둔 치료법, 괜한 환상을 불러일으키는 언론보도 등 침의 여러 속성은 플라세보효과가 발생할 이상적인 조건으로 작용할 수 있기 때문이다.

결국 코안의 임상시험 역시 1970년대와 1980년대에 시행된 여러 임상시험과 마찬가지로 침의 효과는 진짜인가, 아니면 플라세보효과에 불과한가 하는 물음에 확실한 답을 내놓지 못했다. 침이 효과를 발휘하는지 알아보려면 대조군에게 진짜 침과 똑같이 생겼지만, 효과가 전혀 없는 가짜 침을 놓아야 했다. 하지만 유감스럽게도 가짜 침을 놓는 것은 만만한 일이 아니다. 침처럼 보이지만, 실제로는 침이 아닌 치료법이 있을까? 환자가 침을 맞았는지 맞지 않았는지 모르게 하려면 어떻게 해야 할까? 이런 고민을 해야 했다.

통상적인 약 임상시험이라면 위약 대조군을 확보하기가 아주 쉽다. 시험군에게는 효과를 발휘할 알약을 주고 위약 대조군에게는 겉모습만 똑같을 뿐 아무 효과 없는 알약을 주면 된다. 또 시험군에게는 유효성분이 들어 있는 약을 주사하고 위약 대조군에게는 생리식염수를 주사하는 경우도 생각해볼 수 있다. 그러나 침 치료에서는 침을 대신할 만한 것이 마땅치 않았다.

연구자들은 가짜 침을 맞은 환자로 하여금 진짜 침을 맞았다고 믿게 하는 방법이 두 가지 있다는 것을 알게 되었다. 그 첫 번째는 1cm가 넘는 깊이로 침을 놓는 대부분의 침술사와 달리 아주 얕은 깊이로 침을 놓는 방법이었다. 침 맞은 경험이 없는 환자에게 진짜 침을 맞는 것처럼 보이게 하려는 것이지만, 중국의 침 이론에 따르면 침이 경락에 닿지 않으면 치료 효과가 없다. 그래서 연구자들은 대조군에게는 얕은 깊이로 침을 놓지만, 시험군에게는 정확한 깊이로 침을 놓는 시험방법을 제안했다. 시험군과 대조군 모두 플라세보효과는 똑같이 나타나겠지만, 진짜 침이 정말로 생리학적 효과를 발휘한다면, 대조군보다는 시험군에서 상당히 큰 효과가 나타날 것이다.

또 하나의 방법은 경혈을 피해 침을 놓는 것이었다. 중국의 침 이론에서는 경혈이 아닌 곳에 침을 놓으면 환자의 건강에 아무런 영향도 미치지 않는다. 경험이 없는 환자는 아무 데나 침을 맞아도 진짜 침을 맞았다고 생각하겠지만, 경혈을 빗나갔기 때문에 아무 치료 효과가 없다. 시험군과 대조군의 플라세보효과는 똑같이 나타나겠지만, 만약 시험군이 플라세보효과를 웃도는 수준으로 증상이 좋아진다면, 침 치료 덕분일 것이다.

결국 플라세보효과만 거두는 가짜 침, 즉 경혈을 피해 놓는 침과 얕게 놓는 침이 고안되었다. 1990년대에 침에 회의적인 사람들이 가짜 침을 이용한 위약 대조군 비교시험으로 침의 효과를 재평가하는 연구를 촉구했다. 많은 침술사는 환자들이 침 치료로 분명한 긍정적 효과를 누린다고 생각했기 때문에 이런 연구는 하나마나한 것이며, 침의 효과를 뒷받침하는 근거는 충분하다고 주장했다. 그럼에도 침 비판자들이 위약 대조군 비교시험을 하라고 계속 요구하자, 침술사들은 반대자들이 지푸라기라도 잡는 심정으로 대체의학에 나쁜 편견을 심어주려 한다고 비난을 퍼부었다. 그러나 위약 대조군 비교시험을 믿는 연구자들은 물러서지 않았다. 그들은 계속해서 의문을 제기했고, 신뢰성 높은 임상시험으로 유효성을 증명하지 못하면 침은 영원히 의심스러운 치료법으로 머물게 될 것이라고 목소리를 높였다.

정확한 임상시험으로 침의 효과를 검증하자는 요구가 드디어 받아들여져, 1990년대 내내 유럽과 미국에서는 많은 자금이 투입된 위약 대조군 비교시험 수십 건이 시행되었다. 드디어 누가 옳고 누가 그른지 밝힐 수 있을 것이라는 희망 속에서 임상시험이 엄정하게 진행되었다. 침은 색맹에서 백일해에 이르기까지 모든 질환을 치료할 수 있는 기적의 치료법인가, 아니면 플라세보효과에 지나지 않는 것인가?

시험대에 오른 침

20세기 끝 무렵에는 새로운 침 임상시험 결과가 쏟아져 나왔다. 이들 임상시험은 이전보다 전반적 수준이 높았는데, 그중 일부는 전과는 다른 검증 조건으로 침의 효과를 조사했다. 새로운 정보가 쌓이자 WHO는 모든 연구를 종합해 결론을 내리기로 했다.

앞에서 이야기했듯이 WHO는 1979년에 침이 20가지 이상의 증상에 효과를 발휘한다고 매우 긍정적으로 평가했지만, 새로운 데이터가 쌓이면서 기존 평가를 재검토하고 싶었던 것이다. WHO 연구팀은 293편의 논문 데이터를 검토했고, 2003년 그 결과를 「침: 대조군 비교 임상시험의 검토와 분석」이라는 제목의 보고서로 발표했다. 이 새로운 보고서는 갖가지 증상에 대해서 침의 사용을 지지하는 증거를 놓고 그 질과 양을 평가한 뒤, 질병과

장애를 4가지 범주로 나눠 결론을 내렸다. 침의 효과에 대해 가장 설득력이 있는 증상이 첫 번째 범주로 묶였고, 가장 설득력이 없는 증상은 네 번째 범주에 넣었다.

1. 침의 효과가 증명된 증상
— 입덧과 뇌졸중 등 28가지 증상이 해당한다.
2. 침의 효과가 나타났지만, 증명이 더 필요한 증상
— 복통과 백일해 등 63가지 증상이 해당한다.
3. 일부 치료 효과가 있는 개별 임상시험이 존재하고, 현대의학이나 다른 치료법으로는 치료가 어려워 침을 시술할 가치가 있는 증상
— 색맹과 난청 등 9가지 증상이 해당한다.
4. 침술사가 현대의학에 전문적인 지식을 갖추고 있을 때에만 침을 시술할 수 있는 증상
— 유아의 경기와 혼수상태 등 7가지 증상이 해당한다.

WHO의 보고서는 앞의 두 범주에 속한 91가지 증상에 대해서 침의 치료 효과가 '입증되었다'거나 ' 나타났다'고 결론 내렸다. 뒤의 16가지 증상에 대해서는 효과를 단정하기 힘들다며 조심스럽고 모호한 태도를 보였다. 하지만 침을 사용해서는 안 되는 증상은 하나도 지적하지 않았다. 결국 WHO는 1979년 보고서의 결론을 한층 강화해 침의 효과를 인정한 셈이었다.

WHO는 의료 문제에 관한 한 국제적으로 권위가 있는 기관이기 때문에, 이 보고서로 침을 둘러싼 논쟁은 끝이 났다고 생각되

었다. 침은 아주 효과적인 치료법으로 입증된 것처럼 보였다. 그러나 실제로는 상황이 그렇게 단순하지 않았다. 앞으로 살펴보겠지만, WHO의 2003년 보고서는 놀라우리만큼 허위와 과장이 많았다.

WHO는 침의 치료 효과를 판정할 때 두 가지 중대한 실수를 범했다. 첫 번째 실수는 너무 많은 임상시험의 결과를 고려했다는 점이다. 이 말은 비판을 위한 비판처럼 들릴 것이다. 다다익선이라는 말도 있듯이 많은 환자가 참여한 많은 임상시험에서 얻은 결과를 토대로 하면 더 정확한 판단을 내릴 수 있다는 것이 일반적인 생각이다. 그러나 일부 임상시험이 엉성하게 시행되었다면, 특정 결과는 오해를 불러일으키고 최종 결론을 왜곡했을 수 있다. 만약 WHO가 엄격하게 시행된 임상시험 결과만 취합하는 등 일정한 질적 관리를 했다면, 더 믿을 만한 보고서가 나왔을 것이다. 그러나 WHO는 임상시험이 갖춰야 하는 질적 최저 수준을 낮게 정해 그때까지 시행된 거의 모든 임상시험의 결과를 취합했다. 결국 신뢰하기 어려운 임상시험이 최종 결론에 큰 영향을 미친 것이다.

두 번째 실수는 중국에서 시행된 수많은 임상시험 결과도 고려 대상에 넣었다는 점이다. 이들 임상시험 결과는 제외하는 것이 차라리 나았을 것이다. 언뜻 생각하면 중국 쪽 임상시험을 배제하는 것은 불공정한 차별일 수 있다. 그러나 중국의 침 연구에는 수상쩍은 구석이 많다. 예를 들어, 침으로 마약이나 알코올 중독을 치료한 사례를 살펴보자. 서양에서 시행된 임상시험에서는 약간 긍정적인 결과, 모호하거나 부정적인 결과가 뒤섞여 있었고, 선반직인 결과는 부정적이었다. 반대로 중국에서 똑같은 의료개입에 대해 시행한 임상시험은 긍정적인 결과 일색이었다. 이것은 말이 안된다. 침의 유효성이 서양이냐 동양이냐에 따라 달라져서는 안 되기 때문이다. 서양의 연구자나 동양의 연구자 중 한쪽은 틀림없이 오류를 범했다. 공교롭게도 문제 있는 쪽은 동양이라고 생각할 만한 이유가 있다. 한 마디로 진실이라 믿기 힘들 만큼 너무 좋은 결과가 나온 것이다. 이러한 비판은 중국이 발표한 모든 결과에 대한 엄밀한 통계분석으로 뒷받침된다. 중국의 연구자들은 모든 합리적 의심을 뛰어넘는 '발표 편향(publication bias)'을 가지고 있던 것이다.

발표 편향이 무엇인지 설명하기에 앞서, 이것이 의도적인 사기라고는 하기 힘들다는 점을 강조하고 싶다. 특정 결과를 얻어야만 한다는 무의식적 압력 탓에 발표 편향이 발생하는 상황도 얼마든지 있을 수 있기 때문이다. 임상시험으로 침의 효과에 대해 긍정적인 결과를 얻은 중국의 연구자를 상상해보자. 침은 중국의 위신을 크게 떨치게 하는 원천이므로, 연구자는 뿌듯한 마음으로 임상시험 결과를 서둘러 공개할 것이다. 잘하면 연구 덕분에 승진할수도 있다. 그런데 1년 뒤 그 연구자가 비슷한 임상시험에서 실망스러운 결과를 얻었다고 하자. 중요한 것은, 이 두 번째 연구 결과가 다양한 이유로 공개되지 않을 수도 있다는 점이다. 연구자는 두 번째 연구 결과가 중요하지 않다고 생각거나 부정적 연구 결과가 담긴 논문을 발표하면 아무도 읽지 않을 것으로 생각할지 모른다. 또는 두 번째 임상시험이 실패로 돌아갔다고 스스로 확신하거나 동료들을 실망시키게 될까 봐 걱정할 수도 있다. 이유가 무엇이든 연구자는 결국 첫 번째 임상시험에서 얻은 긍정적 결과만 발표할 뿐 두 번째 임상시험에서 나온 부정적 결과는 서랍 속에 묻어둔다. 이것이 발표 편향이다.

이런 현상이 중국 곳곳에서 발생한다면, 발표된 긍정적 임상시험 결과가 수십 건일 때 발표하지 않은 부정적 임상시험 결과도 수십 건일 것이다. WHO는 중국의 연구가 상당수 포함된 공개 문헌을 토대로 종합보고서를 작성했기 때문에 그 결론은 왜곡되었을 수밖에 없다. 공개되지 않은 부정적 임상시험 결과도 있다는 것을 고려하지 않은 것이다.

WHO 보고서는 편향적이고 오해를 불러일으킬 뿐 아니라, 관상동맥질환 같은 중증 질환을 비롯한 광범위한 증상에 침이 효과를 발휘한다고 인정하기 때문에 위험하다. 그렇다면 WHO는 왜 이렇듯 무책임한 보고서를 작성한 것일까?

WHO는 현대의학에서는 뛰어난 대응력을 발휘하지만, 대체의학 영역에서는 진실보다는 정치적 공정성을 중시하는 것 같다. 달리 말해 침을 비판하는 것은 중국, 고대의 지혜, 동양문화 전반을 비판하는 것으로 비친다고 생각하는 듯하다. 한편 과학 연구를 검토하기 위해 전문가위원회를 조직할 때에는 대개 해당 분야에 정통하지만 의견은 다른 다양한 전문가도 위원으로 위촉하는 것이 원칙이다. 그리고 결정적으로 중요한 것은, 전문가위원회에는 전체 심의 과정에 의혹의 시선을 보내고 의문을 제기할 줄 아는 사람, 즉 비판적으로 사고할 줄 아는 사람이 포함되어야 한다는 점이다. 그렇지 않다면 전문가위원회의 심의는 시간과 돈을 낭비하는 헛된 짓이 된다. 그러나 WHO 침위원회는 침에 비판적인 사람은 한 명도 없고, 침의 효과를 믿는 사람들로만 이루어져 있었다. 당연하게도 그들은 객관적으로 평가할 수 없었다. 특히 꺼림칙한 것은 보고서 초안의 작성과 개정을 주도한 인물이 다양한 질환에 침을 사용해야 한다고 대놓고 지지하는 베이징대학 통합의학연구소 명예소장 시에주판이었다는 점이다. 일반적으로 이 정도 중대 이해관계자가 의학보고서의 집필에 관여하는 것은 부적절하다.

무수한 침 임상시험을 적절하게 평가하고 싶지만, WHO를 믿을 수 없다면 누구를 믿어야 할까? 다행히 세계 각지의 연구자들이 침 임상시험을 조사한 결과를 독자적으로 발표해 WHO의 실패를 보완했다. 이들 연구자 집단 덕분에 우리는 마침내 다음의 물음에 대답할 수 있게 되었다. 침은 효과가 있는가?

근거중심의학의 최종 단계 코크란 리뷰

의사들은 주류 의학의 치료법을 재검토하는 임상시험에서부터 논란을 일으킨 대체의학을 검증하는 임상시험에 이르기까지 해마다 수백 건의 임상시험 결과를 접한다. 같은 질병에 똑같은 치료법을 적용해야 한다는 원칙에 초점을 맞춘 임상시험이 있는가 하면, 결과를 해석하기 힘들거나 결과가 서로 모순되는 임상시험도 있다. 환자 치료에 쏟을 시간도 충분하지 않은 상황에서, 의사가 임상시험 결과를 담은 연구논문을 모두 읽고 나름의 결론을 내리는 것은 비현실적이고 있을 수 없는 일이다. 대신 이 모든 연구를 이해하려고 노력하면서 환자에게 최상의 치료법을 알려주는 일에 도움이 되는 논문을 발표한 학자들을 의사는 두텁게 신뢰한다.

그중 가장 유명하고 가장 믿을 만하며 가장 권위 있는 것은 옥스퍼드대학에 본부를 둔, 전문가의 글로벌 네트워크인 코크란 연합이다. 근거중심의학의 원리를 충실히 따르는 코크란 연합은 임상시험을 비롯한 무수한 의학 연구 결과를 조사해, 어떤 증상에 어떤 치료법이 틀림없는 효과를 발휘하는가에 관한 정보를 알기 쉽게 제공한다는 목표를 정해놓고 있다. 코크란 연합이 침을 조사한 결과를 소개하기에 앞서, 이 조직이 어떻게 탄생했는지 그리고 왜 높은 평가를 받는지 간단하게 살펴보겠다. 코크란 연합이 왜 높은 평판을 얻는지 확실히 알게 되면 이들이 침을 조사해 내린 결론을 자연스럽게 받아들이는 게 쉬워질 것이다.

코크란 연합은 스코틀랜드인 아치 코크란의 이름을 딴 것이다. 코크란은 런던대학 병원에서 의학 연구에 힘쓰다 1936년 스페인 내전에 야전 구급부대원으로 뛰어들었다. 그 뒤 제2차 세계대전 때는 영국군 의무부대 대위로 이집트에서 복무했지만, 1941년 독일군에게 붙잡혀 전쟁이 끝날 때까지 다른 포로의 치료를 담당했다. 그가 근거중심의학의 중요성을 깨달은 것은 바로 이때였다. 코크란은 포로수용소 당국이 자신에게 어떤 치료법이든 자유롭게 선택하라고 권한을 주었다고 술회했다. "나는 치료법에 관해서는 상당히 자유로웠다. 그러나 어떤 치료법을 언제 적용해야 하는지를 몰랐다. 부족한 지식 탓에 애써 얻은 자유를 헛되이 날려버릴 위기에 놓였다." 그는 지식을 쌓기 위해 동료 포로를 상대로 나름의 임상시험을 시행했다. 제임스 린드가 어떤 치료법이 괴혈병에 최선인지 알기 위해 임상시험을 고안했다는 이야기로 포로들의 지지와 이해를 얻었다.

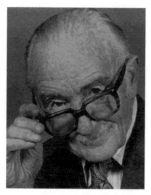

아치 코크란

코크란은 과학적 방법과 임상시험의 중요성을 열렬히 옹호한 사람이기도 했지만, 이와 동시에 그의 생애에서 일어난 무수한 사건이 보여주듯이 인간적 동정심이 의학에서 얼마나 귀중한지도 깨달았다. 특히 감동적인 사건은 그가 독일 엘스터호르스트에서 전쟁포로 생활을 할 때 일어났다. 코크란은 '빈사상태에서 비명만 지르는' 소련군 병사를 치료할 때 절망을 느꼈다. 그가 줄 수 있었던 것은 아스피린뿐이었다. 그는 훗날 이에 대해 이렇게 회고했다.

나는 본능적으로 병상에 주저앉아 소련군 병사를 두 팔로 안아주었다. 비명은 곧 멈췄다. 몇 시간 뒤 그는 내 품 안에서 조용히 숨을 거뒀다. 그가 비명을 질렀던 것은 흉막염 때문이 아니었다. 외로움 때문이었다. 나는 그때 죽어가는 사람을 어떻게 보살펴야 하는지에 대해 아주 소중한 경험을 했다.

전쟁이 끝난 후 코크란은 의학 연구에서 뛰어난 성과를 쌓기 시작했다. 예를 들어, 남웨일스 탄광 노동자의 진폐증을 연구해, 1960년에는 웨일스국립의과대학의 결핵 및 흉부질환 담당 교수가 되었다. 그는 의학 연구 경력이 쌓일수록 근거중심의학의 중요성과, 또한 의사들에게 가장 효과적인 치료법을 알려줄 필요가 있다는 것을 절실하게 느꼈다. 또한 의사라면 세계 곳곳에서 시행된 임상시험 결과를 이해하려고 노력해야 한다는 것도 깨달았다. 코크란은 무수한 연구 프로젝트에서 명쾌한 결론을 이끌어내는 조직을 만든다면 의학 발전에 도움이 될 거라고 주장했다. "우리 의사들은 전문가, 또는 준전문가의 도움을 받아 모든 유의미한 무작위 대조군 비교시험을 비판적으로 요약하고 그 내용을 정기적으로 갱신하는 작업을 조직적으로 하고 있지 않다. 이것은 의료계의 큰 문제점으로 비판받아야 마땅하다." 1979년에 코크란이 한 말이다.

코크란이 한 말의 핵심은 '비판적 요약'이다. 이 말은 특정 치료법이 특정 증상에 효과가 있는지를 최종적으로 결정할 때에는 개별 임상시험의 중요도를 비판적으로 평가해, 그것이 결론에 얼마나 영향을 미치는지 판정해야 한다는 뜻이다. 바꿔 말해, 많은 환자를 대상으로 주의 깊게 시행한 임상시험은 비중 있게 고려해야 하지만, 적은 환자를 대상으로 짜임새 없이 시행한 임상시험은 큰 비중을 둬서는 안 되며, 형편없는 임상시험은 철저히 무시해야 한다는 것이다. 오늘날 이런 접근법을 체계적 고찰(systematic review)이라고 부른다. 특정 치료법의 임상시험을 엄밀한 과학적 방법으로 평가하는 체계적 고찰은, 다양한 침 임상시험을 무비판적으로 건성건성 훑어본 WHO의 침 보고서와 대조적이다.

앞에서 이야기한 대로 근거중심의학은 임상시험 등 다양한 자료에서 수집한 과학적 근거를 조사해 최상의 치료법을 알아내려는 의학 접근법이다. 그래서 체계적 고찰은 수집할 수 있는 모든 과학적 근거를 가지고 결론을 이끌어내는 작업으로, 근거중심의학의 최종 단계이다. 아치 코크란이 세상을 뜬 1988년 이전에도 근거중심의학이라는 개념과 체계적 고찰이라는 방법은 의료계에서 널리 행해지고 있었지만, 1993년 코크란 연합의 발족으로 코크란의 구상이 완벽하게 실현되었다. 오늘날 전 세계 12곳에 코크란 연합 센터가 있다. 90개국 출신의 의료전문가 1만 명 이상이 자발적으로 참여해, '모든 의료 영역에서 의료개입의 유효성에 관한 체계적 고찰의 준비와 유지, 증진에 힘써 의사가 충분한 정보를 갖고 판단을 내리게 한다'는 목표에 따라 임상시험 결과를 샅샅이 조사하고 있다.

코크란 연합은 현재까지 수천 건의 임상시험 결과를 축적하고, 수백 건의 체계적 고찰을 시행했다. 체계적 고찰은 의약품의 약효를 판단하고 다양한 치료법의 유효성을 평가한다. 또 예방조치와 검진의 중요성, 생활태도 및 식생활이 건강에 미치는 영향 등도 조사한다. 어떤 경우든 코크란 연합은 철저한 독립성을 유지하는 가운데 임상시험의 유효성을 체계적으로 검토해 결론을 내린다.

코크란 연합에 관한 배경 지식을 통해 이 기구가 어째서 독립성과 엄밀성, 높은 연구 수준으로 유명한지 이해할 수 있었으리라 생각한다. 따라서 코크란 연합이 침 임상시험을 체계적으로 검토해 내린 결론은 정확하다고 자신 있게 말할 수 있다. 코크란 연합은 다양한 증상에 대한 침의 효과와 관련해서도, 주로 위약 대조군 비교시험으로 얻은 과학적 근거에 초점을 맞춰 조사한 뒤 체계적 고찰 결과를 몇 차례 공개했다.

먼저 침술사에게는 나쁜 소식이다. 코크란 리뷰(체계적 고찰)에 따르면, 다음에 열거한 증상에 침이 효과가 있다는 근거는 보이지 않는다. 니코틴 의존증, 코카인 의존증, 유도분만, 안면신경마비,

만성 천식, 뇌졸중 재활치료, 둔위분만(분만 시 뱃속 아기가 엉덩이부터 나오는 것-옮긴이), 우울증, 뇌전증, 손목터널증후군, 과민성 대장증후군, 정신분열증, 류마티스 관절염, 불면증, 비특이성 요통, 팔꿈치 통증, 어깨 통증, 어깨 연부조직손상, 입덧, 난자채취(체외수정의 성공률을 높이기 위해 침요법이 사용된다-옮긴이), 녹내장, 혈관성 치매, 월경통, 경추부염좌, 급성 뇌졸중 등. 코크란 리뷰는 이들 증상에 대한 침의 효과는 플라세보효과일 뿐이라고 결론 내렸다. 요약문에 실린 몇 가지 결론을 인용해보겠다.

- 금연을 시도하는 사람에게 침이나 침과 관련 있는 치료법은 도움이 되지 않는 것으로 보인다.
- 현재로는 귀침(이침)이 코카인 의존증에 효과가 있다는 근거는 없다.
- 침의 분만촉진 효과를 뒷받침해주는 근거는 불충분하다.
- 침을 이용한 뇌전증(간질) 치료를 뒷받침할 근거는 아직 찾지 못했다.

코크란 리뷰는 침 연구의 질적 수준에 대해서도 '임상시험의 질적 수준이 낮아서 어떤 결론도 받아들일 수 없다'고 비판한다. 신뢰할 수 있는 임상시험이건 신뢰할 수 없는 시험이건 최종 결론은 똑같다. 즉, 중국에서 수천 년간 사용되었고 지난 몇 십 년 동안 많은 나라에서 과학적으로 연구되었지만, 위에 열거한 증상에서는 침의 효과를 뒷받침해주는 확고한 과학적 근거가 없다는 것이다.

수많은 침 클리닉이 침 치료를 시술하는 현실에서 과학적 근거가 없다는 것은 걱정스러운 일이 아닐 수 없다. 일례로 인터넷으로 영국의 침술사를 검색했을 때 맨 먼저 눈에 들어오는 광고 문구를 보자. 런던 시내에서 개업 중인 어떤 침 클리닉은 다음과 같은 증상을 치료할 수 있다고 광고한다. 의존증, 불안, 순환기계 질환, 우울증, 당뇨병, 안면신경마비, 피로, 위장장애, 꽃가루 알레르기, 심장질환, 고혈압, 6가지 유형의 불임증, 불면증, 신장병, 간장질환, 갱년기장애, 생리불순, 임산부 건강관리, 유도분만, 입덧, 둔위분만, 호흡기장애, 류머티즘, 성기능장애, 축농증, 피부질환, 스트레스 관련 장애, 비뇨기장애, 다이어트 등. 그런데 이들 증상은 아래의 세 가지 범주 중 하나에 해당한다.

1. 코크란 리뷰 결과, 임상시험에서 얻은 과학적 근거는 침의 효과를 보여주지 않는다.
2. 코크란 리뷰 결과, 날림으로 시행된 임상시험 탓에 침의 효과에 관해 확실하게 말할 수 없다.
3. 연구방법이 허술하고 임상시험 건수가 너무 적어서 코크란 연합은 체계적 고찰을 하지 않았다.

게다가 다른 연구기관과 대학의 체계적 고찰도 코크란 연합과 똑같은 결론을 내렸다. 결국 앞에 열거한 증상 중 어느 것도 침 치료가 플라세보효과를 뛰어넘는 효과를 발휘한다고 생각할 이유가 없는데도, 미국과 유럽의 수많은 침 클리닉에서는 침을 광범위한 질환의 치료법으로 권장하고 있다.

침술사에게 좋은 소식은, 다른 증상에서는 침의 효과에 대해 긍정적 결과도 있다는 점이다. 임신부의 골반과 허리 통증, 요통, 두통, 수술 후 구역질과 구토, 화학요법이 유발하는 구역질과 구토, 목통증, 야뇨증 등. 코크란 연합의 체계적 고찰은 이들 증상에 대해서는 신중하면서도 낙관적이다. 그런데 침의 효과를 긍정하는 결론이 나온 증상 가운데 야뇨증을 제외하면 전부 일정한 통증, 구역질과 관련이 있었다.

이들 증상은 코크란 리뷰 가운데 특별히 긍정적인 부류에 속하지만, 이에 대한 지지는 미온적이라는 점에 주의해야 한다. 예를 들어 특발성 두통, 즉 뚜렷한 이유 없이 발생하는 두통 치료에 대해 "지금까지 확보한 근거에 따르면 침은 특발성 두통에 효과가 있지만, 그 증거의 질과 양은 아직 불충분하다."고 설명한다.

과학적 근거는 통증과 구역질에 대해서 침은 미미하게 긍정적 효과를 발휘할 뿐 충분히 설득력 있는 정도는 아니므로, 연구자들은 침의 효과에 관해 더 분명한 결론을 내리고자 증거의 질과 양을 개선하는 데 노력을 기울였다. 사실 이 책의 저자 중 한 사람인 에트차르트 에른스트도 그런 노력을 기울인 연구자였다. 현재 엑서터대학 대체의학 연구그룹을 이끌고 있는 에른스트는 의과대학생 시절 침을 배우면서 부쩍 흥미를 느꼈다. 그 뒤 중국에 가서 침술사를 만났고, 10건의 임상시험을 독자적으로 시행했으며, 다른 연구자의 임상시험을 검토한 글을 40편 이상 발표했다. 침을 주제로 한 책도 썼고, 지금은 몇몇 침 전문지의 편집위원으로 활동하는 중이다. 이런 경력에서 알 수 있듯 에른스트는 열린 마음으로 침 치료법의 가치를 조사하고, 비판적 사고로 침 임상시험의 질적 개선을 돕고 있다.

에른스트는 경혈을 피해 침을 놓거나 경혈에 얕게 침을 놓는 방법보다 더 그럴듯한 가짜 침을 개발해 침 임상시험의 개선에 크게 이바지했다. 침은 아주 가늘다. 침술사는 침 위쪽의 약간 굵은 손잡이를 잡고 침을 놓는데, 에른스트는 공동연구자들과 함께 뽑았다 접었다 할 수 있는 안테나식 침 아이디어를 내놓았다. 이 침은 연극 소품용 칼이 그렇듯, 피부를 뚫고 들어가는 것처럼 보이지만 실제로는 손잡이 쪽으로 접혀 들어간다.

에른스트가 이끄는 침 연구그룹의 일원인 한국인 박종배 박사는 안테나식 침을 개량해 임상시험 과정의 다양한 문제를 극복했다. 예를 들어, 일반적인 침은 놓은 자리에 그대로 박혀 있지만, 안테나식 침은 피부를 뚫고 들어간 것처럼 보이기만 할 뿐 놓은 자리에 박혀 있기 힘들다. 이 문제는 침술사가 정확한 위치에 침을 놓으려고 할 때 사용하는 플라스틱 침관으로 해결할 수 있다. 보통 침관은 침을 놓은 뒤 제거하지만, 박종배는 침을 놓은 뒤에도 그대로 남아 침을 떠받칠 수 있게 침관 밑면이 점착성을 띠게 하는 아이디어를 내놓았다. 더불어 침이 손잡이 쪽으로 접혀 들어갈 때 피부에 가벼운 자극을 주도록 설계했다. 이러면 침을 놓는 순간 따끔한 가벼운 통증을 느끼기 때문에 환자는 진짜 침을 맞는다고 생각한다.

엑서터대학 연구그룹이 안테나식 침으로 플라세보 침 치료를 했을 때 환자는 실제로 진짜 침을 맞았다고 확신했다. 그들은 긴 침을 보았고, 가벼운 통증을 느꼈으며, 침이 피부를 뚫고 들어가듯이 길이가 줄어드는 모습도 지켜봤다. 침을 맞은 부위에서 가벼운 통증을 느꼈고, 침이 몇 분쯤 꽂힌 채로 있다 뽑혔다고 생각했다. 피부에 얕게 놓는 침이나 경혈을 피해서 놓는 침도 충분히 가짜 침으로 보일 수 있지만, 이상적 가짜 침이라면 실제로 피부를 뚫고 들어가 자극을 가해서는 안 된다. 바로 이 점에서 안테나식 침은 아주 뛰어난 가짜 침이라고 할 수 있다. 엑서터대학 연구그룹은 침 임상시험에 사용할 가짜 침을 처음으로 개발해 그 유효성을 입증했다며 기뻐했지만, 곧 독일의 두 연구그룹, 즉 하이델베르크대학과 하노버대학 연구그룹도 제각각 비슷한 아이디어를 내놓았다는 것을 알고는 자부심에 상처를 입었다. 머리 좋은 사람들의 생각은 다 거기서 거기였던 것이다.

안테나식 침을 설계하고 개발해 검증을 마치기까지 몇 년이 걸렸다. 안테나식 침을 이용한 임상시험을 계획해 실행에 옮길 때까지 또 몇 년이 걸렸다. 드디어 여태까지 시행한 침 임상시험의 결과 중 가장 수준 높은 결과가 나오기 시작했다.

초기의 결론은 침술사에게 실망을 안겨주었다. 만성 긴장성 두통, 화학요법이 유발하는 구역질, 편두통의 예방 등에서 진짜 침이 가짜 침보다 더 나은 치료 효과를 보인다는 설득력 있는 근거는 나오지 않았다. 다시 말해 이들 최신 임상시험의 결과는 다소 긍정적이던 코크란 리뷰의 결론과 부합하지 않았다. 만약 다른 임상시험에서도 이와 비슷한 결과가 나온다면, 코크란 연합은 기존 결론을 재검토해 침의 효과를 긍정하지 않는 쪽으로 수정할 것이다. 어떤 면에서는 결코 뜻밖의 일이 아니다. 예전에 허술한 방법으로 임상시험을 했을 때에는 침의 효과를 긍정하는 것 같은 결과가 나왔다. 그러나 임상시험의 질이 높아지면서 침의 효과처럼 보이던 것은 사라졌다. 연구자들이 과거 임상시험에 담겼던 편향을 제거할수록 침의 효과는 플라세보효과에 지나지 않는다는 것이 밝혀졌다. 연구자들이 완전무결한 임상시험을 할 수 있다면, 그리고 임상시험의 질이 더욱 높아지면서 침이 효과를 인정받지 못하는 경향이 계속 이어진다면, 침은 거의 효과가 없는 것으로 밝혀질 것이다.

안타깝게도 완벽한 침 임상시험은 불가능하다. 이상적 임상시험은 치료받는 환자도 치료하는 시술자도 진짜 치료인지 가짜 치료인지 알 수 없는 이중맹검시험이어야 하기 때문이다. 그러나 침 임상시험에서 침술사는 언제나 진짜 치료인지 가짜 치료인지 안다. 이것은 중요하지 않은 문제처럼 보일지 모르지만, 침술사가 몸짓이나 말투로 환자에게 가짜 침을 시술하는 중이라고 무의식적으로 전달할 위험이 있을 수 있다. 침의 통증 및 구역질 억제 효과에 관한 몇 차례 임상시험에서 나온 일부 긍정적인 효과도 환자만 진짜 침인지 가짜 침인지 모르게 한 단순맹검시험의 편향에서 비롯된 효과일 수도 있다. 이 문제를 최소화하려면 앞으로 임상시험에 참여하는 침술사가 가짜 침을 사용하는 중이라고 무심코 알리는 것 같은 부적절한 소통을 최대한 줄이도록 분명하고 강력한 지침이 필요하다.

몇몇 연구자들은 결론의 정확성을 높이기 위해 안테나식 침을 사용했지만, 독일 연구자들은 임상시험에 참여하는 환자 수를 늘리려고 노력했다. 독일인이 침의 효과 검증에 관심을 보인 것은 1990년대 말로 거슬러 올라간다. 당시 정부 당국은 침의 효과에 강한 의구심을 품고 있었다. 신뢰를 얻을 만한 과학적 근거가 없는데도 침 치료에 예산을 계속 지출할 필요가 있는지 의문을 제기했다. 독일연방 의사·사회보험조합위원회는 과학적 근거가 없다는 상황을 타개하기 위해 편두통, 긴장성 두통, 만성 요통, 무릎 관절염을 대상으로 침의 효과를 검증하는 수준 높은 임상시험을 8차례 시행한다는 극적인 결단을 내렸다. 이 임상시험은 그 이전 몇 번의 임상시험에 비해 훨씬 많은 환자가 참여했기 때문에 '거대 임상시험'으로 불렸다.

거대 임상시험에 참여한 환자의 수는 200명에서 1,000명이었다. 임상시험마다 환자는 3개 그룹으로 나뉘었다. 첫 번째 그룹에는 침 치료를 하지 않았고, 두 번째 그룹에는 진짜 침을 놓았으며, 세 번째 (플라세보) 그룹에는 가짜 침을 놓았다. 연구자들은 안테나식 가짜 침을 사용하지 않았다. 이 가짜 침이 개발된 지 얼마 되지 않아 적절한 검증을 거치지 않았기 때문이다. 대신 경혈을 피해 침을 놓거나 침을 얕게 놓는 방법을 사용했다.

거대 임상시험은 규모가 컸으므로 시간도 오래 걸렸다. 몇 년에 걸친 임상시험이 끝난 뒤, 2007년에 이르러 연구자들은 이 거대 임상시험의 최초 결론을 공개하기 시작했다. 어떤 임상시험이든 최초 결론에서는 진짜 침이 가짜 침과 거의 똑같거나 약간 양호한 치료 효과를 발휘하는 것으로 드러났다. 관련된 모든 임상시험의 보고서가 이런 말을 한다. "진짜 침과 가짜 침은 똑같은 편두통 완화 효과를 보였다." 결국 지금까지 나타난 경향에는 변함이 없었다. 더 엄격하고 믿을 만한 임상시험을 시행할수록 침의 효과는 플라세보효과에 불과한 것처럼 보일 것이다.

결론

지난 30년간 침 연구의 역사는 우여곡절을 겪었다. 최근에 개발된 가짜 침 임상시험 결과나 독일 거대 임상시험의 완전한 결과를 이용한 연구가 앞으로도 많이 발표될 것이다. 그러나 이미 일관성과 통일성의 수준이 높고 상당히 잘 정리되어 있는 연구도 있다. 우리가 침에 관해 이미 알고 있는 것은 진실에 가깝다. 이제 방대한 연구에서 밝혀진 사실을 요약, 정리하며 이 장을 마무리하겠다. 네 가지 핵심 결론은 다음과 같다.

1. 전통 침의 원리는 허점투성이다. 기나 경락이 실제로 존재한다는 근거는 아무 데도 없다.

2. 지난 30년간 침이 다양한 질환을 치료하는 효과가 있는지 검증하기 위해 무수한 임상시험이 시행되었다. 몇몇 임상시험은 침의 유효성을 뒷받침해주었다. 그러나 아쉽게도 그런 임상시험 대다수는 적절한 위약 대조군을 이용하지 않아 질적 수준이 낮았다. 긍정적 결과가 나온 임상시험 대부분은 신뢰를 얻기에 부족하다.

3. 체계적 고찰을 거친 신뢰성 높은 결론을 담고 있는 질적으로 우수한 연구논문에 초점을 맞추면, 침은 광범위한 질환에 플라세보효과만 발휘할 뿐이다. 그러므로 침 클리닉이 아무리 요란하게 광고한다 해도 침은 몇 가지 유형의 통증이나 구역질을 제외하고는 별 효과가 없다.

4. 수준 높은 임상시험 중에는 침이 몇몇 유형의 통증과 구역질에

효과를 발휘한다고 결론 내린 것도 있지만, 이와 정반대의 결론이 나온 것도 있다. 한 마디로 침이 통증과 구역질의 치료법이 될 수 있다고 뒷받침해주는 근거는 일관성과 설득력이 없다. 참과 거짓의 경계선을 오락가락한다.

이상의 네 가지 결론은 지압(침 대신에 손가락이나 나무막대기로 경락에 압력을 가한다)이나 뜸(피부 위에서 쑥을 태우거나 경락에 열을 가한다) 같은 침 치료의 변종과 전기, 레이저 불빛, 진동 등을 이용한 침 치료에도 적용된다. 이들 치료법도 침과 같은 원리에 바탕을 두고 있다. 다만 경혈을 찌르는가, 압력을 가하는가, 열을 가하는가, 전기를 통하게 하는가, 빛을 쪼이는가, 진동을 가하는가의 차이만 있을 따름이다. 이들 신형 치료법은 전통 침에 비해 덜 엄밀한 검증을 받았지만, 대체로 침과 마찬가지로 기대에 미치지 못하는 결론만 나왔다.

요약하자면 침이 새로 개발된 진통제와 똑같은 방식의 임상시험으로 검증되었다면, 효과를 입증하지 못해 의료 시장에 진입할 수 없었을 것이다. 그런데도 침은 주류 의학 바깥에서 수십억 달러 가치의 세계적 산업으로 성장하고 있다. 침술사는 침이 효과가 있다는 근거가 분명하므로 침 치료 산업은 위법이 아니라고 주장한다. 이에 대해 침 비판자들은 정반대의 말을 한다. 침술사 대다수가 아무런 합당한 근거가 없는데도 침으로 질병을 치료하겠다고 나선다는 것이다. 침이 통증과 구역질을 치료했다는 사례에서도 침의 효과(과연 그런 게 존재한다면)는 비교적 미미했다. 침의 효과가 컸다면 임상시험에서 이미 입증되지 않았겠는가? 더구나 침 치료보다 비용은 적게 들고 효과는 믿을 만한 진통제가 판매되고 있다. 영국에서 침은 한 번 맞을 때 최소한 25파운드(약 4만 원)가 들고 10번쯤 맞아야 전체 치료 과정이 끝난다.

의학 연구자가 과학적 증거에 기초해 침의 효과가 대부분 부정되었다고 주장하면, 침술사들은 주로 다음과 같은 다섯 가지 논점으로 반론을 펼친다. 이들 논점은 언뜻 보면 설득력이 있는 것 같지만, 그 논거는 극히 빈약하다. 하나씩 살펴보자.

1. 침술사는 무작위 위약 대조군 비교시험 중에는 침의 유효성을 보여준 것도 있으므로, 거기서 나온 결론을 무시해서는 안 된다고 지적한다. 당연히 그런 근거를 무시해서는 안 된다. 그러나 이를 반대 결과를 보여주는 근거와 나란히 놓고, 재판에서 배심원이 그렇듯 어느 쪽 논증이 더 설득력이 있는지 판단할 필요가 있다. 그렇다면 여기에서 양쪽 근거를 저울질해보자. 침은 합리적인 모든 의심을 이겨낼 만큼 광범위한 질환에 효과를 발휘하는가? 답은 '아니오'이다. 침은 합리적인 의심을 이겨낼 만큼 통증과 구역질 치료에 효과를 보이는가? 답은 분명히 '아니오'이다. 침은 모든 가능성을 비교 검토할 때 통증과 구역질에 효과가 있다고 말할 수 있는가? 배심원은 아직 이 물음에 결론을 내리지 못했지만, 과학적 엄밀성이 높아질수록 증거의 무게중심은 침에 불리한 쪽으로 기울어질 것이다. 예를 들어, 이 책의 원고가 인쇄소에 있을 때 만성 요통 환자 640명이 참여한 임상시험 결과가 나왔다. 미국 국립건강연구소가 후원하고 다니엘 체르킨이 주관한 이 임상시험에 따르면, 가짜 침도 진짜 침만큼 치료 효과가 있었다. 이것은 침

치료가 강력한 플라세보효과만 발휘한다는 주장을 뒷받침해준다.

2. 침술사는 여러 대체의학이 그렇듯 침 치료도 환자 맞춤식의 복잡한 치료이므로, 임상시험 같은 대규모 검증에 적합하지 않다고 주장한다. 이는 임상시험이 개별 환자의 특징이나 상황의 복잡성을 고려하지 않는다는 오해에서 나온 주장이다. 그러나 복잡성과 개별성은 임상시험을 설계할 때 얼마든지 고려할 수 있다 (그런 사례가 실제로 많다). 또한 현대의학도 침과 마찬가지로 환자의 개인별 특성에 맞춘 복잡한 치료를 할 수 있고, 반복적인 임상시험으로 치료법을 개선해나가고 있다. 예를 들어, 의사는 대체로 환자에게 병력, 나이, 전반적 건강상태, 최근의 식습관과 생활습관 변화 등을 묻고, 이 모든 요인을 고려해 적절한 치료를 한다. 이런 치료법이 적합한지는 무작위 임상시험으로 검증될 것이다.

3. 많은 침술사가 침의 근본 철학은 일반적인 과학과 모순되는 점이 많으므로, 임상시험으로 침의 유효성을 검증하는 것은 부적절하다고 주장한다. 그러나 이러한 문제제기는 생뚱맞다. 임상시험은 철학과 아무 관련이 없기 때문이다. 임상시험은 오로지 치료 효과가 있는지 없는지만 검증한다.

4. 침술사는 대체의학의 효과가 아주 미묘해서 임상시험에 적합하지 않다고 불평한다. 침의 효과가 검증할 수 없을 만큼 미묘하다면, 침은 시술할 가치가 있는 치료법이라고 할 수 있을까? 현대의 임상시험은 어떤 치료법이든 그 유효성을 평가할 수 있는 고

도로 세련되고 유연하며 세심한 검증기법이므로, 미묘한 효과를 검증하는 데 적합하다. 임상시험은 혈액검사에서 건강상태 질문에 이르는 갖가지 방법을 사용할 수 있다. 일부 임상시험은 잘 짜인 설문지로 신체적 고통이나 정서상의 문제, 기력 등 삶의 질에 관해 환자 스스로 답하게 한다.

5. 마지막으로 어떤 침술사는 진짜 침이 가짜 침만큼의 치료 성과만 거둔다 해도, 가짜 침이 환자에게 의학적 효과를 발휘한다면 그 자체로 좋은 것 아닌가 하고 지적한다. 우리는 지금까지 가짜 침은 플라세보효과만 발휘할 뿐이라고 가정했는데, 침술사의 주장대로라면 침을 얕게 놓거나 경혈을 피해 침을 놓더라도 경락에 무언가 영향을 미친다는 것이다. 이것이 정말이라면 침의 철학 그 자체가 무너지고 만다. 신체 아무 데나 아무 깊이로 침을 놓아도 치료 효과가 있다는 말이기 때문이다. 그러나 그럴 가능성은 아주 희박하다. 더구나 새로 개발된 안테나식 침은 가짜 침 문제를 비켜간다. 안테나식 침은 피부를 뚫고 들어가지 않기 때문에 경락에 영향을 전혀 미치지 않는다. 침술사는 안테나식 침도 피부에 압력을 가하므로, 치료 효과를 거둔다고 응수할 수도 있다. 만약 그렇다면 악수를 하거나 허리를 가볍게 두드리고 귀를 살짝 긁기만 해도 무언가 치료 효과를 거둘 수 있다. 반대로 생각하면 피부에 가벼운 압력을 가하기만 해도 기의 흐름에 해로운 영향을 줄 수 있으므로 우리 몸은 간단한 신체 접촉만으로도 병에 걸리게 된다. 이것은 정말 우스꽝스러운 비판이다.

한 마디로 어떤 주장도 엄밀한 검토를 배겨내지 못한다. 바로 이런 것들이 직업적, 감정적으로 많은 에너지를 쏟아부은 침 치료법을 본능적으로 수호하고 싶어하는 침술사 입에서 나올, 근거가 빈약한 주장이다. 침술사는 임상시험이 편향을 최소화할 수 있는 최상의 방법이라는 것을 인정하지 않는다. 그러나 임상시험은 완벽하지 않을지 모르지만, 우리가 진실에 가장 가까이 접근할 수 있는 방법이다.

실제로 임상시험은 효과적으로 편향을 극소화하기 때문에 의학 연구에서 중요한 역할을 한다는 점을 꼭 알아두어야 한다. 노벨상을 받은 영국 과학자 피터 메다워는 다음과 같이 지적했다.

약의 효능을 과장하는 주장이 사람을 속이려는 의도에서 나오는 사례는 극히 드물다. 그보다는 누구나 최선을 다하려는 의도가 있다고 가정하며 서로를 배려한 공모의 결과이다. 환자는 건강을 되찾고 싶어하고, 의사는 환자를 치료하고 싶어한다. 제약회사는 의사의 치료가 환자에게 도움이 되기를 원한다. 대조군 비교 임상시험은 이처럼 선의에서 비롯된 공모에 속지 않으려는 노력이다.

이 장에서 침이 플라세보효과에 불과할 가능성이 높다고 분명히 밝혔지만, 글을 끝맺기 전에 반드시 짚고 넘어가야 할 것이 있다. 침이 현대 의료 시스템에서 일정한 역할을 할 수도 있다는 주장이다. 이미 살펴봤듯이 플라세보효과는 확실히 치료에 아주 강력한 영향을 미치는데, 침은 강한 플라세보 반응을 이끌어낼 수 있다. 그렇다면 침술사는 플라세보 의료, 다시 말해 본질상 가짜 치료이지만 환자에게 도움이 된다는 이유로 자신의 존재를 정당화하는 것은 아닐까?

예를 들어, 앞에서 간단히 언급한 독일의 거대 임상시험에서는 환자를 세 그룹으로 나누었다. 한 그룹에는 진짜 침을 놓았고, 다른 그룹에는 가짜 침을 놓았으며, 또 하나의 그룹에는 어떤 침도 놓지 않았다. 결과를 정리하면, 진짜 침을 놓은 그룹의 환자 절반에서 두드러진 진통효과가 나타났다. 가짜 침을 놓은 그룹에서도 그와 비슷한 정도로 진통효과가 나타났다. 그러나 아무 침도 놓지 않은 세 번째 그룹에서 나타난 진통효과는 나머지 두 그룹보다 뚜렷하게 낮았다. 진짜 침을 놓은 그룹과 가짜 침을 놓은 그룹에서 비슷한 효과가 나타났다는 사실은 진짜 침이 플라세보효과만 발휘한다는 것을 뜻한다. 그렇다면 환자에게 이익이 된다는 이유로 플라세보효과도 괜찮다고 해야 할까? 달리 말해 실제로 효과가 나타나면 가짜 치료도 무방하다고 할 수 있을까?

플라세보효과에 의존하는 치료법은 본질상 가짜 치료법으로, 메스머의 자화수나 퍼킨스의 트랙터와 한통속이다. 침은 환자가 믿어야만 효과를 발휘하는 치료법이기 때문에, 최신 침 연구 결과가 널리 알려지면 환자는 침을 믿지 않게 되고 플라세보효과도 대부분 사라지고 말 것이다. 이런 상황에서 어떤 사람은 진실에 입을 다물고 침의 신비와 위력이 유지되게 해야 환자가 침을 맞고 효과를 볼 수 있다고 주장할 수도 있다. 반대로 환자를 그릇된 치료로 이끄는 것은 근본적으로 잘못이고 플라세보 치료를 하는 것은 윤리에 어긋난다고 생각하는 사람도 있을 수 있다.

이 문제는 마지막 장에서 충분히 다룰 것이다. 플라세보 치료를 인정해야 할지는 다른 대체의학과도 관련이 있기 때문이다. 지금 당장 해결해야 하는 문제는, 주요 대체의학 중 어떤 것이 확실한 효과를 발휘하고 어떤 것이 플라세보효과만 발휘하는가 하는 것이다.

제3장

동종요법의 진실

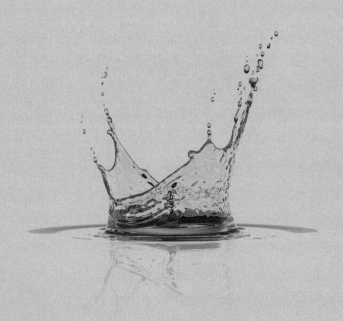

"

진실은 강하다.
손대면 터지는 물거품처럼 쉽게 부서지는 것이 아니다.
축구공을 온종일 차고 다녀도 그 둥근 모습이 변하지 않듯
진실도 쉽게 변하지 않는다.

"

— 올리버 웬델 홈스 경 —

동종요법　동종요법 '비슷한 것이 비슷한 것을 치료한다'는 생각을 이론적 기초로 하는 질병 치료체계. 어떤 증상을 치료하기 위해서, 건강한 사람에게 대량으로 투여하면 동일한 증상을 일으키는 물질을 아주 조금 포함하거나, 거의 포함하지 않은 약제를 사용한다. 동종요법은 환자 맞춤식 치료를 중시하고, 감기에서 심장병에 이르는 모든 증상을 치료할 수 있다고 주장한다.

동종요법은 특히 유럽에서 몇 십년 전부터 두드러지게 성장한 대체의학 중 하나다. 1982년에서 1992년까지 10년 동안 프랑스의 동종요법 사용자는 총인구의 16%에서 36%로 급증했다. 벨기에는 인구의 약 절반이 동종요법을 일상적으로 사용한다. 이처럼 사용자가 늘어나면서 동종요법을 시술하는 동종요법사 지망자도 늘어났다. 일부 현대의학 의사들조차 동종요법을 배워서 써먹겠다고 나섰다. 영국에 본부를 둔 동종요법사회에 등록한 의사만 해도 1,400명에 달한다. 동종요법사가 가장 많은 나라는 인도이다.

동종요법사 자격 보유자가 30만 명이고, 182개 대학에서 동종요법 강의를 개설하고 있으며, 동종요법 병원도 300개나 된다. 미국은 동종요법사 수는 인도보다 적지만, 돈은 훨씬 잘 번다. 미국 동종요법 업계의 연간 총매출액은 1987년 3억 달러에서 2000년 15억 달러로 5배나 늘어났다.

이렇듯 동종요법사의 수가 많고 상업적으로 탄탄한 성공을 거두고 있는 것을 보면 동종요법은 틀림없이 효과가 있다는 생각이 드는 것도 당연하다. 아무 효과가 없다면, 배운 사람과 못 배운 사람, 부유한 사람과 가난한 사람, 동양인과 서양인 등 전 세계 수백만 명이 어째서 동종요법을 신뢰하겠는가?

그러나 주류 의학과 과학은 동종요법을 회의적인 눈으로 바라보았고, 동종요법에 바탕을 둔 치료제를 두고도 오랫동안 열띤 논쟁을 벌였다. 이 장에서는 과학적 근거를 토대로 동종요법이 과연 놀라운 치료법인지, 아니면 동종요법을 사기라고 비난하는 비판자들이 옳은지 살펴볼 것이다.

동종요법의 기원

침과 달리 동종요법의 기원은 시간이라는 안개 속에 가려져 있지 않다. 그 뿌리는 18세기 말 독일 의사 자무엘 하네만에게로 거슬러 올라간다. 라이프치히, 빈, 에를랑겐에서 의학을 공부한 하네만은 유럽 최고의 지식인 중 한 사람이라는 평가를 받았다. 의학과 화학 전반에 대한 책을 썼고, 영어, 프랑스어, 이탈리아어, 그리스어, 라틴어, 아랍어, 시리아어, 칼데아어, 히브리어에 대한 해박한 지식으로 무수한 학술논문을 번역했다.

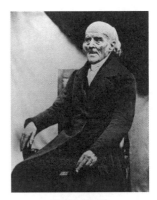

자무엘 하네만

의사로서 성공을 눈앞에 둔 것처럼 보이던 하네만은 1780년대에 접어들면서 당시의 일반적 의료 관행에 의문을 품기 시작했다. 예를 들어, 동료 의사들은 사혈을 강력하게 옹호했지만, 하네만은 사혈을 시술하지 않았다. 1792년에 24시간 동안 네 번의 사혈을 시술받다 사망한 신성로마제국 황제 레오폴드 2세를 치료한 의사들을 대놓고 비판하기도 했다. 하네만이 보기에 레오폴드 2세의 고열과 복부팽만에는 사혈 같은 위험한 치료가 필요한 게 아니었다. 오늘날 우리는 사혈이 위험한 방법이라는 것을 아주 잘 안다. 그러나 당시의 궁정 의사들은 환자에게 사혈 같은 중요한 치료를 하지 않는다는 이유로 오히려 하네만을 살인자라고 매도했다.

그러나 하네만은 지식과 고결함을 겸비한 품위 있는 인물이었다. 하네만은 동료 의사들이 환자를 정확하게 진단하는 법을 제대로 알지 못할 뿐만 아니라, 더욱 심각하게는 그런 치료법이 환자에게 어떤 영향을 미치는지 모르고 있다는 것을 깨달았다. 의사들이 환자를 이롭게 하기보다는 해를 끼친다고 생각한 것이다. 마침내 하네만은 그런 의료행위를 계속할 수 없다고 느꼈다.

의사로서의 사명감에 비춰볼 때 알 수 없는 질환으로 고통을 겪는 이웃을 정체불명의 방법으로 치료하는 것은 용납할 수 없다. 이런 식으로 다른 사람의 생명을 범하는 살인자나 범죄자가 된다는 것은 생각만 해도 끔찍한 일이었다. 나는 무섭고 불안해서 결혼한 해부터는 환자 치료를 그만두고 화학 연구와 집필에 전념했다.

1790년 기존 의학에서 손을 뗀 하네만은 혁신적 의료를 스스로 창조해야 한다는 발상을 떠올렸다. 동종요법 발명의 첫걸음은 키나나무 껍질에서 채취한 약인 신코나 실험이었다. 키니네를 함유한 신코나는 말라리아 치료제로 효과를 발휘했는데, 하네만은 이 신코나가 강장제 역할을 해 건강 유지에도 도움이 될 것으로 생각했다. 그래서 건강한 상태에서 먹어보았는데, 예상과는 달리 오히려 말라리아와 비슷한 증상을 앓게 되었다. 달리 말해 말라리아 환자의 고열, 오한, 발한을 치료하는 약을 건강한 사람이 먹자 말라리아와 똑같은 증상이 나타난 것이다.

하네만은 다른 치료법도 시도해보았는데 비슷한 결과가 나왔다. 특정 질환의 특정 증상에 효험이 있는 물질을 건강한 사람이 먹으면 역으로 그 증상이 나타나는 것처럼 보였다. 그는 이 논리를 뒤집어 '건강한 사람에게 특정 증상을 일으키는 물질은 같은 증상을 보이는 아픈 사람을 치료하는 데 이용할 수 있다'는 보편적인 원리를 내놓았다. 1796년 하네만은 이 '동종의 법칙'을 설명하는 책을 펴냈다. 그런데 지금까지 한 이야기는 동종요법 발명에 이르는 전체 과정의 절반에 불과하다.

하네만은 '비슷한 것은 비슷한 것을 치료한다(독으로 독을 제압

한다)'는 아이디어에 토대를 둔 치료제는, 희석할수록 효과가 더욱 강력해질 수 있다고 주장했다. 하네만에 따르면, 치료제를 희석했을 때 치료의 위력이 커지는 이유는 아직 밝혀지지 않았으나 부작용을 일으킬 가능성이 낮아지는 것은 분명했다. 이 주장은 '해장술이 숙취 해소에 도움이 된다'는 속설과 일맥상통한다. 어떤 사람에게 독이 되는 것을 적은 양만 쓰면, 독을 없앨 수 있다는 의미이다.

하네만은 직접 만든 동종요법 치료제를 마차에 싣고 운반하는 동안 또 다른 획기적인 아이디어를 얻었다. 그는 마차가 심하게 흔들릴수록 동종요법 치료제의 효과가 높아진다고 믿었기 때문에, 치료제를 희석할 때에는 꼭 흔들어야(진탕) 한다고 권고하기 시작했다. 희석과 진탕을 합친 과정을 '포텐티자션(potentization)'이라고 한다.

하네만은 그 뒤 여러 해 동안 프루빙(proving)이라고 알려진 실험을 통해 다양한 동종요법 치료제를 찾아냈다. 프루빙은 '시험하다'를 뜻하는 독일어 프뤼폰(prüfen)에서 유래한 말이다. 프루빙에서는 한 가지 동종요법 치료제를 건강한 사람에게 매일 투여한 뒤 몇 주 동안 어떤 증상이 나타나는지 자세하게 기록한다. 이렇게 수집된 기록을 토대로 건강한 사람이 치료제를 복용할 때 나타나는 갖가지 증상을 파악한다. 하네만은 건강한 사람에게 특정한 증상을 일으킨 치료제를 환자에게 투여하면 그 증상을 완화할 수 있다고 주장했다.

1807년 하네만은 그리스어 호모이오스(hómoios: 비슷한)와 파토스(pathos: 고통)를 합성해 비슷한 병이라는 의미의 '호뫼오파티

(Homöopathie)'라는 용어를 만들어냈다. 1810년에는 동종요법을 본격적으로 다룬 최초의 논문 『의술의 오르가논(원칙)』을 발표했고, 그 후 10년에 걸쳐 6권짜리 『마테리아 메디카』을 펴냈다. 이 책에는 동종요법 치료제 67가지로 치료할 수 있는 증상이 자세히 적혀 있다. 하네만이 기초를 닦은 동종요법은 그 뒤 200년 동안 거의 변하지 않았다. 동종요법에 관한 책을 여러 권 쓴 제이 셸턴에 따르면, "동종요법사 대부분은 하네만과 하네만의 저서를 종교에 가까운 경외심으로 대한다."고 한다.

하네만의 복음

하네만은 동종요법과 약초요법은 전혀 다르다고 역설했다. 오늘날에도 동종요법사는 독자적 정체성을 유지하고 있고 약초요법사라는 꼬리표가 붙는 것을 아주 싫어한다. 동종요법 치료제가 반드시 식물에서 유래한 것일 필요가 없다는 것이 그 주요한 이유이다. 동종요법 치료제 중에는 동물에서 채취한 물질을 사용한 것이 있는가 하면, 동물을 그대로 사용한 것(말벌 등), 동물의 분비물을 사용한 것(뱀의 독과 늑대의 젖 등)도 있고, 소금에서 금에 이르는 각종 광물에 뿌리를 둔 것도 있다. 또한 노소드라고 불리는 치료제는 박테리아, 고름, 토사물, 종양, 분변 등 병에 감염된 물질이나 병원체를 사용한다. 하네만 시대 이후의 동종요법사는 물질이 아니라 엑스선과 자기장 같은 현상, 이른바 불가량물(不可量物)을 이용하기도 한다.

약초요법이라고 하면 뭔가 몸과 마음이 편안해지고 나뭇잎, 꽃잎, 뿌리 등의 이미지가 떠오른다. 반면 동종요법 치료제는 다소 꺼림칙한 인상을 풍긴다. 예를 들어, 19세기 어느 동종요법사는 '옴에 걸린 건강한 젊은 흑인의 고름집에서 짜낸 고름'으로 만든 치료제 설명서를 남겼다. 살아 있는 빈대를 으깨어 넣은 치료제나 살아 있는 장어의 직장에 전갈을 통째로 집어넣은 치료제도 있었다.

　식물로 동종요법 치료제를 만들 때에도 동종요법과 약초요법을 반드시 구분해야 또 다른 이유가 있다. 하네만이 동종요법에서는 희석이 중요하다고 강조한 것이다. 어떤 식물을 동종요법 치료제의 원료로 사용하려면 용제가 들어간 병에 그 식물을 넣고 밀폐해 식물의 분자가 용해되게 한다. 여기서 용제는 물일 수도 있고 알코올일 수도 있지만, 여기서는 설명의 편의상 물을 용제로 사용한다고 가정한다. 몇 주 지나 고형물을 제거하면, 남은 물에는 용해된 성분이 포함되어 있는데, 이를 모액(母液)이라고 한다.

　이 모액 1에 물 9를 부으면 10배로 희석된다. 이것을 1X 치료제라고 부른다. 여기서 X는 로마자로 10을 나타낸다. 희석한 모액을 적당히 진탕하면, 포텐티자션 과정의 첫 단계가 마무리된다. 1X 치료제 1에 물 9를 부어 희석한 뒤 진탕을 반복하면 2X 치료제가 나온다. 희석과 진탕으로 이루어진 과정을 되풀이하면 치료제 3X, 4X, 5X…를 얻을 수 있고, 그 과정에서 치료제 용액의 농도는 점점 묽어진다. 이때 반드시 기억해야 하는 것은, 하네만은 용액이 묽을수록 효과가 더 강해진다고 생각했다는 점이다. 반면에 약초요법은 용액이 진할수록 너 강력한 치료제라는 상식을 따른다.

희석과 진탕으로 얻은 동종요법 치료제 용액은 1X이건 10X이건, 아니면 그 이상 고도로 희석된 것이건 그대로 환자에게 사용할 수 있다. 또한 직접 투여하는 대신 용액 몇 방울을 연고나 알약에 첨가해도 좋다. 예컨대 희석 용액 한 방울로 당의정 10개를 적시면 동종요법 알약 10개가 생기는 것이다.

여기서 동종요법 치료제를 만들 때 어느 정도로 희석하는지를 잘 이해하는 것이 중요하다. 예를 들어, 4X 치료제는 모액을 10배 희석한 뒤 10배 더 희석하고(2X), 그것을 10배(3X), 또 10배(4X) 희석하면 얻을 수 있다. 모액은 결국 $10 \times 10 \times 10 \times 10$배, 즉 1만 배로 희석된다. 이 정도만 해도 엄청나게 희석된 것이지만, 그 이상으로 희석될 수도 있다. 동종요법 치료제를 조제하는 약제사는 대개 모액 1에 물 99를 넣어 100배로 희석한다. 이것이 1C 치료제이다. 이때 C는 로마자로 100을 나타낸다. 이제 100배 희석을 반복하면 2C, 3C, 4C 치료제가 나오고, 그러다 초고도 희석 치료 용액이 된다.

예를 들어, 동종요법사가 흔히 사용하는 30C 치료제는 모액을 백배로 희석하는 과정을 30회 반복해 얻은 것이다. 모액은 1,000,000,000,000,000,000,000,000,000,000,000,000,000,000,000,000,000,000,000,000,000배로 희석된다.

0이 이처럼 쭉 이어진 게 그리 크지 않은 수로 보일지 모르지만, 모액 1그램에 들어 있는 분자 개수는 1,000,000,000,000,000,000,000,000개 이하이다. 0의 개수가 보여주듯 30C 치료제의 희석배수는 모액 속 분자 개수보다 더 크다. 극단적으로 희석된 용액에는 최초의 모액에 들어 있던 분자가 전혀 없을 수도 있다.

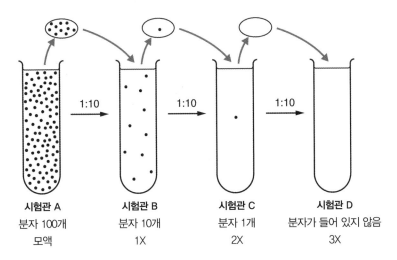

시험관 A	시험관 B	시험관 C	시험관 D
분자 100개	분자 10개	분자 1개	분자가 들어 있지 않음
모액	1X	2X	3X

〈그림 1〉 동종요법 치료제는 여러 번 희석하고 격렬하게 진탕한다. 시험관 A에는 '모액'이라고 불리는 최초 용액이 담겨 있다. 그림을 보면 유효성분의 분자 개수는 100개이다. 시험관 A에 담긴 용액을 일부 덜어내 10배 희석하면(1X) 시험관 B가 된다. 1X 희석 용액의 분자 개수는 10개이다. 또 시험관 B에 담긴 희석 용액을 일부 덜어내 10배 희석하면(2X) 시험관 C가 된다. 이 단계에서 용액에 담긴 유효성분 분자는 1개이다. 시험관 C에 담긴 용액의 일부를 덜어내 세 번째로 10배 희석하면(3X) 시험관 D가 된다. 3X 희석 용액에는 유효성분의 분자가 전혀 없을 가능성이 높다. 동종요법 치료제는 유효성분이 없는 시험관 D를 갖고 만든다. 실제 모액에는 유효성분의 분자가 많이 들어 있지만, 일반적으로 희석 횟수와 희석 정도는 극단으로 치닫기 일쑤여서 최종 결과는 시험관 D와 같다. 동종요법 치료제 속에는 유효성분의 분자가 하나도 들어 있지 않다.

실제로 30C 치료제에 유효성분의 분자가 1개 들어 있을 확률은 10억 분의 1의 10억 분의 1의 10억 분의 1의 10억 분의 1이다. 한 마디로 30C 치료제에는 물만 있다. 〈그림 1〉은 이 점을 잘 보여준다. 더불어 동종요법 치료제와 약초요법 치료제가 전혀 다르다는 것도 알게 해준다. 약초요법 치료제는 아무리 소량이라도 유효성분을 포함하고 있지만, 동종요법 치료제에는 유효성분이라고 할 만한 것이 거의 없다.

물에 녹지 않는 화강암을 곱게 간 뒤 화강암 가루 1에 유당 99를 섞고 다시 갈아 1C 치료제를 만든다. 1C 치료제 분말 1에 다시 유당 99를 섞어 2C 치료제를 만든다. 이 과정을 30회 반복해서 얻은 가루를 둥글게 뭉친 것이 30C 알약이다. 이와 다르게 단계마다 가루를 물에 녹인 뒤 반복해서 희석하는 방법도 있다. 어떤 방법을 사용하건 그 결과로 나온 30C 치료제에는 최초의 화강암 성분이 원자 1개(혹은 분자 1개)만큼도 들어 있지 않다.

지금까지 한 이야기도 쉽게 이해하기 힘들겠지만, 더 이해하기 힘든 것은 몇몇 동종요법 약국에서 100,000C 치료제를 판매한다는 점이다. 이 약을 지은 사람은 유효성분이 이미 사라진 30C 치료제를 갖고 100배 희석하는 작업을 99,970회 반복했다. 희석하고 진탕하는 작업을 100,000회 반복하려면 아주 오랜 시간이 걸리므로, 이 과정을 거친 치료제는 1,000파운드(약 180만 원)가 넘는 가격이 매겨진다.

과학적 관점에서 보면 유효성분이 전혀 없는 동종요법 치료제는 플라세보효과를 제외하고는 어떤 효과도 발휘하지 못한다. 동종요법사들은 치료제가 유효성분을 기억하고 있기 때문에 어떤 식으로든 신체에 영향을 미친다고 이야기하지만, 과학적으로는 도저히 말이 안 된다. 그렇지만 그들은 희석과 진탕으로 만든 동종요법 치료제가 일과성 증상(기침, 설사, 두통)에서 만성 증상(관절염, 당뇨병, 천식), 가벼운 증상(타박상과 감기)에서 무거운 증상(암, 파킨슨병) 등 광범위한 증상에 효과가 있다고 꿋꿋하게 주장한다.

위에서 다양한 병명을 열거했는데, 주의해야 하는 것은 하네만과 그의 제자들은 일반적 의미에서 이들 질환을 치료한다고 생각하지 않는다는 점이다. 그들이 중시하는 것은 개별 증상과 환자의 특징이다. 동종요법사의 치료 방법을 살펴보자.

동종요법사는 환자를 처음 만나면 자세한 문진으로 신체적 증상은 물론 정신적 증상까지 깊게 파고든다. 증상이 신체 어디서 언제 나타나는지, 또 증상에 영향을 미칠 만한 행동을 언제 했는지 진료 카드에 자세히 기록한다. 예를 들어, 환자가 귀의 통증을 호소해도 진료 카드에는 오래전에 생긴 무지외반증에서 최근에 시달린 변비까지 모든 것을 낱낱이 적어놓는다. 동종요법은 고도의 맞춤식 치료법으로, 문진으로 환자의 성격, 기분에서 생활습관, 좋아하는 음식, 색깔, 냄새 등 아주 사소한 것까지 살핀다. 전체 문진 과정은 대체로 한 시간 이상 걸리고, 거기서 환자의 증상을 철저하게 분석한 정보를 얻는다.

문진의 궁극적 목표는 환자가 이야기한 증상에 딱 맞는 동종요법 치료제를 찾아내는 것이다. 그다음 단계로 가면 어떤 증상에 어떤 치료제를 사용해야 하는지 설명해놓은 백과사전 『마테리아 메디카』를 참고한다. 하네만이 처음 펴낸 『마테리아 메디카』에는 10여 개 남짓한 치료제가 실렸지만, 1901년 동종요법사 윌리엄 뵈리케가 편찬한 『마테리아 메디카』에는 600가지 이상의 치료제가 실렸다. 오늘날 『미국 동종요법 약전』에는 1천 가지가 넘는 치료법이 적혀 있다. 각 치료제는 무수한 증상에 적용되고 항목마다 1페이지가 넘는 설명이 달려 있기 때문에 잠재적 치료제를 모두 살펴보기는 쉽지 않다. 예를 들어, 〈표 1〉은 식초의 주성분인 초산(아세트산)으로 잘 알려진 아세티쿰 아시둠 항목을 보여준다.

환자의 증상에 완벽하게 맞아떨어지는 치료제, 즉 시밀리뭄을 찾고자 하는 동종요법사는 레퍼터리 사전을 뒤지기도 한다. 레퍼터리 사전은 각 증상을 적고 그 밑에 치료제를 기재한다(치료제를 먼저 적고 그 밑에 해당 치료제로 치료할 수 있는 증상을 기재한 『마테리아 메디카』와 정반대 방식이다). 레퍼터리 사전을 샅샅이 뒤지는 것은 엄청난 노력이 필요한 쉽지 않은 일이므로, 동종요법사는 두드러진 증상에 초점을 맞춰 검색의 범위를 좁히려고 한다. 예를 들어, 뵈리케의 『마테리아 메디카』에 따르면, '얼굴: 입이 삐뚤어지고 턱이 떨리며, 특히 왼편에 중증 안면마비가 있는 사람'과 '대변: 혈변과 흑변, 고약한 냄새가 나는 변. 끈끈한 황록색 변. 소변량의 감소에서 비롯된 묽은 변,' 이 두 가지 설명에 모두 부합하는 경우 이상적 치료제는 황산카드뮴이다.

다음은 윌리엄 뵈리케의 『마테리아 메디카』에 나온 동종요법 치료제 아세티쿰 아시둠을 설명하는 항목이다. 예를 들어, '식중독에 걸렸을 때 독을 제거한다'거나 '사업이 잘 안 풀려 속 썩는 사람에게 권유한다' 등등 아세티쿰 아시둠에 관한 기묘한 설명이 무수히 적혀 있다.

Aceticum Acidum
아세티쿰 아시둠 — 빙초산(초산)

이 약물은 부기, 쇠약, 잦은 실신, 호흡곤란, 심장쇠약, 구토, 다뇨, 발한 등을 동반하는 심각한 빈혈 증상을 초래한다. 신체 어느 부위에서든 출혈을 일으킨다. 안색이 핼쑥하고 수척하며 근육이 늘어진 사람, 소모성 질환을 앓거나 몸이 쇠약해진 사람에게 처방하면 좋다. 초산은 단백질과 섬유질 침착물을 녹이는 힘이 있다. 상피암에는 먹거나 국부에 바르는 방법으로 사용한다. 1X 용액은 소결절과 관절의 염증, 굳은 궤양의 증상을 완화하고 고름을 만들어낸다.

마음	화를 잘 내고 사업 걱정이 심할 때 처방하면 좋다.
머리	마취제 남용에 따른 신경성 두통을 앓는 사람. 섬망상태로 인해 피가 머리로 쏠리는 사람. 일시적 혈관팽창. 혀뿌리의 통증.
얼굴	창백하고 생기가 없으며 핼쑥한 사람. 눈이 푹 들어가고 눈가에 다크 서클이 생긴 사람. 붉은 얼굴. 땀이 많이 나는 얼굴. 입술 상피종이 있는 사람. 뺨이 두툼하고 붉은 사람. 왼쪽 턱관절에 통증이 있는 사람

위	침 과다분비. 위장 내 발효 증상이 있는 사람. 목이 불에 타는 것 같은 극심한 갈증에 시달리는 사람. 찬 음료를 마시면 고통스러운 통증을 느끼는 사람. 무엇을 먹어도 곧바로 토하는 사람. 상복부 통증, 위궤양, 위암, 신트림과 구토, 속 쓰림, 침의 과다분비. 위산과다, 위통 등으로 고생하는 사람.
	가슴과 위에 불에 타는 것 같은 통증이 생긴 뒤 피부가 차가워지고 얼굴에 식은땀이 나는 사람. 위에서 많은 식초를 들이켠 것 같은 느낌이 올라오는 사람.
복부	내장이 아래로 축 처진 것 같은 느낌이 들고 묽은 설사를 자주 하며, 특히 아침에 이런 증상이 심한 사람. 복부팽창. 복수가 차거나 장에 출혈이 있는 사람.
오줌	색깔이 엷은 오줌이 많이 나오는 사람. 당뇨병으로 갈증이 심하고 쇠약해지는 사람.
여성	생리과다. 분만 후 출혈. 입덧. 통증을 느낄 정도로 가슴이 비대해지고 젖으로 부풀어 오른 사람.
	젖이 잘 나오지 않고 파란색을 띠며 투명하고 신맛이 날 때나 수유 중 빈혈이 찾아올 때 사용한다.
호흡	숨 쉴 때마다 귀에 거슬리는 김빠지는 소리가 날 때. 호흡곤란, 숨을 들이마실 때마다 기침이 나올 때. 위막성 후두염. 기관 및 기관지 염증. 목구멍에 비늘 모양의 막이 생길 때. 심한 기관지루. 악취를 동반하는 목구멍 통증(입가심 액을 사용한다).
등과 허리	엎드려 누워 있어야만 증상이 완화하는 요통.

팔다리	살이 빠지고 팔다리가 부어오를 때 사용한다.
피부	파리하고 생기가 없으며 자주 부어오르는 사람. 피부가 햇볕에 그을려 건조해지고 열이 나거나 땀이 흥건한 사람, 피부 감각이 둔해진 사람에게 사용한다. 벌레에 쏘이거나 짐승에게 물렸을 때 유용하다. 정맥류. 괴혈병. 전신부기. 타박상. 염좌.
열	소모열 때문에 취침 중 온몸이 흠뻑 젖도록 땀을 흘리는 사람. 왼쪽 뺨에 붉은 반점이 있는 사람. 열이 심해도 갈증을 느끼지 않을 때. 급격한 흥분. 땀을 많이 흘릴 때. 감기.
상호작용	초산은 모든 마취성 증기의 작용을 약화한다. 식중독에 걸렸을 때 해독작용을 한다.
관련 치료제	초산암모늄(오줌에 당분이 다량 포함되고 환자가 땀을 많이 흘릴 때 사용한다). 벤조인 오데리페룸-스파이스-우드(야간 발한). 비소, 기나, 디기탈리스, 리아트리스 (심장병, 신장병으로 인한 전신부기, 수종, 만성 설사가 나타날 때)
용량	3에서 30포텐시(potency)로 사용한다. 자주 반복 사용해서는 안 된다. 단, 위막성후두염은 예외이다.

정확한 치료제를 찾아내는 것은 아주 복잡하고 까다로운 작업이라서 여러 동종요법사를 찾아가 갖가지 문진을 경험한 환자는 매번 다른 치료제를 처방받을 가능성이 높다. 사실 정확한 치료제를 찾아내는 과정은 크게 다를 수 있기 때문에 독특한 동종요법 유파가 나타났다. 이를테면, 임상 동종요법 유파는 환자의 주요 증상에만 주목하고 통상적 문진에서 얻은 정보 중 주요 증상과 관련 없을 것 같은 정보는 무시함으로써 정확한 치료제를 찾는 작업을 간소화한다. 혼합 동종요법 유파는 주요 증상에 주목하는 것은 같지만, 그 증상에 효과가 있는 여러 치료제를 혼합해 사용하는 특징이 있다. 예컨대 편두통을 호소하는 환자에게는 편두통에 효과가 있는 여러 치료제를 모두 섞어서 처방한다. 약징주의(신체 부위와 모양이 비슷한 것이 그 부분 질환에 효능이 있다는 설 - 옮긴이)를 적용해 치료제를 처방하는 방법도 있다. 약징주의에서는『마테리아 메디카』에 나와 있는 증상을 중시하기보다는 치료제에 대한 단서나 특징 같은 것을 찾아내려고 한다. 예를 들어, 호두에서 유래한 치료제는 스트레스 같은 심인성 질환에 적절하다고 본다. 호두는 뇌와 비슷하게 생겼기 때문이다.

치료제를 찾아내는 방법이 아주 다양한 데다 선택할 수 있는 치료제도 워낙 많아서 동종요법사는 정확한 치료법인지 아닌지 확인하기 위해 갖가지 기묘한 방법을 동원하기도 한다. 다우징도 그중 하나다. 예상 치료제를 적어놓은 종이 위에 진자를 늘어뜨린 다음 진자가 흔들리는 방향을 가지고 알맞은 치료제를 골라내는 것이다. 그러나 2002년에 이를 과학적으로 검증한 결과 동종요법사의 다우징이 효과가 있다는 증거는 나오지 않았다. 당시 검증에서 동종요법사 6명은 각각 2개가 한 세트를 이룬 26개의 병을 받았다. 각 세트마다 한쪽 병에는 브리오니아 치료제, 다른 병에는 가짜 치료제가 담겨 있었고, 다우징으로 어느 병이 브리오니아 치료제인지 알아내는 것이 과제였다. 동종요법사들은 대체로 자신감을 보이며 병을 선택했지만, 156회의 시행 중 75회만 제대로 선택해 50% 미만의 성공률을 보였다. 이것은 어림짐작으로 선택할 때 나오는 값에 가까웠다.

초고도 희석, 격렬한 진탕, 오랜 시간이 걸리는 프루빙과 수상쩍은 다우징 같은 절차의 궁극적 목표는 환자의 정기(vital force)를 균형 있고 건강한 상태로 되돌리는 것이다. 하네만은 사람의 몸에 스며든 혼인 정기가 건강을 결정한다고 주장했다. 오늘날의 많은 동종요법사도 정기가 결정적으로 중요하다는 주장을 믿으며, 현대의학의 원리를 많은 부분 부정하는 경향을 보인다. 단적으로 세균이 질병을 일으킨다는 사고방식부터 인정하지 않는다. 예를 들어, 동종요법사는 귀를 치료할 때 몸과 마음의 모든 증상에 주의를 기울이고 『마테리아 메디카』를 참조해 가장 적절한 치료제를 처방한다. 목표는 정기의 균형을 되찾아주는 것이다. 이에 반해 현대의학 의사는 환자의 주요 증상에 초점을 맞춰 살핀 뒤 세균 감염으로 귀에 염증이 생겼다는 진단을 내리고 그 세균을 죽이는 항생물질을 처방한다.

당연히 현대 과학은 동종요법을 좀처럼 받아들이려고 하지 않는다. 한 마디로 '비슷한 것이 비슷한 것을 치료한다'는 생각에는 아무런 논리적 근거가 없다. 초고도 희석 용액(유효성분이 들어 있지 않을 만큼 묽은 용액)이 인체에 영향을 미치는 메커니즘도 아직 밝혀지지 않았다. 더구나 정기가 실제로 존재한다는 생각을 뒷받침해주는 증거는 어디에도 없다. 그러나 철학과 실천이 황당무계하다는 것만으로 동종요법을 배척해서는 안 된다. 임상시험은 치료법이 얼마나 기묘한가가 아니라 얼마나 효과가 있는가를 검증 대상으로 삼기 때문이다. 유효성을 판정하기 위해서는 근거중심의학의 믿을 만한 도구이자, 진짜 의학과 가짜 의학을 구별할 힘이 있는 임상시험을 하는 것이 최우선이다.

동종요법의 융성과 쇠퇴, 그리고 부흥

동종요법은 19세기 전반 유럽에서 빠르게 확산되었고, 하네만의 철학도 그의 생전에 완성되었다. '비슷한 것이 비슷한 것을 치료한다'는 사상과 '인간의 신체에 생명력을 불어넣는 기운이 흩어지면' 병에 걸린다는 믿음은, 그때도 여전히 존중받고 있던 그리스 의학철학의 몇몇 요소와 비슷하게 들렸으므로 동종요법은 열렬한 환영을 받았다. 하네만의 사상은 과학자들이 병원균설과 원자론을 정립하기 이전에 등장했기 때문에 정기 개념이나 초고도 희석 과정이 오늘날 생각하는 것처럼 기묘한 것은 아니었다.

하네만의 영향력이 커졌다는 것을 보여주는 증거는 다양하다. 그는 1833년 라이프치히에서 세계 최초로 동종요법 병원을 열었고 나폴레옹의 사면발이를 동종요법으로 치료했다. 특히 1830년대 파리에서는 동종요법이 크게 유행했다. 하네만이 사교계의 꽃이던 미모의 마리 데르빌-고이에와 결혼해 파리에서 가정을 꾸렸기 때문이다. 결혼 당시 하네만은 80세였고 데르빌-고이에는 30대 초반이었다. 남편인 하네만의 명성과 아내인 데르빌-고이에의 지원에 힘입어 부부는 부유한 엘리트층을 상대로 수익성 높은 사업을 펼칠 수 있었다. 데르빌-고이에는 오후에는 남편 하네만을 도와주었고, 오전에는 가난한 사람을 위한 진료소를 운영했다.

유럽 곳곳에서 하네만의 복음을 퍼뜨리던 제자들 귀에는 스승의 목소리가 생생하게 들렸다. "나와 완전히 똑같은 길을 걷지 않는 자, 내가 걷는 길에서 좌우로 지푸라기 하나의 두께만큼이라도 벗어난 자는 배신자이다. 나는 그런 자와는 담쌓고 지낼 것이다." 파리에서 하네만에게 배운 프레더릭 퀸은 배신자가 아니었다. 그는 1827년 하네만의 사상을 충실히 따르는 병원을 런던에 세웠다. 얼마 후 동종요법은 영국 귀족 사이에서 큰 인기를 끌었고, 50년이 채 지나지 않아 영국 곳곳에서 동종요법 치료가 성행했다. 런던, 브리스톨, 버밍엄, 리버풀, 글래스고에 대규모 동종요법 병원이 들어섰다.

많은 의사와 환자가 동종요법을 환영했고, 이 치료법의 급격한 성장에 의문을 품은 사람은 없었다. 에든버러대학 일반병리학 교수 윌리엄 헨더슨은 1840년대부터 동종요법을 지지했다. 한 동료 교수는 헨더슨에 대해 이렇게 말했다. "당시 의과대학 교수진과 영국의사회 회원이 느낀 낭패감은, 신학과 교수가 이슬람교로 개종하겠다고 선언했을 때 기독교 교회 관계자가 느꼈을 낭패감과 비슷했다."

거의 비슷한 무렵 동종요법은 대서양 건너편에서도 뿌리를 내리고 있었다. 덴마크 이민자의 후손으로 보스턴에 살던 의사 한스

버치 그람은 런던을 방문했을 때 동종요법에 대해 알게 되었다. 1825년 그는 미국으로 돌아오면서 동종요법을 갖고 왔다. 영국과 마찬가지로 미국에서도 동종요법의 열렬한 지지자와 격렬한 비판자가 공존했다. 그 결과 남북전쟁이 일어날 무렵에는 동종요법사가 2,500명이나 되었고 동종요법을 가르치는 대학이 6개 설립되었다. 그럼에도 군대에서 동종요법을 사용하는 것은 허용되지 않았다. 미주리주 동종요법 의과대학의 어떤 교수는 이런 상황을 두고 병사의 의료 선택 권리를 침해하는 짓이라고 지적했다.

전시라는 이유로 헌법에 보장된 개인의 권리가 침해당하는 것 아닌가? 병사는 수년간의 경험에 의해 스스로 알게 된, 고통과 죽음에서 벗어나는 가장 나은 치료법을 누릴 권리가 없는가? 의회는 정부의 태도에 반하는 명령을 내릴 특별한 권리가 있지 않은가?

동종요법사는 비판에 맞서기 위해 전염병이 크게 유행할 때 동종요법으로 대응한 사례를 자주 들먹였다. 하네만은 동종요법 초창기인 1800년에 성홍열과 싸우기 위해 벨라돈나라는 초고도 희석 치료제를 사용했다. 나폴레옹 군이 러시아를 침공한 1813년에 병사들 사이에서 발진티푸스가 유행했을 때에도 동종요법으로 치료했다. 1831년 중부 유럽에서 콜레라(주류 의학으로는 치료할 수 없는 병이었다)가 창궐하자 장뇌, 구리, 말린 베라트룸 뿌리로 만든 동종요법 치료제를 내놓았고 상당한 효과를 거두었다.

1854년 런던에서 콜레라가 창궐했을 때에도 동종요법의 성공은 거듭되었다. 런던 동종요법 병원에 입원한 환자의 생존율은

84%였지만, 그 인근 미들섹스 병원에 입원해 주류 의학으로 치료받은 환자의 생존율은 47%에 지나지 않았다. 많은 동종요법사는 이 사실이야말로 동종요법이 더 낫다는 강력한 증거라고 주장했다. 두 병원 입원환자의 생존율은 비공식 임상시험에서 나온 결과라고 볼 수 있었기 때문이다. 생존율을 잣대로 똑같은 병에 걸린 환자를 두 그룹으로 나눠 두 가지 방법으로 치료한 성공률을 판정했을 때, 동종요법의 치료는 주류 의학의 치료보다 더 나은 성적을 거두었다.

그러나 동종요법 비판자들은 세 가지 이유를 들어 생존율이 동종요법의 유효성을 보여주는 것은 아니라고 주장했다. 첫째, 환자는 똑같은 병에 걸렸지만, 두 병원의 조건이 똑같았다고는 할 수 없다. 예를 들어, 런던 동종요법 병원의 환자는 부유한 편이어서 콜레라에 걸리기 전의 건강상태도 더 좋았고 퇴원한 후에도 좋은 음식에 보살핌도 잘 받았다. 이 점은 동종요법 그 자체보다 더 설득력이 있다.

둘째, 두 병원이 치료 내용이 아닌 다른 점에서 중요한 차이가 났을 가능성이 있다. 예컨대 런던 동종요법 병원은 미들섹스 병원보다 위생 기준이 더 높았을 수 있다. 정말 그랬다면 생존율이 높은 게 쉽게 설명된다. 요컨대 전염병에서는 청결한 병동, 오염되지 않은 음식, 안전한 물이 생존율을 높이는 가장 중요한 요인이었다.

셋째, 런던 동종요법 병원의 생존율이 높은 것은 동종요법의 성공이 아니라 주류 의학의 실패를 의미하는 것일 수 있다. 사실 의학사가들은 당시 의료 혜택에서 소외된 환자가 주류 의학으로 치료받은 환자보다 생존 가능성이 더 높았을 것으로 추정한다. 의외라는 생각이 들겠지만, 1850년대의 의학은 이른바 '영웅적 치료'의 단계에 있었고, 의사들은 환자에게 도움이 되기보다는 해를 끼칠 가능성이 높았다.

영웅적 치료란 19세기 중반까지 의료계를 지배한 난폭한 치료법에 대해 20세기에 붙인 말이다. 환자는 사혈, 장 청소, 구토시키기, 발한과 물집 만들기 등 쇠약한 몸에 고통을 안겨주는 치료를 견뎌야 했다. 더구나 오늘날 과학자들이 유독물질이라고 하는 수은과 비소 같은 약물까지 대량으로 먹어야 했다. 제1장에서 살펴본 조지 워싱턴이 시달린 과도한 사혈은 영웅적 치료가 환자에게 얼마나 해를 끼쳤는지 보여주는 단적인 사례이다. 영웅적 치료라는 말은 영웅적이라고 평가받을 만한 의사의 역할을 뜻하지만, 사실 진정한 영웅은 그런 치료를 받고서도 살아난 사람들이었을 것이다.

부유한 환자가 누구보다도 영웅적이었다. 재력 있는 환자일수록 가혹한 치료를 받았기 때문이다. 1622년 열병이 만연하던 플로렌스의 의사 안토니오 두라치니는 열병 회복률에 관해 이런 말을 남겼다. "돈이 많아서 의사의 진찰과 치료를 받은 사람들이 가난한 사람들보다 열병 사망률이 더 높았다." 비슷한 시기 플로렌스 대공의 주치의였던 라탄지오 마지오티도 이런 말을 했다. "전하, 저는 의사의 임무를 수행하고 보수를 받는 것이 아닙니다. 책에 나온 내용을 그대로 믿는 철부지가 환자를 죽음으로 몰아넣는 약을 주지 못하도록 막고 보수를 받을 뿐입니다."

병에 걸린 부자는 지푸라기라도 잡는다는 심정으로 의사에게 매달렸지만, 의사의 치료방식을 대놓고 비판하는 사람도 많았다. 벤저민 프랭클린은 '약을 권하는 의사는 모두 돌팔이'라고 신랄하게 꼬집었다. 철학자 볼테르도 한마디 했다. "의사란 전혀 알지 못하는 사람의 잘 알지 못하는 병을 고치겠다고 나서서 잘 알지 못하는 약을 처방하는 사람을 말한다." 볼테르의 조언에 따르면, 병이 자연스럽게 치유될 때까지 환자의 기분을 달래주는 의사가 좋은 의사였다. 당대의 유명 극작가의 작품에서도 의료를 바라보는 우려 어린 시선을 엿볼 수 있다. 셰익스피어는 『아테네의 티몬』에서 티몬에게 충고한다. "의사를 믿지 마라. 의사가 권하는 약은 독이다." 몰리에르도 『상상병 환자』에서 이런 대사를 썼다. "환자 대부분은 병 때문에 죽는 게 아니라 약 때문에 죽는다."

콜레라 환자는 주류 의학의 영웅적 치료를 받는 것보다는 아무런 치료도 받지 않는 편이 더 나았다. 동종요법이 주류 의학의 영웅적 치료보다 더 나은 치료 성적을 올렸다고 해도 오늘날의 동종요법 회의론자들은 놀라지 않는다. 동종요법 치료제는 지나치게 희석되었기 때문에 전혀 치료하지 않은 것과 마찬가지라는 것을 잘 알고 있기 때문이다.

정리하자면 20세기 이전에 치료받은 환자에 관해 말할 수 있는 것은 두 가지다. 첫째, 영웅적 치료를 받는 것보다는 아무 치료도 받지 않는 편이 더 나았다. 둘째, 영웅적 치료보다는 동종요법을 선택하는 편이 더 나았다. 그러면 동종요법은 아무 치료도 받지 않는 편보다 더 나았을까? 동종요법 지지자들은 자기 경험에 비춰 동종요법이 분명히 효과가 있었다고 믿었지만, 회의론자들은 묽게 희석된 치료제를 복용하는 것으로는 아무 효과도 없었을 것이라고 주장했다.

19세기 말까지 논쟁이 끊이지 않았다. 19세기 초만 해도 귀족과 의학계의 주요 세력은 동종요법에 긍정적 반응을 보였지만, 세월이 흐르면서 하네만의 사상에 반대하는 흐름도 점점 강해졌다. 예를 들어, 미국의 의사이자 작가인 올리버 웬델 홈스는 한

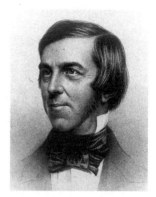

올리버 웬델 홈스

때 주류 의학은 아무 쓸모도 없다는 말을 했지만("이 세상의 모든 약을 바다에 던져버리면, 물고기에게는 재앙이겠지만, 인류에게는 축복일 것이다."), 그렇다고 동종요법에 관대한 것도 아니었다. 홈스는 동종요법을 가리켜 "사악한 재주를 버무려 만든 약이고 겉만 번지르르한 값싼 지식이다. 도저히 믿을 수 없는 천치 같은 이야기이면서 교활한 사기"라고 불렀다.

1842년 홈스는 '동종요법 및 그와 유사한 망상에 관하여'라는 제목의 강연에서 과학적 관점에서 하네만의 사상이 왜 황당무계한지 거듭 강조했다. 그가 특히 맹공을 퍼부은 것은 동종요법의 핵심인 극단적 희석 과정이었다. 극단적 희석을 이해하는 한 가지 방법은 핵심 유효성분을 엄청난 양의 액체에 녹인다고 생각하는 것이다. 유효성분은 100배로 희석될 때마다 부피가 100배인 물이나 알코올에 섞이게 되는데, 동종요법사는 이 과정을 되풀이한다. 홈스는 이탈리아 의사 판비니의 계산법을 이용해 캐모마일 농축액 한 방울을 여러 번 희석하면 어떤 기괴한 결과가 나오는지 설명했다.

처음에는 알코올 100방울로 희석을 시작한다. 두 번째 희석할 때에는 1파인트(약 0.5리터) 혹은 1만 방울의 알코올을 사용한다. 세 번째 희석에서는 100파인트, 네 번째 희석에서는 1만 파인트나 1,000갤런(약 4,000리터) 이상의 알코올이 필요하다. 계속 반복하면 아홉 번째 희석에서는 100억 갤런이 있어야 한다. 둘레가 약 3킬로미터인 (나폴리 인근의) 아그나노 호수를 가득 채울 수 있는 양이다. 열두 번째 희석에서는 아그나노 호수를 100만 개 채우는 양의 알코올이 필요하고, 열일곱 번째 희석에 도전하려면 아드리아해 1만 개에 해당하는 알코올이 필요하다. 동종요법사가 즐겨 참고하는 『자의 매뉴얼(Jahr's Manual)』을 보면, 알코올로 가득 채운 둘레 3킬로미터의 호수 100만 개를 합친 크기의 커다란 호수에 캐모마일 농축액 1방울을 잘 섞은 뒤 그 호숫물에 살짝 담가 빚은 작은 알약이 갑자기 닥친 무서운 죽을병에 효과가 있다고 추천하는 것이다.

윌리엄 크로스웰 돈(1832~1913)도 동종요법에 일격을 가했다. 뉴욕주 올바니 성공회 초대 주교를 지낸 돈은 우스꽝스러운 시 「동종요법가」를 지었다.

혼합액을 잘 저어야 해
안 그러면 저질이 돼
반 방울을 수페리어 호수에 넣고
매일 매일 호숫물을 들이켜
네 몸은 좋아질 거야
아니 좋아져야만 해

유럽에서는 빅토리아 여왕의 주치의를 지낸 존 포브스 경이 동종요법을 '인간 이성에 대한 모독'이라고 일침을 가했다. 이 관점은 『브리태니커 백과사전』 1891년 판에 실린 동종요법 항목과도 일치한다. "하네만은 엄청난 오류를 저질렀다. … 그는 질병을 바라보는 건전한 관점에서 크게 어긋난 길로 추종자를 이끌었다."

동종요법의 인기가 하락한 이유 중 하나는 주류 의학이 자기혁신을 도모해 위험한 영웅적 치료에서 과학적으로 효과가 있는 의료로 변신했기 때문이다. 임상시험으로 사혈의 위험성이 드러났고, 위험한 치료와 유효한 치료의 차이도 밝혀졌다. 10년 단위로 발생하는 질병의 진정한 원인에 관한 지식도 늘어났다. 앞에서도 이야기했지만, 런던에서 콜레라가 크게 유행한 1854년, 의학 역사에서 가장 중요한 돌파구가 열렸다.

1831년 콜레라가 영국에서 처음 창궐했을 때 2만 3천 명이 사망했다. 1849년 콜레라가 다시 유행했고, 5만 3천 명이 죽었다. 두 차례의 콜레라 유행을 겪은 산부인과 의사 존 스노는, 정체불명의 독가스가 공기 속에 퍼져 있기 때문에 콜레라가 발생한다는 가정에 의문을 품었다. 그는 마취의 선구자였고 빅토리아 여왕이 레오폴드 왕자를 낳을 때 클로로포름을 투여한 경험도 있었으므로, 독가스류는 모든 사람에게 영향을 미친다는 것을 잘 알았다. 하지만 콜레라는 희생자를 선택하는 것처럼 보였다. 스노는 오염된 식수나 하수와 접촉할 때 콜레라에 걸린다는 대담한 이론을 내놓았고, 콜레라가 또 한 차례 크게 유행한 1854년 검증 작업을 시작했다. 런던 소호 지구에서 자신의 이론을 뒷받침해줄 만한 의견을 내놓았다.

케임브리지 스트리트와 브로드 스트리트의 교차점에서 250야드(약 230m) 안쪽 지역에서 10일 동안 500명 이상이 콜레라로 사망했다. 콜레라의 급속한 확산 범위와 상황을 보니, 많은 사람이 이용하는 브로드 스트리트의 펌프 물이 무언가에 오염된 게 아닌가 하는 의심이 들었다.

스노는 검증을 위해 소호 지구 지도에 사망자가 발생한 장소를 낱낱이 기록했다. 예측한 대로 콜레라는 수상한 펌프를 중심으로 발생했다. 특히 그 펌프 물을 마신 마을 커피숍 손님 9명이 콜레라에 걸려 그의 이론을 탄탄하게 뒷받침해주었다. 따로 우물이 있는 인근 구빈원(work house)에서는 콜레라 환자가 한 명도 발생

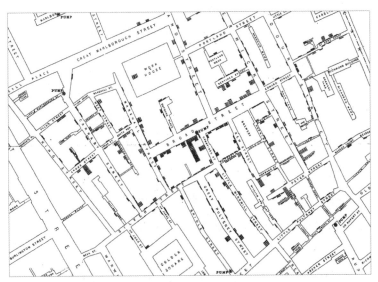

〈그림 2〉 1854년 존 스노가 소호 지구 콜레라 사망자를 표시한 지도.
검은 막대기 한 개는 사망자 한 명을 나타낸다. 브로드 스트리트 중앙에 펌프가 보인다.

하지 않았다. 브로드 스트리트의 맥주 양조장 직원도 자신들이 만든 맥주를 마셨기 때문에 콜레라에 걸리지 않았다.

이 밖에도 1800년대 초부터 널리 퍼진 백신접종, 1865년 조셉 리스터가 선구적으로 도입한 살균소독법 등이 의학 발전의 획기적인 돌파구를 연 주요 사건으로 꼽힌다. 그 이후에도 루이 파스퇴르는 광견병과 탄저병의 백신을 발명해 매균설의 발전에 크게 이바지했다. 로버트 코흐는 제자들과 더불어 병원성 세균이 콜레라, 결핵, 디프테리아, 장티푸스, 폐렴, 임질, 한센병, 페스트, 파상풍, 매독을 일으킨다는 것을 알아냈다. 1905년 코흐는 이 공적을 인정받아 노벨 생리의학상을 받았다.

동종요법은 의학의 획기적 발전과 견줄 만한 뛰어난 업적이 없었고 엄밀한 실험적 증거나 과학적 이치에 맞는 설명도 내놓지 못했기 때문에, 20세기 들어 미국과 유럽 양쪽에서 초고도 희석 동종요법 치료제를 사용하는 사례는 부쩍 줄어들었다. 예를 들어, 1910년 미국 카네기재단에서는 에이브러햄 플렉스너(미국의 교육가로 미국 의학교의 개혁을 추진했다)에게 의학과의 입학제도, 교육 내용과 졸업 기준을 올릴 수 있는 방법을 조사해달라고 의뢰했는데, 그 결과가 나오자 미국의 동종요법은 심각한 타격을 받게 되었다. 플렉스너 보고서의 중요한 권고사항 중 하나로, 의과대학 교과 과정은 주류 의학에 기초해야 한다는 내용이 들어 있었기 때문이다. 이에 따라 주요 병원의 동종요법 교육은 사실상 종지부를 찍게 되었다.

동종요법은 그 뒤로도 쇠퇴를 거듭해, 1920년대에는 세상에서 사라진 것처럼 보였다. 그러나 1925년, 동종요법이 처음 발명되었던 나라 독일에서 갑자기 되살아났다. 동종요법 부활의 배후에는 아우구스트 비에르라는 유명한 외과의사가 있었다. 비에르는 '비슷한 것이 비슷한 것을 치료한다'는 동종요법의 원리에 따라 에테르로 기관지염을 치료했고, 유황으로 종기를 다스렸다. 환자들은 차도를 보였고, 비에르는 자신이 발견한 사실을 독일 의학지에 실었다. 이것은 1925년 독일에서 동종요법을 주제로 다룬 유일한 논문이었지만, 이듬해인 1926년에 동종요법 관련 논문 45편이 쏟아져 나오게 하는 방아쇠 구실을 했고, 이후 10년에 걸쳐 초고도 희석액의 새로운 가능성을 둘러싸고 열띤 논쟁이 벌어졌다.

현대의학과 전통의학의 장점을 결합한 혁신적인 의료체계로 '새로운 독일 의학'을 모색하던 당시 제3제국으로서는 동종요법이 적절한 시점에 부활한 것이었다. 1934년 새로운 독일 의학을 전면적으로 도입한 최초의 병원이 드레스덴에 세워졌고, 히틀러의 오른팔 루돌프 헤스의 이름이 붙여졌다. 헤스는 새 독일 의학에 동종요법을 적극적으로 포함시키고자 했다. 동종요법이 상당히 효과 있는 치료법이라고 믿었던 때문이기도 했고, 독일인이 발명했다는 이유도 있었다. 더구나 헤스는 조제비용이 저렴한 동종요법 치료제를 쓰면 독일 의료 수요를 해결할 수 있을 것으로 보았다.

한편 독일 보건부로서는 동종요법의 유효성 검증이 절실했다. 제3제국 의료 문제 책임자 게르하르트 바그너 박사가 전대미문의 연구 프로그램을 진두지휘했다. 60개 대학을 끌어들이고 예산 1억 라이히마르크(1924~1948년 독일의 화폐 단위 – 옮긴이)를 투입한 연구 프로그램은 1937년 베를린에서 동종요법 국제회의가 열린 직후 첫걸음을 뗐고, 결핵, 빈혈, 임질에 초점을 맞춰 2년간 진행되었다. 약리학자, 약물학자, 독극물학자 및 동종요법사로 구성된 연구팀이 서로 협력해 상세히 설계한 임상시험을 엄격하게 진행했다. 그 당시 각 분야에서 가장 존경받는 학자들이 참여했고 윤리적, 과학적으로 최고 수준을 지향했다는 점에서 주목할 만한 연구였다.

연구 결과는 1939년에 발표될 예정이었으나 그 직전 제2차 세계대전이 일어나 무산되었다. 1947년 선임 연구자들이 다시 모여 전쟁 통에도 무사했던 원본 문서를 검토했지만, 유감스럽게도 그 결과를 공식적으로 발표하지는 않았다. 애석하게도 원본 문서는 그 후 온데간데없이 사라지고 말았다. 역사상 최초의 포괄적 동종요법 연구 결과는 은폐 아니면 분실, 폐기되고 만 것이다.

그렇지만 나치 시대의 연구 프로젝트를 매우 자세하게 설명한 보고서 하나가 지금도 남아 있다. 이 문서는 작성자인 프리츠 도나 박사가 사망한 후인 1995년에 공개되었는데, 도나는 1930년대 중반 슈투트가르트의 동종요법 병원에서 근무하던 중 국가 차원의 프로그램에 동종요법사 자격으로 참여했다. 그는 관련 문서를 모두 살펴보았으나 동종요법의 유효성을 입증한 임상시험 결과는 하나도 없었다는 말을 남겼다. "성홍열, 홍역, 백일해, 티푸스 같은 전염병 영역 임상시험에서 동종요법은 플라세보효과만 발휘한다는 결과가 나왔다. 이 사실이 널리 알려지지 않아 유감이다." 그리고 다음과 같은 말도 덧붙였다. "이들 임상시험에서 긍정적 결과는 하나도 나오지 않았다. … 동종요법사의 주장은 주관적 바람에서 나온 것이라는 사실만 분명해졌다."

도나의 말이 정확하다면 이는 동종요법 파멸 선고이다. 동종요법의 철학에 호의적이었던 데다 그 유효성을 입증하는 쪽으로 어느 정도 압력도 받았을 연구자들이, 최초로 동종요법사의 주장을 검증하는 포괄적이고 엄격한 연구 프로그램을 진행했지만 부정적인 결론이 나왔기 때문이다. 원본 문서 그 자체가 사라지고 말았으니 도나의 보고서가 정확하다고 장담할 수는 없다. 70년 전 연구 프로그램에 일개 연구자로 참여한 사람의 증언만 갖고 동종요법에 불리한 판단을 하는 것은 잘못이다. 그러나 나치 시대 연구 프로그램에 담겼을지 모르는 부정적인 정보는 무시하더라도, 하네만의 최초 연구에서 제2차 세계대전이 끝날 때까지 약 150년간 아무도 동종요법의 사상을 지지하는 결정적인 과학적 근거를 발표하지 못했다는 것은 주목할 만한 사실이다.

물은 기억한다 — 「네이처」 사건

제2차 세계대전 후 미국과 유럽의 주류 의학은 항생물질의 발견 등 중요한 과학적 돌파구가 열린 덕에 꾸준히 발전했다. 반면 동종요법은 공감하고 지지하는 몇몇 유력자의 후원에 힘입어 겨우 명맥만 유지해나갔다. 예를 들어, 동종요법을 열렬히 신봉한 영국 국왕 조지 6세는 세인트존스워트로 만든 동종요법 치료제의 이름을 따 애마 한 마리의 이름을 하이페리쿰(세인트존스워트의 학명)으로 지었다. 이 말은 1946년 뉴마켓 경마장에서 열린 1,000기니 경주에서 우승했다. 그 2년 뒤 조지 6세는 의료보험제도가 새로 만들어질 때 동종요법을 보험 적용 대상에 넣기 위해 막대한 영향력을 행사했다.

미국에서는 과학적이고 믿을 만한 근거가 있는 치료법을 사용하는 추세가 뚜렷해지면서 하네만의 철학에서 점점 멀어졌지만, 상원의원 로열 코플랜드 같은 사람들의 영향력에 힘입어 동종요법은 그 생명을 이어갔다. 동종요법사 출신 정치가 코플랜드는 1938년 연방식품의약품화장품법 입법 과정에서 동료 의원을 설득해 미국 동종요법 약전도 인가 대상에 집어넣었다. 연방식품의약품화장품법은 효과가 없거나 증명되지 않은 의약품으로부터 환자를 보호하기 위한 법이었다. 그러나 동종요법사의 주장은 여전히 떠도는 이야기와 하네만의 가르침에만 의지하고 있었다. 결국 연방식품의약품화장품법은 동종요법 치료제 약전을 인가함으로써 과학적 기초가 없는 치료제에 부당한 신빙성을 부여한 것이다.

인도에서 동종요법은 살아남는 수준을 넘어서서, 정치적 술수나 왕실의 후원 같은 것도 없이 사회 각계각층으로 퍼져나갔다. 1829년, 라호르의 마하라자 란지트 싱 궁정에서 일한 트란실바니아 출신 의사 마틴 호니히베르거 박사가 처음으로 인도에 동종요법을 소개했다. 당시 동종요법 사상이 인도에서 빠르게 확산한 것은 동종요법이 침략자 영국의 제국주의적 의료에 대항하는 것으로 비춰졌기 때문이다. 실제로 인도인은 영국식 의료에 부정적 태도를 보여, 19세기 후반에 백신접종 프로그램을 보급하거나 전염성 나병 환자를 격리하려는 노력은 완전히 실패하고 말았다.

더구나 인도인은, 주류 의학에 뜻을 두고 인도 의료체계에 끼어들려고 해도 차별의 벽에 부딪히곤 했기 때문에 현실적인 대안이자 큰 대가를 치르지 않아도 되는 동종요법사의 길을 선택했다.

또한 동종요법과 힌두교의 아유르베다 의학체계는 친화성이 컸고, 하네만이 인도 전통의학을 공부했다는 이야기도 있다.

시간이 흐르면서 오로지 동종요법에만 의존하는 인도인이 수천만 명으로 늘어났다. 1970년대부터 인도는 서양에서 수입한 동종요법을 서양으로 수출하기 시작했다. 서양의 환자들은 침 치료와 아유르베다 같은 동양의 대체의학 체계에 손을 뻗다가 다시금 동종요법을 받아들였다. 동종요법은 자연에 뿌리를 둔 이국적이고 전체론적인 맞춤식 의료이고, 유럽과 미국의 거대 제약회사가 강요하는 '기업적 의료'에 맞서 건강을 지킬 수 있는 방법으로 생각되었기 때문이다.

그러는 동안 서양 과학자들은 계속 동종요법을 비웃기만 했다. 1950, 60, 70년대에 걸쳐 동종요법의 유효성을 검증하기 위한 과학적 임상시험이 몇 차례 있었는데, 어찌나 허술하고 어설픈지 결과의 신뢰도는 무척 낮았다. 이때에도 초고도 희석 용액이 약으로서 효과를 발휘할 수 있다는 믿을 만한 과학적 근거는 발견되지 않았다. 따라서 과학자들은 더욱더 동종요법의 원리를 기초로 의료체계를 구축하는 것은 멍청한 짓이라고 생각했다.

과학자들은 동종요법을 놀림거리로 삼기도 했다. 예를 들어, 액체 동종요법 치료제는 지나친 희석으로 맹물이 되었으므로, 탈수증상 치료에 사용하면 괜찮을 것이라고 비꼬았다. 또 동종요법 커피는 아무리 많은 물을 타도 아주 진한 맛이 나기 때문에 동종요법 커피를 만들어 나눠 마셔야 한다는 제안도 했다. 유효성분이 적을수록 효과가 강해진다는 동종요법사의 믿음에 빗댄 농담이었다. 비슷한 논리로, 동종요법 치료제 복용을 깜박 잊은 환자는 약물 과다복용으로 사망할 수 있다는 농담도 나돌았다.

동종요법사들은 희석을 반복하면 당연히 유효성분이 사라지므로, 화학 분석을 하면 '고효능' 동종요법 치료제일수록 순수한 물로 밝혀진다는 사실을 인정했다. 그러나 그런 물은 과거에 함유한 유효성분을 기억한다는 점에서 특별하다는 주장만큼은 굽히지 않았다. '호주 의료사기꾼 대책협의회'는 동종요법 치료제의 기억은 심하게 제멋대로라는 말로 이를 꼬집었다. "이상하게도 치료제로 투여되는 물은 예전에 머물렀을 오줌보, 분자 상태에서 접촉했을 다른 화학물질, 한때 들어 있었을 하수 찌꺼기, 우주에서 날아와 부딪힌 방사선은 기억하지 못한다."

그런데 1988년 6월 동종요법을 비웃는 소리가 갑자기 쑥 들어 갔다. 세계 최고의 권위를 자랑하는 과학 잡지 「네이처」에 '지극히 낮은 농도의 면역 IgE 항혈청이 인간 호염기구의 탈과립을 일으킨다'는 과감한 제목의 연구논문이 실렸기 때문이다. 비전문가가 논문의 의미를 이해하려면 약간의 암호 해독 작업이 필요하지만, 동종요법사의 몇 가지 주장을 뒷받침하는 내용이 담겼다는 것쯤은 분명히 알 수 있었다. 만약 논문의 내용이 옳다면 유효성분이 하나도 없는 초고도 희석 용액도 생물의 신체에 영향을 미칠 수 있다. 이것은 물이 유효성분을 기억할 때에만 가능한 일이고, 동종요법사가 쭉 옳았다는 것을 의미한다.

동종요법 역사에서 가장 유명한 실험으로 꼽히는 이 연구의 책임자는 카리스마 넘치는 프랑스 과학자 자크 벵베니스트였다. 카레이서 출신 벵베니스트는 요통을 앓은 뒤 의학 연구의 길에 뛰어들었다. 중요한 과학논문 몇 편을 발표했으나 그다지 존재감이 없

있는데, 「네이처」에 발표한 동종요법 논문으로 주류 과학계에 충격을 안겼고 전 세계 수많은 신문의 머리기사를 장식했으며 자기 이름을 세상 사람의 기억에 새겨놓았다.

벵베니스트의 연구는 논쟁을 불러일으켰지만, 그 계기는 놀라우리만큼 소박했다. 한 동료 연구원이 호염기성 백혈구가 특정 알레르기 항원에 어떤 반응을 보이는지 조사하고 있었다. 이 반응은 꽃가루가 눈에 들어올 때 일어나는 알레르기 반응과 비슷하지만, 규모는 훨씬 작다. 벵베니스트가 선택한 알레르기 항원은 살짝만 희석해야 했지만, 실험실 조교는 이를 고도로 희석해 알레르기 항원이 없는 용액을 만들었다. 그럼에도 이 초고도 희석 용액이 호염기성 단백질에 유의미한 영향을 미친다는 것을 발견하고 조교는 기겁했다. 벵베니스트도 깜짝 놀라, 같은 방법으로 초고도 희석 용액을 만들어 다시 한 번 해보자고 했다. 이번에도 호염기성 백혈구가 용액 속에 없는 알레르기 항원에 반응한 것처럼 보였다. 그때만 해도 벵베니스트는 동종요법을 몰랐지만, 얼마 후 누군가가 그에게 200년 동안 동종요법사가 주장한 효과가 실험에서 정확하게 나타난 것이라고 알려주었다. 실험 결과는 물이 과거에 함유했던 성분을 기억한다는 것, 그리고 그 기억이 생물학적 영향을 미친다는 것을 의미했다. 훗날 벵베니스트는 기묘한 실험 결과였다고 술회했다. "파리 센강에 자동차 열쇠를 떨어뜨렸는데 강어귀에서 퍼온 물로 자동차의 시동을 거는 것과 같은 일이 벌어졌다!"

이후 프랑스 연구팀은 2년간 물의 기억력이라는 주제를 연구했고, 줄곧 긍정적 결과를 얻었다. 동종요법사는 이제 역사상 처음으로 동종요법의 근본 메커니즘에 대한 과학적 근거가 존재한다고 주장할 수 있었다.

그전까지 동종요법 지지자들은 설득력이 희박한 근거에만 의지했다. 그중 하나가 동종요법과 백신의 작용 메커니즘이 똑같다는 주장이다. 백신접종도 질병과 싸우기 위해 미량의 병원체를 이용한다는 점에서는 이 같은 주장이 언뜻 설득력이 있는 것 같지만, 동종요법과 백신접종은 차이가 크다. 백신의 유효성분이 몇 마이크로그램에 지나지 않는다 해도 동종요법 치료제의 유효성분에 비하면 엄청난 양이다. 백신 1회분에는 바이러스나 바이러스 조각이 수십억 개 들어 있지만, 대부분의 동종요법 치료제에는 유효성분의 분자가 겨우 한 개쯤 들어 있다. 동종요법사들은 19세기부터 백신과 동종요법이 비슷하다고 주장했지만, 이에 대해 올리버 웬델 홈스는 '도토리 한 개가 자라 숲을 이룬다는 것을 근거로 돌멩이 하나에서 산이 생길 수도 있다'고 주장하는 것과 같다고 비판했다.

벵베니스트는 자신의 연구가 정확하다고 확신해 「네이처」 편집인 존 매독스에게 논문을 보냈다. 매독스는 절차에 따라 논문을 위원회에 넘겨 심사받게 했다. 심사란 새로운 연구 결과가 나오면 아무 이해관계도 없는 과학자로 하여금 적정하게 진행한 연구인지 검증하게 하는 표준 절차이다. 벵베니스트의 실험은 적정한 절차를 밟은 것으로 보였으나 논문 속에 담긴 주장이 워낙 황당무계했으므로, 매독스는 단서를 달아 「네이처」에 게재했다. 1974년 유리 겔라의 숟가락 구부리기 초능력을 다룬 논문을 게재할 때에도 이례적인 단서를 단 적이 있다. 벵베니스트의 논문에 달린 단서는 다음과 같았다. "편집인의 견해: 이 기사를 읽는 독자는 심사거부

의견을 피력한 심사위원이 많았다는 사실을 알아두기 바란다. …
「네이처」는 다른 연구자에게 재현실험을 의뢰했다."

한 마디로 「네이처」는 벵베니스트의 연구논문을 일단 게재하
겠지만, 그의 연구소에 독자적 조사단을 보내 실험을 검증하겠다
는 뜻을 밝혔던 것이다. 매독스는 스스로 조사단장을 맡았고, 조
사위원으로 월터 스튜어트(화학자)와 제임스 랜디(마술사)를 선임
했다. 랜디의 선임을 두고 의아하게 생각한 사람도 있었지만, 사
실 그는 괴이한 주장의 허구성과 과학적 사기를 폭로해 국제적 명
성을 얻은 인물이었다. 랜디가 평소 주변 사람에게 했다는 말은
그의 태도를 잘 보여준다. "만약 이웃이 마당에 산양을 기른다고
하면, 그런가 보다 하고 믿겠지만, 유니콘을 기른다고 하면 그 뿔
이 얼마나 단단하게 달려 있는지 살펴볼 것이다." 랜디가 세계에
서 손꼽히는 회의주의자로서 확고한 지위를 얻은 것은 1964년,
불가사의한 현상을 입증하는 사람에게 1만 달러의 상금을 주겠다
는 광고를 냈던 때로 거슬러 올라간다. 불가사의한 현상에는 과학
의 기본적 사고방법에 반하는 동종요법 같은 치료법도 해당한다.
1988년 랜디가 내건 상금은 100만 달러로 늘어났다. 만약 조사단
이 벵베니스트의 연구 결과가 옳다고 보증하면 랜디는 벵베니스
트에게 거액의 수표를 끊어줘야 했다.

벵베니스트의 논문이 실린 「네이처」가 발행되고 일주일이 지
났을 무렵부터 조사가 시작되었다. 나흘 동안 핵심 실험이 재현되
었다. 매독스, 스튜어트, 랜디는 실험의 모든 단계를 감독하며 절
차에 미흡한 점이 없는지 확인했다. 호염기성 백혈구가 담긴 시
험관을 어떻게 다루는지도 지켜보았다. 몇몇 시험관에는 동종요

법 용액으로 처리한 호염기성 백혈구가 들어 있었고, 나머지 대조용 시험관에는 물로 처리한 호염기성 백혈구가 들어 있었다. 벵베니스트의 조교 엘리자베스 다베나스가 시험관을 분석하는 임무를 맡았는데, 이번에도 지난 2년 동안 나왔던 것과 똑같은 결과가 나왔다. 즉, 동종요법 방식으로 처리한 용액에 담긴 시험군의 세포가 대조군의 세포보다 더 강한 알레르기 반응을 나타냈다. 동종요법 용액이 백혈구의 반응을 이끌어낸 것으로 해석되었다. 동종요법 용액에는 알레르기 항원이 전혀 들어 있지 않았지만, 알레르기 항원에 대한 '기억'이 영향을 미친 것처럼 보였다. 실험은 성공적으로 재현되었다.

그러나 조사단은 여전히 믿을 수 없었다. 그들은 조교 다베나스가 시험관을 분석할 때 동종요법 용액이 담긴 시험관이 어느 것인지 알고 있었으므로, 그녀의 분석에 의도적이거나 무의식적 편향이 끼어들 수 있다고 의심했다. 제2장에서 맹검시험을 설명할 때 봤듯이 임상시험에 참여한 환자는 자신이 진짜 치료를 받는지, 아니면 플라세보 대조 치료를 받는지 알아서는 안 된다. 이런 맹검화는 환자는 물론 의사에게도 적용된다. 의사건 과학자건 자신이 처방하거나 연구하는 것이 진짜 치료인지 비교를 위한 가짜 치료인지 몰라야 한다. 맹검화의 목적은 편향을 최대한 줄이고 누군가의 예상이 실험에 영향을 미치지 않도록 하는 데 있다.

「네이처」 조사단은 다베나스에게 재분석을 요청했고, 이번에는 시험관 내용물을 알 수 없게 했다. 매독스와 랜디, 스튜어트는 창문을 신문지로 가린 별실로 들어가 시험관의 라벨을 떼어낸 뒤, 동종요법 용액으로 처리한 것인지 물로 처리한 것인지 식별하기 위해 비밀 암호를 적어놓았다. 다베나스는 그 시험관으로 재분석 했고 연구소 동료들은 실험실 주변에 모여들어 최종 결과가 나오 기를 기다렸다. 그 동안 어메이징 랜디라는 별명으로 불리는 랜디 는 몇 가지 카드 마술로 사람들의 긴장을 풀어주었다.

마침내 다베나스는 분석을 끝마쳤다. 「네이처」 조사단은 비밀 암호를 보고 어느 시험관이 동종요법으로 처리한 것인지 밝혔다. 두 번째 분석 결과 동종요법으로 처리한 시험군의 호염기성 백혈 구와 물로 처리한 대조군의 호염기성 백혈구가 똑같은 반응을 보 이는 것으로 나타났다. 지난 2년간 벵베니스트가 얻었던 효과는 재현실험으로 입증되지 못했다. 동종요법사의 주장을 뒷받침해주 는 근거가 실험 결과로 나타나지 않았다. 통상적인 과학적 사고나 물리학, 화학, 생물학의 잘 알려진 법칙과 일치한 것이다. 결과를 듣고 벵베니스트의 몇몇 동료는 울음을 터뜨렸다.

나중에 벵베니스트가 실험을 직접 한 적은 한 번도 없었고 모 든 것을 다베나스에게 떠맡긴 것으로 밝혀졌다. 다베나스 역시 한 번도 맹검화 방식으로는 분석하지 않았다. 실험 결과에는 의도하 지 않은 편향이 일관되게 반영되었을 가능성이 컸다. 더구나 다베 나스는 동종요법의 위력을 믿었고, 그 효능을 증명하고 싶다는 바 람이 강했다.

「네이처」는 조사 결과를 발표하며 벵베니스트의 연구방법에 담 긴 몇 가지 문제점을 지적했다. 예를 들어, "실험 데이터를 비판 적으로 평가하지 않았고, 결함 있는 데이터를 부적절하게 보고했 다."는 비판이 담겼다. 「네이처」는 또 벵베니스트의 첫 번째 논문 에 관여한 연구원 두 명이 연매출액 1억 유로가 넘는 프랑스 동종요법 기업에서 연구자금을 받았다는 점도 강조했다. 기업의 자금을 받는 것이 반드시 나쁘다고 할 수는 없지만, 이해관계가 충돌할 가능성이 있다면 최초 연구 단계에서 명확히 밝혀야 한다. 「네이처」 조사단은 여러 문제점을 지적했지만, 벵네니스트가 고의로 부정한 행동을 했다고 못 박지는 않았다. 벵베니스트 연구팀이 자기 기만에 빠져 엄밀하게 실험하지 않았다는 점만 강조했을 뿐이다.

아무리 성실하고 좋은 의도를 가진 과학자라도 엄밀하지 않다면, 특히 맹검화를 적용하지 않으면 결과에 중대한 편향이 끼어들 우려가 있다. 다음의 시나리오를 상상해보자. 어떤 과학자가 남자는 공간지각능력과 운동능력이 뛰어나다는 가설을 제기했다. 가설이 어떻게 판명되는가에 따라 그 과학자의 평판이 크게 달라질 전망이다. 과학자는 남성과 여성에게 원을 그리게 한 뒤 그 완성된 원을 비교하면 자신의 가설을 입증할 수 있을 것으로 생각했다. 실험이 시작되었고, 여러 사람이 원을 그린 다음 종이 윗부분에 자기 이름을 적어놓았다. 이제 그 종이를 조교가 모아서 과학자에게 건네주고, 과학자는 쭉 훑어보며 10점 만점을 기준으로 채점한다. 그러나 종이 윗부분에 시선이 스친 순간 이름이 보이고, 무의식적으로 남성이 그린 원에 좋은 점수를 매길지 모른다. 이러면 진실이 무엇이든 남성이 여성보다 원을 더 잘 그린다는 가설을 뒷받침해주는 데이터가 나온다.

벵베니스트의 사례에서 다베나스는 '눈을 가리는' 것과 같은 조치를 하지 않았고 동종요법에 호의적이었으므로, 이 두 가지 요인이 함께 작용해 실험 결과에 편향이 끼어들 가능성이 높았다. 더구나 다베나스의 실험에서는 동종요법 용액으로 처리한 호염기성 백혈구가 알레르기 반응을 보이는지 판정해야 하는데, 백혈구를 현미경에 올려놓고 아무리 관찰해도 명확하게 판정하기는 쉽지 않다. 사실 세포의 알레르기 반응을 판정하는 것은 얼마나 완전한 원을 그렸는지 판정하는 것과 비슷하다. 둘 다 판정자의 해석과 편향에 좌우되기 쉽다.

다베나스는 호염기성 백혈구가 알레르기 반응을 보이는지 아닌지 판정하기 힘든 사례와 숱하게 마주쳤을 것이다. 그때 경계선 상의 백혈구가 동종요법 용액으로 처리되었다는 것을 알았다면, 알레르기 반응을 보인 것으로 판정하려는 무의식적 욕구에 사로잡혔을지 모른다. 또 물로 처리되었다는 것을 알고 있었다면 무의식 속에서 반대로 판정했을 수도 있다. 「네이처」 조사단은 시험관의 라벨을 뗀 상태에서 재현실험을 하라고 요청해 다베나스의 눈을 확실하게 가렸고 판정에 편향이 끼어들지 못하게 했다. 그러자 동종요법 용액과 물에서 똑같은 결과가 나왔다. 공정한 검증으로 동종요법 용액이 호염기성 백혈구에 영향을 미치지 않는다는 사실이 밝혀졌다.

벵베니스트는 몇 가지 비판은 인정했지만, 연구의 핵심 부분은 완강하게 고집했다. 그는 「네이처」 조사단이 겨우 며칠 관찰한 결과를 갖고 자신이 2년 동안 쌓아올린 연구 성과를 부정하려 한다고 목소리를 높였다. 더불어 매독스, 랜디, 스튜어트가 목격한 오류는 연구팀이 강한 압박감에 쫓기는 데다 언론의 주목까지 받는 비정상적 환경에서 실험한 탓이라고 해명했다.

벵베니스트는 자신의 연구가 노벨상감이라고 굳게 믿었지만, 대신 1991년 노벨상을 패러디한 이그노벨상 수상자로 선정되었다. 그리고 1998년에도 이그노벨상 수상자로 뽑혀, 결국 이그노벨상을 두 번 받은 최초의 과학자가 되었다. 벵베니스트는 날이 갈수록 자신의 과학적 명성이 쇠퇴하는 것을 보면서 자신이 피해자라고 한탄했다. 그는 자신을 갈릴레이에 견주며 주류에 반항해 큰 목소리를 냈기 때문에 공격받았다고 주장했다. 그러나 이는 두 가지 이유에서 전혀 엉뚱한 비교였다. 첫째, 갈릴레이를 공격한 세력은 동료 과학자가 아니라 주류 종교계였다. 둘째, 벵베니스트와 갈릴레이는 수준이 다른 과학자였다. 갈릴레이의 관찰은 엄밀한 검토를 견뎌냈고, 그의 실험 결과도 다른 과학자가 그대로 재현했다.

벵베니스트는 「네이처」에 완패해 연구자의 입지를 유지하기가 어려웠지만, 연구를 포기하지 않겠다고 마음먹었고 디지바이오라는 회사를 세워 자신의 아이디어를 널리 알렸다. 디지바이오 연구자들은 황당한 연구 성과를 여러 건 발표했는데 그중에서 가장 황당한 것은, 물은 과거에 함유한 물질을 기억할 뿐 아니라 그 기억을 디지털화해 이메일로 전송하는 것도 가능하므로 어떤 물의 기억을 다른 물에 넣으면 호염기성 백혈구에 영향을 미친다는 연구였다. 벵베니스트가 2004년 세상을 뜬 뒤에도 디지바이오는 그의 아이디어를 재평가하자는 운동을 꾸준히 벌였다. 디지바이오 웹사이트에는 다음과 같은 글이 실려 있다.

최초로 고도 희석 실험을 한 1984년부터 오늘날까지 우리는 실험을 수천 번 반복하며 지식을 확대하고 강화했다. 지금까지 이들 실험에서 단 하나의 결함도 발견되지 않았고 유효한 반증실험 제안도 전혀 없었다고 분명히 말할 수 있다.

그러나 실제로는 1988년 벵베니스트의 최초 논문이 나오고 나서 채 1년도 지나지 않아 「네이처」는 초고도 희석 용액의 효과를 재현하지 못한 과학자들의 논문 3편을 실었다. 미국 국방부 고등연구계획국조차도 물의 기억을 디지털화해 이메일로 전송할 수 있다는 디지바이오의 주장을 검증하기 위해 동종요법사와 공동으로 연구했지만, 결국 "우리 연구팀은 디지털 신호에서 재현 가능한 효과를 발견하지 못했다."고 결론 내렸다.

벵베니스트가 관측한 효과를 재현했다는 논문도 이따금 발표되기는 했다. 하지만 벵베니스트 사후에 그가 옳았음을 입증해주는, 일관되고 설득력 있는 증거를 제시한 논문은 하나도 없었다. 1999년 앤드류 비커스 박사는 벵베니스트의 연구를 비롯해 동종요법 치료제의 영향을 살펴본 기초 연구논문 120편을 조사했다. 당시 비커스는 런던의 왕립동종요법병원에 있었으므로, 동종요법의 잠재력을 될 수 있으면 열린 마음으로 바라보려고 했다. 그러나 과학자들이 동종요법의 효과를 재현한 사례가 없다는 사실에 충격을 받았다. "다른 연구자의 연구 결과를 힘들여 재현한 몇몇 사례에서도 결론이 부정적이었거나 방법론을 믿을 수 없었다." 과학이 발전하기 위해서는 다른 연구자의 재현실험이 중요하다. 실험은 자칫 엄밀함의 부족이나 부정행위, 아니면 단순한 불운 등 다양한 이유에서 잘못된 결과가 나올 수 있기 때문에, 다른 연구자가 재현하는 것은 최초의 발견이 옳은지 그른지를 확인할 수 있는 (그리고 재확인하는) 방법이다. 벵베니스트의 연구는 이 검증을 통과하지 못했다.

제임스 랜디는 그 뒤에도 벵베니스트가 주장하는 효과를 재현하는 사람에게 100만 달러를 주겠다는 제안을 거두지 않았다. BBC의 과학 다큐멘터리 시리즈 〈호라이즌〉은 랜디의 도전을 받아들여 재현 프로젝트를 감독할 과학자팀을 불러 모았다. 동종요법 방법으로 희석한 히스타민이 세포에 영향을 미치는지 순수한 물의 효과와 비교하는 재현실험이 시행되었다. 히스타민은 세포 내부의 알레르기 반응에 관여하는 물질이기는 하지만, 그 분자가 하나도 남아 있지 않을 정도로 희석한 용액에서도 알레르기 반응을 일으킬 수 있을까? 런던대학 의과대학 세인트조지 병원 교수 마틴 블랜드가 최종 조사 결과를 발표했다. "순수한 물과 히스타민이 희석된 용액이 다르다고 말할 수 있는 증거는 없다." 랜디는 프로젝트 진행 중에 자신이 경험한 일이 조사 결과를 뒷받침해준다고 너스레를 떨었다. "동종요법 수면제를 64번이나 복용했지만, 잠은커녕 졸음조차 오지 않았다. 특히 미국 연방의회 회의에 출석하기 전에 복용했다는 점이 중요하다. 그런 회의 자리에서조차 아무 효과가 없었으니 어디서도 효과를 발휘하지 못할 것이다."

생물학자들은 동종요법이 세포 차원에서 영향을 미친다는 증거를 찾으려 했지만 실패했고, 물리학자들은 분자 차원에서 동종요법의 영향을 조사하려고 시도했다. 초고도 희석 동종요법 용액은 분명히 물뿐이고 그 어떤 유효성분의 분자도 없지만, 희석 과정에서 물 분자의 배열이 바뀌어 과거에 함유한 물질의 기억이 남아 있을지도 모른다는 생각이었다.

물리학자들은 20년 동안 평범한 물과 동종요법에 따라 희석한 물의 분자를 조사하는 실험을 수십 차례 했다. 물이 과거에 함유한 물질을 기억한다는 증거를 찾으려고 핵자기공명, 라만분광, 광흡수 등 강력한 최첨단 방법까지 동원했다. 유감스럽게도 2003년 「보완대체의학 저널」에 발표된 종합보고서를 보면, 이들 실험은 대체로 수준이 낮았고 오류가 많았다.

예를 들어, 어떤 핵자기공명 실험에서는 평범한 물 분자와 동종요법 치료제 분자 사이의 차이가 검출되기도 했지만, 이는 나중에 핵자기공명 장치의 문제 때문에 생긴 것으로 밝혀졌다. 문제의 장치는 안정성이 낮은 소다 유리 시험관을 사용했다. 그러다 보니 조제 과정에서 동종요법 용액을 격렬하게 진탕할 때 소다 유리 분자가 용액 속으로 스며들어 간 것이다. 그 결과 실험 분석표상 동종요법 용액과 순수한 물이 다르게 반응했고, 동종요법 용액이 물의 기억 효과를 보여주는 듯한 잘못된 인상을 풍겼다. 다른 연구팀에서 소다 유리 시험관보다 안정성이 높은 붕규산 유리 시험관으로 핵자기공명 실험을 했을 때에는 물과 동종요법 용액 간에 더이상 아무 차이도 감지되지 않았다. 아무튼 지금까지 어떤 실험에서도 동종요법 용액 속 분자의 이상 행동은 발견되지 않았다.

정리하자면 물 분자를 조사한 물리학자들은 동종요법 치료제에서 무언가 특별한 점을 발견해내지 못해 동종요법사들을 실망시켰다. 마찬가지로 세포 차원에서 연구한 생물학자도 동종요법을 뒷받침하는 확실한 과학적 근거를 찾아내 획기적 돌파구를 여는 데 실패했다.

그러나 지금까지 이야기한 것은 동종요법 논쟁의 본 줄거리에 비춰보면 그리 중요하지 않다. 분자나 세포 차원에서 일어나는 일은 환자 몸속에서 일어나는 일에 비해 흥미가 덜하기 때문이다. 동종요법은 의료의 문제이기 때문에 생물학이나 물리학 쪽 이야기는 잊어도 상관없다. 그저 동종요법이 환자의 병을 치료할 수 있을까, 이 간단한 물음에만 신경 쓰면 된다.

동종요법사는 동종요법 치료제가 다양한 증상을 치료할 것이라고 확신하겠지만, 의사를 비롯한 모든 사람이 동종요법의 효과를 믿게 하려면 과학적 임상시험으로 확실한 증거를 내보여야 한다. 지금까지 설명했듯이 무작위 위약 대조군 이중맹검시험만이 가장 결정적인 증거를 확보하는 방법이다. 만약 이 임상시험으로 하네만의 주장을 뒷받침해주는 결과를 얻는다면 주류 의학은 동종요법을 받아들일 수밖에 없을 것이다. 역으로 무작위 위약 대조군 이중맹검시험으로 초고도 희석 용액의 효과를 입증하지 못하면 동종용법사는 돌팔이라는 소리를 들어도 할 말이 없을 것이다. 21세기를 눈앞에 두고 엄밀한 임상시험이 대대적으로 시행되었다. 그 결과가 동종요법을 둘러싼 논쟁을 깔끔하게 해결했다.

동종요법 임상시험 — 메타분석

많은 동종요법사는 동종요법 치료제의 효과를 결정적으로 뒷받침해주는 과학적 근거가 없어도 걱정하지 않았다. 동종요법으로 치료할 때의 효과를 분명히 보여주는 사례를 무수히 제시할 수 있었기 때문이다. 일례로 데이비드 솔라즈는 저서 『알기 쉬운 동종요법』에서 동종요법으로 아들을 치료한 어떤 어머니 이야기를 소개한다. 카일린이라는 이름의 그 아들은 바비큐 그릴 옆에 있다가 팔에 화상을 입었지만, 다행히도 바비큐 파티 주최자에게는 동종요법 응급처치함이 있었다.

유리잔에 얼음을 채워 아이 팔에 대고 통증을 달래며 빨리 동종요법 응급처치함을 가져오라고 말했어요. 몇 분 뒤 응급처치함이 왔고, 저는 치료제 칸타리스를 집어 환부에 1회분을 발랐습니다. 2~3분쯤 지나자 통증이 멈췄고, 15분이 더 지나자 피부 색깔이 안정을 찾는 것처럼 보였지요. 아이가 통증을 호소할 때마다 치료제를 몇 차례 반복해서 발라줬습니다. 다음 날 통증이 사라졌고, 이틀 후에는 거의 완치되었습니다. 물집이 생기지 않아 참 놀라웠습니다.

그러나『동종요법』의 저자 제이 셸턴은 이 인상적인 사례를 자세하게 분석해 동종요법 치료제의 신빙성을 뒤흔들어놓았다. 그는 이 사례뿐 아니라 비슷한 여러 사례에 네 가지 의문점이 있다고 지적한다. 첫째, 카일린의 사례는 전형적인 1도 화상, 즉 심각하지 않은 화상이다. 그런 경우 겉피부에만 화상을 입으니까 물집이 생기지 않은 것은 하등 불가사의한 일이 아니다. 둘째, 화상이 나은 것은 신체의 치유력 덕분이지 동종요법 덕은 아니다. 셋째, 아이에게 가장 도움이 된 것은 얼음을 채운 유리잔이었을지 모른다. 넷째, 만약 동종요법이 환자에게 도움이 되었다 해도 그 효과는 100% 플라세보효과였을 가능성이 있다. 앞 장에서 살펴보았듯이 플라세보효과는 막강한 위력이 있기 때문에 아무리 쓸모없는 치료라 해도 환자가 믿고 따르는 한 정말 가치 있는 치료처럼 보이게 한다.

과학자들이 이처럼 인간을 치료한 사례의 일부 또는 전부를 플라세보효과로 여기며 배척하면 동종요법사는 종종 동물의 병을 치료한 사례를 들먹인다. 동물은 플라세보효과의 영향을 받지 않는다고 보기 때문이다. 실제로 애완동물과 가축을 기르는 사람 상당수는 동종요법이 동물의 상처와 질병에 효과가 있다고 생각한다. 당연히 동물은 몸에 들어간 알약이 어떤 작용을 하는지 알지 못한다. 그러나 동종요법으로 동물을 치료한 이야기는 엄밀한 조사를 통해 허망하게 무너지고 만다.

동물은 어떤 치료를 받는지 어떤 반응이 일어날지 모르지만, 동물을 기르는 인간은 이 모두를 잘 안다. 달리 말해 앞으로 무슨 일이 일어날지 동물은 모르게 할 수 있지만, 사람은 그렇게 할 수 없다. 따라서 사람이 작성한 동물 임상시험 보고서는 신뢰하기 힘들다. 이를테면 동종요법을 신뢰하는 애완동물 주인은 희망과 기대를 품으므로 증상 개선의 조짐에는 신경을 곤두세우지만, 증상 악화에는 눈을 감으려고 할지 모른다. 동물이 플라세보효과를 웃도는 수준으로 증상이 좋아졌다면, 동종요법뿐 아니라 애정을 품고 걱정하는 주인의 지극한 보살핌과 관심이 효과를 발휘한 결과일 수도 있다.

요약하자면 주류 의학은 인간 환자에 관한 것이건 아니면 동물에 관한 것이건 입증되지 않은 일화는, 동종요법이나 그 외 다양한 치료법을 뒷받침해주는 근거로는 미흡하다고 본다. 일화가 아무리 많아도 확고한 과학적 근거를 대신하지는 못한다. 과학자가 즐겨 말하듯 '일화의 집합은 데이터가 아니다.'

의학 연구자는 데이터의 중요성을 강조한다. 엄격한 과학적 조사 결과, 특히 임상시험의 결과를 검토하는 것이야말로 치료법의 효과를 검토하는 최고의 방법이기 때문이다. 이 점에 관해 간단하게 정리하면, 제1장에서는 무작위 임상시험으로 어떤 치료법이 효과가 있고 어떤 치료법이 효과가 없는지 입증할 수 있다고 밝혔다. 제2장에서는 제1장을 토대로 어떻게 무작위 비교시험으로 침술사의 주장을 검증했는지 살펴보았다. 그렇다면 동종요법을 과학적으로 엄밀하게 조사하면 어떤 결과가 나올까?

　이론상 동종요법은 침 치료보다 검증하기가 무척 쉽다. 플라세보효과를 고려하는 방법이 분명하게 정해져 있기 때문이다. 동종요법 임상시험에서는 먼저 환자를 무작위로 두 그룹(동종요법으로 치료받는 시험군과 위약 대조군)으로 나눈다. 환자는 자신이 어떤 그룹에 속하는지 모른다. 동종요법사 역시 자신이 어떤 그룹을 치료하는지 모르는 상황에서 환자와 만난다. 이제 연구자들은 동종요법으로 처리한 알약과 아무 처리도 하지 않은 알약을 만든다. 둘 다 겉모습은 똑같다. 시험군 환자는 동종요법 알약을 받고 대조군 환자는 가짜 알약을 받는다. 두 그룹의 환자는 플라세보효과 덕분에 증상이 약간 좋아질 것이다. 여기서 중요한 것은 다음과 같은 물음이다. 평균적으로 볼 때 시험군이 대조군보다 두드러지게 증상이 좋아졌는가? '그렇다'는 대답은 동종요법이 확실한 효과를 발휘한다는 것을 의미한다. '아니요'라는 대답이 나오고 대조군과 시험군 모두 비슷한 정도로 증상이 좋아졌다면, 동종요법은 플라세보효과만 발휘한다는 것을 뜻한다.

　동종요법이 동물에 미치는 효과를 조사하기 위한 무작위 위약 대조군 비교시험이 몇 차례 있었다. 이 이야기를 먼저 하고 인간 대상 동종요법 임상시험을 살펴보자. 동물 대상 대규모 연구의 결론은 한 마디로, 동종요법이 동물에게 아무 효과도 없다는 것이다. 예를 들어, 2003년 스웨덴 국립수의학연구소는 송아지가 설사할 때 사용하는 동종요법 치료제 포도필룸을 대상으로 이중맹검 임상시험을 했는데, 동종요법의 효과를 뒷받침해주는 과학적 근거는 얻지 못했다. 최근에는 케임브리지대학 연구팀이 암소 250마리를 대상으로 동종요법 치료제가 유방염을 치료할 수 있는지 무작위 대조군 이중맹검시험을 시행했다. 유방염 증상이 좋아졌는지 객관적으로 조사하기 위해 젖에 포함된 백혈구 수를 계산한 뒤, 동종요법은 플라세보효과 이상의 효과를 발휘하지 않는다고 결론 내렸다.

인간 환자를 대상으로 동종요법의 과학적 근거를 조사했을 때의 결과는 약간 복잡했다. 과학자들은 1990년대 중반까지 100건이 넘는 공개 임상시험을 통해 동종요법이 치료적 가치가 있다고 판정했다. 유감스럽게도 임상시험 건수는 많았지만, 그 절반 이상이 부적절한 무작위화, 대조군 준비방법의 오류, 불충분한 환자수 등의 문제점 탓에 질적 수준이 매우 낮았다. 이들 임상시험은 모두 동종요법이 플라세보효과를 뛰어넘는 효과를 발휘하는가 하는 물음에 명확하게 대답하지 못했다.

설득력 없이 떠도는 이야기와 뚜렷한 결론을 내리지 못하는 임상시험을 제외하고는 별다른 근거가 없는 상황에서, 동종요법을 둘러싼 지지자와 반대자 사이의 논쟁은 교착 상태에 빠졌다. 그러던 1997년 한 국제적 연구팀에서 동종요법 논쟁에 종지부를 찍는

극적인 한 걸음을 내디뎠다. 뮌헨에 본부를 둔 보완대체의학 연구센터의 주요 인물인 클라우스 린데가 이끈 연구팀은, 그때까지 시행된 상당한 양의 동종요법 연구를 조사한 뒤 각 임상시험 결과를 모두 포함하는 포괄적 결론을 도출한다는 방침을 세웠다. 이런 연구방법을 메타분석(meta-analysis)이라고 하는데, 분석을 분석한다는 뜻이다. 달리 말해 개별 동종요법 임상시험은 독자적으로 수집한 데이터를 분석해 결론을 내리지만, 린데는 이들 분석을 하나로 모아 신뢰성이 더 높은 포괄적 결론을 내리려고 했다. 메타분석은 앞 장에서 이야기한 체계적 고찰의 특수한 사례이다. 체계적 고찰과 마찬가지로 많은 임상시험을 종합해 포괄적 결론을 이끌어내는데, 체계적 고찰보다는 수학적으로 접근하는 경향이 강하다.

메타분석이라는 말 자체는 귀에 설게 들릴 수도 있지만 실은 우리에게 익숙한, 많은 데이터를 이해할 필요가 있는 상황에서 저절로 떠오르는 개념이다. 예를 들어, 선거일 전 신문은 상반된 여론조사 결과를 내놓는다. 이때 그 모든 여론조사를 아우르는 메타여론조사(여론조사의 조사)를 통하면, 훨씬 규모가 큰 유권자 집단의 데이터를 반영할 수 있기 때문에 개별 여론조사보다 신뢰성 높은 결과를 얻게 된다.

점성술에 관한 가상 데이터 집합을 조사하면 메타분석의 위력을 분명히 이해할 수 있다. 점성술의 궁(별자리)이 사람의 성격을 결정한다고 해보자. 기본적으로 점성술사라면 몇 가지 질문으로 궁을 짚어낼 실력이 있어야 한다. 서로 경쟁 관계에 있는 세계 각지의 연구 그룹이 다섯 번의 실험을 했다고 상상해보자. 어느 실험에서든 점성술사는 5분간 대화를 나눈 뒤 궁을 정확하게 알아내야 한다. 참여자 수가 적게는 20명에서 많게는 290명까지 들쭉날쭉해 실험 규모는 다양하지만, 규칙은 똑같다. 우연히 궁을 알아맞힐 확률이 12분의 1이기 때문에 점성술사가 그보다 높은 확률로 궁을 맞혀야 점성술의 신빙성이 높아진다. 이제 다섯 번 실험에서 아래와 같은 결과가 나왔다고 해보자.

실험 1 정답률 170명 중 12 (12분의 0.85에 해당)

실험 2 정답률 50명 중 5 (12분의 1.20에 해당)

실험 3 정답률 20명 중 5 (12분의 3.00에 해당)

실험 4 정답률 70명 중 6 (12분의 1.03에 해당)

실험 5 정답률 290명 중 21 (12분의 0.87에 해당)

실험 3에서는 20명 중 5명의 궁을 제대로 맞혔다. 이것은 우연히 알아맞힐 확률보다 훨씬 높으므로 점성술의 적중률이 꽤 높다는 결론이 나온다. 사실 과반수 실험(다섯 번 중 세 번)에서 우연에만 맡길 때 예상되는 것보다 더 높은 적중률이 나왔기 때문에 큰 틀에서 보면 점성술의 신빙성이 실험으로 밝혀졌다고 결론 내릴 수도 있다. 이 또한 데이터를 해석하는 방법의 하나다. 그러나 메타분석을 하면 전혀 다른 결론이 나온다.

메타분석에서는 어느 실험이든 점성술사의 시행 횟수가 그리 많지 않기 때문에 어떤 결과든 단순한 우연으로 설명할 수 있다고 지적한다. 개별 실험의 결과는 사실상 무의미하다고 보는 것이다. 이어 메타분석 연구자들은 다섯 번 실험에서 얻은 데이터를 모두 더해 한 차례 대규모 실험을 한 것으로 가정한다. 점성술사는

600명 중 49명의 궁을 맞혔다. 이것은 12분의 0.98의 확률이기 때문에 우연에만 맡길 때 나오는 적중률 12분의 1에 아주 가깝다. 결국 이 가상의 메타분석에서는 '점성술사는 성격으로 궁을 알아내는 특수한 능력이 없다'는 결론이 나온다. 이 결론은 소규모 실험에서 나온 어떤 결론보다도 신빙성이 높다. 과학 용어로 말하면, "메타분석은 확률적 오차(표본 수가 적어서 발생하는 오차 - 옮긴이)와 선택편향(피험자를 무작위로 배치하지 않았을 때 발생하는 편향 - 옮긴이)을 최소화한다."

의학 연구 쪽에서도 메타분석 방법으로 다양한 치료법이 검증되었다. 예를 들어, 1980년대 스테로이드제가 미숙아의 호흡장애증후군을 완화하는 데 효과가 있는지 조사한 연구가 있었다. 조산 위험이 큰 임신부에게 스테로이드제를 투여한 뒤 태어난 아이를 주의 깊게 관찰했다. 이때 연구자들이 사례가 풍부한 병원을 선정해서 임상시험을 한 차례 시행했더라면 좋았을 것이다. 그러나 해마다 각 병원에서 발생하는 적합한 사례는 아주 드물었기 때문에 충분한 데이터를 수집하기까지 여러 해가 걸렸다. 연구자들은 여러 병원으로 흩어져서 임상시험을 했다. 개별 임상시험의 피시험자 수가 얼마 안 되는 탓에 확률적 오차가 컸고 그 결과도 병원마다 제각각이었다. 그러나 모든 임상시험 결과를 종합해 메타분석을 하자 임신 중에 투여한 스테로이드제가 미숙아에게 효과를 발휘하는 것으로 나타났다. 오늘날 스테로이드제 치료법 덕에 호흡장애증후군으로 사망하는 신생아 수는 크게 줄어들었다. 1950년대 초에는 해마다 미국에서 신생아 2만 5천 명이 호흡장애증후군으로 사망했지만, 지금은 그 수가 500명을 밑돈다.

미숙아 연구에서는 개별 임상시험이 서로 비슷해 하나로 쉽게 합칠 수 있었기 때문에 메타분석이 아주 간단했다. 가상의 점성술 임상시험 사례와 마찬가지이다. 그러나 일반적으로 임상시험은 각각 다른 방법으로 시행되기 때문에 메타분석이 까다롭고 번잡할 때가 많다. 똑같은 약을 투여하는 임상시험이라도 약의 투여량, 추적 관찰 기간 등에 따라 차이가 날 수 있다. 린데의 메타분석도 쉽지 않았다. 동종요법의 유효성에 관한 결론을 이끌어내기 위해, 다종다양한 치료제를 사용하고 희석도(효능)가 크게 다르며 천식에서 가벼운 화상까지 갖가지 증상을 치료한 동종요법 임상시험을 대상으로 메타분석을 해야 했다.

린데는 컴퓨터 데이터베이스로 폭넓은 정보를 수집하고 무수한 동종요법 관련 회의에 참석해 연구자들과 연락을 주고받은 끝에, 동종요법 임상시험 186건을 찾아냈다. 그는 공동연구자들과 함께 몇 가지 기본 요건을 충족하지 못한 임상시험은 메타분석 대상에서 제외하기로 방침을 정했다. 예를 들어, 동종요법으로 치료받은 시험군과 그렇지 않은 대조군으로 환자를 나눈 뒤 대조군 환자에게 가짜 치료제를 투여한 임상시험이나 환자를 시험군과 대조군에 무작위로 배정한 임상시험만 분석대상으로 삼았다. 이렇게 걸러내고 나니 89건의 임상시험이 남았다. 다음 순서로 린데는 여러 달에 걸친 신중한 통계분석 작업을 통해 각 임상시험의 결과가 최종 결과에 적절하게 반영되도록 했다. 예컨대 소규모 임상시험의 결과는 전체 결론에서 차지하는 비중도 작아야 한다. 임상시험으로 얻은 결과의 신뢰성은 참여한 환자 수와 밀접한 관련이 있기 때문이다.

    마침내 1997년 9월 린데는 「랜싯」에 메타분석 결과가 담긴 논문을 발표했다. 이는 그해 발표된 의학 연구논문 중 가장 논쟁적인 논문으로 꼽혔다. 왜냐하면 동종요법사가 과거 200년 동안 줄기차게 주장한 것을 지지한다고 결론 내렸기 때문이다. 린데는 평균적으로 볼 때 동종요법으로 치료받은 환자가 가짜로 치료받은 대조군 환자보다 증상이 좋아질 확률이 훨씬 높다고 했다. 논문은 다음과 같은 말로 끝을 맺었다. "우리의 메타분석 결과는 동종요법의 임상효과가 플라세보효과 때문이라는 가설과 들어맞지 않는다." 한 마디로 메타분석 결과에 따르면, 동종요법은 분명히 효과가 있었다.

    동종요법 반대자들은 당연히 린데의 결론에 의문을 품었다. 린데가 질 낮은 임상시험까지 메타분석의 대상으로 삼았기 때문에 정밀도가 떨어져 동종요법에 유리한 결론을 내리는 편향이 발생했다고 비판했다. 이에 반해 동종요법사들은 린데가 질적 임계기준을 설정해 질 낮은 임상시험을 걸러냈다고 응수했다. 앞에서 말했듯이 린데는 위약 대조군이 있고 환자를 무작위로 배정한 임상시험만 메타분석의 대상으로 삼았다. 그래도 비판자들은 여전히 불만스러워하며 질적 임계기준을 충분히 높이지 않았다고 주장했다.

    질 낮은 임상시험이 포함되면 메타분석 결과가 잘못될 가능성이 크므로, 연구자들은 고려할 필요 없는 임상시험을 걸러내기 위한 다양한 질적 평가 기법을 개발했다. 예를 들어, 1996년 옥스퍼드대학의 알레한드로 자다드가 개발한 옥스퍼드 질적 평점 시스템에서는 임상시험에 0점(매우 질이 낮다)에서 5점(엄밀하다)까지 평점을 매긴다. 또 임상시험 결과가 논문으로 발표되면 논문에 어떤 내용이 명시되어 있는지 없는지에 따라 가점을 주거나 감점을 한다. 가령 어떤 연구논문이 환자를 무작위로 나누었다고 분명히 밝히면, 1점을 준다. 그러나 무작위화 방법이 부적절하다면, 그 1점을 도로 깎는다. 또 임상시험에서 탈락한 환자 데이터를 어떻게 처리했는지 명확하게 설명하면, 1점을 더 준다. 논문 저자들이 그런 데이터까지 자세히 파악해 논문에 적어놓았다면 그 자체가 연구를 엄밀하게 했다는 좋은 지표이기 때문이다.

비판자들은 린데의 메타분석에 포함된 임상시험 89건 중 68건이 옥스퍼드 기준으로 3점 이하라고 지적했다. 분석 대상 임상시험의 4분의 3이 수준 미달이었다는 이야기이다. 더불어 질 높은 임상시험(4점이나 5점을 받은 임상시험)으로 메타분석의 대상을 제한한다면, 동종요법의 유효성이 크게 낮아진다는 점도 지적했다. 실제로 질 높은 임상시험 21건을 분석했을 때 동종요법은 환자에게 미미한 효과만 발휘하거나 아무 효과도 발휘하지 못한다는 결론이 나왔다. 이들 임상시험 21건에서 얻은 상당히 많은 데이터로도 두 가지 가능성(약간의 효과가 있을 가능성과 아무 효과도 없을 가능성)은 구별하기 힘들었다.

린데와 공동연구자들은 다른 사람들의 비판에 일리가 있다는 점을 인정했고, 1999년 개별 임상시험의 질에 강조점을 두고서 똑같은 데이터를 재검토한 결과를 후속 논문으로 발표했다. 린데는 논문에서 "조사연구를 살펴보면 질 높은 방법을 사용한 연구일수록 부정적 결과가 나오는 경향이 분명했다."고 밝힌 뒤 "그래서 우리의 메타분석이 동종요법의 치료 효과를 과대평가했을 수도 있다."고 강조했다.

린데가 1997년에 처음 발표한 논문은 동종요법을 호의적으로 평가했지만, 1999년에 내놓은 개정판 논문은 모호한 태도를 보였다. 메타분석을 재분석한 결과를 보고 대체의학계는 낙담했지만, 주류 의학계도 썩 달가워하지 않았다. 린데는 동종요법이 효과가 있다고 주장하지도 않았고, 단순한 플라세보효과라고 기각하지도 않았기 때문이다.

명확한 과학적 근거가 없었는데도 대중은 점점 동종요법에 관심을 기울이며 동종요법사와 건강상담을 하거나 치료제를 사들였다. 연구자들은 엄밀한 대규모 임상시험으로 동종요법을 검증해야 한다는 압박감을 느꼈다. 1990년대 말부터 동종요법은 훨씬 높은 수준의 검증을 견뎌내야 했다.

스위스 베른대학 의학 연구그룹의 아이징 샹 박사는 동료들과 함께 2003년 1월까지 발표된 모든 임상시험을 대상으로 하는 새로운 메타분석에 착수했다. 마티아스 에거 교수가 이끈 이 연구그룹은 탁월한 연구로 세계적 명성을 떨쳤으므로, 스위스 정부는 철저하고 엄격한 메타분석을 위해 필요한 자금을 제공했다. 샹이 신뢰할 만한 결론을 내릴 것이라는 기대가 높았다. 200년 동안 주류 의학 의사와 동종요법사가 격렬하게 논쟁을 벌인 문제에 대해, 샹의 메타분석이 마침내 누가 옳고 그른지 판정을 내리게 된 것이다.

샹은 질적 수준만큼은 전혀 타협하지 않았다. 다시 말해 많은 환자가 참여하고 맹검화가 공정하며 무작위화가 적절한 임상시험만 메타분석의 대상으로 삼았다. 그가 마지막으로 추려낸 임상시험은 겨우 8건이었다. 샹은 동종요법 임상시험 중 질적 수준이 가장 높은 이들 임상시험 데이터를 메타분석 해 중대한 결론에 도달했다. 동종요법은 대체로 플라세보효과보다 아주 조금 더 나은 효과만 발휘했다. 그러면, 이처럼 미미한 효과에 비춰볼 때 동종요법은 환자를 정말로 치료하는가?

이 물음에 대한 답을 구하기 전, 모든 과학적 분석의 결과는 약간 모호하다는 점을 지적하고 싶다. 예를 들어, 지구의 나이를 분석하면 45억 5천만 년에서 3천만 년을 더하거나 뺀 결과가 나온다. 동종요법의 유효성에 관한 샹의 평가에도 모호한 점이 없지는 않지만, 그가 얻은 결론은 동종요법이 플라세보효과만 발휘한다는 판정과 모순되지 않는다. 실제로 동종요법은 플라세보효과만 발휘한다는 것이 샹의 메타분석에 관한 가장 합리적인 해석이다.

샹 연구의 다른 측면까지 고려하면 이 해석은 설득력이 더욱 높아진다. 샹은 동종요법 메타분석과 함께 다양한 현대의학 신약의 메타분석도 시행했다. 모두 동종요법 메타분석이 대상으로 삼았던 질환에 효과가 있다고 검증된 신약이었다. 샹은 이 2차적 메타분석에서 신약에 대해 동종요법 메타분석에 적용했던 것과 완전히 동일한 기준을 적용했다. 신약은 대체로 효과가 있었다. 이러한 결과도 물론 불확실한 측면이 있지만, 현대의학의 신약은 대부분 효과가 아주 뛰어났기 때문에 문제 삼기 힘들었다.

동종요법 임상시험과 현대의학 신약 임상시험의 차이는 분명했다. 동종요법은 플라세보효과만 발휘한다는 해석대로 동종요법은 분명한 효과를 입증하지 못했다. 반면 현대의학의 신약은 환자에게 분명한 효과를 발휘했는데, 이는 인간의 신체에 실제 생리학적 영향을 미쳤다는 것을 시사한다. 이 예에서 알 수 있듯이 가짜 의학과 진짜 의학은 현격하게 다르다.

샹은 2008년 8월 메타분석 결과를 「랜싯」에 발표했다. "메타 분석에서 발견된 사실은 동종요법의 임상효과가 플라세보효과라 는 견해와 모순되지 않는다." 이 점을 강조하기 위해 「랜싯」에서 는 '동종요법의 종말'이라는 제목의 논평을 덧붙였다. "의사들은 환자에게 동종요법은 아무 효과도 없다고 솔직하고 용기 있게 말 해야 한다." 이 뉴스는 전 세계로 퍼졌고, 많은 동종요법사는 이에 분개해 샹의 메타분석과 「랜싯」의 논평을 인정하지 않았다. 그들 은 네 가지 핵심 문제를 지적하며 샹의 연구를 깎아내리려 했지만, 사실 동종요법사들이 제기한 문제들은 간단히 논박할 수 있다.

1. "샹의 논문은 동종요법이 긍정적인 효과가 있다는 것을 보 여주며, 따라서 그의 메타분석도 동종요법을 뒷받침해준다."

동종요법의 실제 효과는 너무 보잘것없으므로, 동종요법은 플라 세보효과만 발휘한다는 설명과 전혀 모순되지 않는다. 동종요법 200년 역사에서 가장 포괄적 분석인 샹의 논문에서 긍정적 근거가 그렇게 미미하다는 것은 동종요법에 타격을 가한 것으로 해석해야 한다. 무엇보다 샹의 메타분석이 과거 10년간 발표된 메타분석과 체계적 고찰의 결과를 뒷받침해준다는 점이 중요하다. 이들 메타분 석과 체계적 고찰 모두 동종요법이 플라세보효과를 웃도는 효과를 발휘한다는 것을 입증하지 못했다.

2. "샹은 데이터를 걸러냈다고 주장한다. 따라서 샹의 메타분석 결과에는 편향이 들어 있다."

사실 메타분석 방법은 다양하다. 긍정적 결과나 부정적 결과가 얻어질 때까지 '데이터를 걸러낼' 수도 있다. 여기서 중요한 것은 샹이 메타분석을 시작하기 전 편향이 없고 합리적인 방법으로 접근하겠다고 설명했다는 점이다. 다시 말해 연구를 시작하기 전 데이터 분석의 목표를 적절하게 설정했고, 연구를 시작한 뒤에도 목표를 바꾸지 않았기 때문에 샹의 연구는 공정했다.

3. "여러 질환의 임상시험 결과를 아우르는 메타분석은 정교하지 못하므로 개별 질환을 치료하는 동종요법의 효능에 관해 의미 있는 말을 할 수 없다."

개별 질환을 치료할 수 있다는 설득력 있는 증거가 동종요법에는 전혀 없었으므로 포괄적 메타분석을 해야 했다. 연구자들이 특정 질환에 동종요법이 효과가 있는지 체계적 고찰을 수행할 때마다 실망스러운 결과만 나왔다. 예를 들어, 두통과 편두통에 관한 체계적 고찰의 결론은 '지금까지 수집한 임상시험 데이터에 비춰볼 때 동종요법이 효과가 있다고 말하기 힘들다'는 것이었다. 임상시험에서 가장 빈번하게 검증한 증상인 근육통에 관해서도 '지금까지 발표된 데이터는 동종요법 치료제가 플라세보효과보다 더 뛰어난 효과를 발휘한다는 가설을 뒷받침해주지 않는다'고 평가했다. 조직외상(수술이나 치과 치료로 생긴 상처)의 치료에 널리 사용되는 동종요법 치료제 아르니카에 관해서는 '엄밀한 임상시험은 동종요법 치료제 아르니카의 효과가 플라세보효과를 웃돈다는 주장을 뒷받침해주지 않는다'는 결론이 나왔다.

4. "동종요법은 고도의 맞춤식 치료이기 때문에 표준화된 대규 모 임상시험에 어울리지 않는다."

실제로 임상시험에서는 맞춤식 치료를 시행하지 않는다. 그러나 환자를 자세히 진찰해 맞춤식 동종요법 치료제를 처방하거나 가짜 약을 처방하는 임상시험도 있다. 만성 두통 환자 98명에게 맞춤식 처방을 내리고 12주에 걸쳐 관찰하는 임상시험에서는 '어떤 변수를 감안하더라도 동종요법 치료제와 가짜 치료제 사이에는 유의미한 차이가 없다'는 결론이 나왔다. 또 천식을 앓는 어린이 96명을 대상으로 12개월 동안 현대의학으로 치료하면서 부수적으로 맞춤식 동종요법 치료제를 처방하거나 가짜 약을 처방한 임상시험도 있었다. 이 시험의 결론은 '경험이 풍부한 동종요법사가 처방한 보완적 동종요법 치료제가 가짜 약보다 더 뛰어나다는 것을 보여주는 과학적 근거를 얻을 수 없다'는 것이었다.

앞 장에서 소개한 명망 높은 코크란 연합도 동종요법에 관한 샹의 견해를 뒷받침해준다. 독립적 관점에서 의료를 평가하는 이 단체에서는 5천 명의 환자가 참여한 총 16건의 임상시험을 대상으로 유도분만이나 치매, 만성 천식, 감기 치료에서의 동종요법 효과에 대해 코크란 리뷰를 수행했다. 거듭 말하지만 증거가 없거나 불확실해서 다음과 같은 결론에 도달하게 되었다. "충분한 과학적 근거가 없으므로, 동종요법이 천식을 치료할 가능성을 신뢰성 있게 평가할 수 없다." "지금까지 얻은 과학적 근거로는 동종요법에 예방효과가 있다고 말하기 힘들다." "과학적 근거가 불충분해서 동종요법을 유도분만 방법으로 권장할 수 없다."

동종요법과 현대의학 약인 아스피린에 대해 코크란 연합이 내린 결론을 비교해보는 것도 흥미롭다. "아스피린은 중간 정도나 강도 높은 급성 통증에 진통효과를 발휘하며 명백한 투여반응이 나타난다." 그뿐만 아니라 코크란 연합은 진짜 약의 효과는 상당히 안정적이므로, 다양한 방법으로 검증할 수 있다고 분명히 밝힌다. 즉 "통증 유형이나 통증 측정 방법, 표본의 크기, 연구 기간, 연구방법의 설계 수준을 달리해도 결과에 의미 있는 영향을 미치지 않는다."는 것이다. 이것이 정말 효과 있는 약을 검증할 때 나오는 설득력 있는 결론이다. 유감스럽게도 동종요법 연구에서는 그 어떤 긍정적 결론도 나오지 않았다.

결론

지금까지 상당한 분량을 할애해 동종요법의 역사를 개괄적으로 살펴보고 그 유효성을 판정하려는 무수한 시도를 소개했는데, 결론은 간단하다. 지금까지 시행된 수백 건의 임상시험에서 특정 질환에 동종요법이 효과가 있다는 것을 뒷받침하는 유의미하거나 설득력 있는 과학적 근거는 찾아볼 수 없었다. 반대로 동종요법 치료제는 아무 효과가 없다는 과학적 근거는 아주 많았다. 동종요법 치료제에 유효성분의 분자가 하나도 없다는 사실을 생각해보면, 효과가 전혀 없다 해도 놀랄 만한 일은 아니다.

여기서 흥미로운 의문이 생긴다. 동종요법이 효과가 있다는 과학적 근거도 없고 동종요법이 효과적일 수밖에 없는 이론적 근거도 전혀 없는데 왜 동종요법은 최근 10년 동안 급성장해 수십억 달러 규모의 글로벌 산업이 될 수 있었을까?

그 이유의 하나로, 일반인은 동종요법의 신뢰성을 무너뜨리는 연구가 많다는 것을 잘 모른다는 점을 꼽을 수 있다. 1997년 동종요법의 효과를 낙관한 린데의 원래 논문은 무수한 웹사이트를 통해 널리 알려졌지만, 1999년 그가 동일한 데이터를 재분석해 동종요법의 효과에 관해 모호하게 결론 내린 논문을 거론한 웹사이트는 별로 없다. 마찬가지로 2005년 동종요법의 효과를 부정한 샹의 중요한 논문도 동종요법 관련 웹사이트에 거의 실리지 않았다.

게다가 일반인은 부당하리만큼 동종요법을 호의적으로 평가하는 언론 보도 때문에 잘못된 인식에 사로잡힌다. 2005년에는 브리스톨 동종요법 병원의 연구 결과가 뉴스에 보도되어 세간의 이목을 끌었다. 브리스톨 동종요법 병원은 6천5백 명의 환자를 6년간 추적 조사한 끝에 만성질환자 중 70%가 동종요법으로 치료받은 뒤 증상이 좋아졌다고 평가한다는 것을 보도자료로 내놓았다. 일반인이 보기에 대단히 긍정적인 결과가 담긴 보도자료였다. 그러나 그 연구에는 대조군이 없었기 때문에 동종요법으로 치료받지 않아도 증상이 좋아질 수 있었던 것은 아닌지 따지기 힘들었다. 자연치유라는 치료 과정, 설문 담당자의 기대를 저버리기 싫어하는 환자의 심리, 플라세보효과, 그리고 이들 환자가 처방받았을 다른 치료법의 효과 등 다양한 요인이 어우러져 증상개선율 70%가 달성되었을지도 모른다. 브리스톨 동종요법 병원의 연구가 별 의미 없다고 지적한 많은 비판자 중 한 사람인 과학저술가

티만드라 하크니스는 이렇게 지적했다. "그것은 마치 어린이에게 치즈만 먹이면 키가 쑥쑥 자란다는 가설을 세우고 일 년간 실험한 뒤 '봐라. 모두 키가 자라지 않았는가? 치즈가 효과가 있다는 증거다!'라고 외치는 것과 같다."

우리는 여러분에게 언론에 가끔 실리는 동종요법 과대선전에 귀 기울이지 말고 이 책에 담긴 결론만 믿으라고 권하고 싶다. 우리는 신뢰할 만한 과학적 근거를 엄밀하게 검토한 뒤 이를 토대로 결론을 내렸다. 과학적 근거에 따르면 동종요법의 효과는 플라세보효과에 지나지 않는다. 환상이 아닌 진짜 치료를 받고자 한다면 동종요법 치료제는 피해야 한다고 강력하게 권고하고 싶다.

이 장을 마무리하기에 앞서 다시 한 번 강조하고 싶은 것은 우리가 동종요법에 관해 공정한 입장에서 과학적으로 철저하게 증거를 평가한 뒤 결론을 내렸다는 점이다. 우리는 아무 사심 없이 열린 마음과 일관된 자세로 동종요법을 조사했다. 공동저자인 에른스트 교수는 동종요법 경험이 풍부하며, 동종요법사로 활동하기도 했다. 그는 의과대학을 졸업한 뒤 동종요법사 수련과정을 밟았다. 뮌헨의 어느 동종요법 병원에서 근무할 때는 다양한 증상의 환자를 동종요법으로 치료했다. 에른스트에 따르면 당시 환자들은 증상이 좋아진 것처럼 보였지만 그것이 동종요법 덕분인지, 플라세보효과 덕분인지, 또는 의사의 식사 지도나 신체의 자연치유력 덕분인지, 아니면 그 밖의 다른 이유 덕분인지 판단하기 힘들었다고 한다.

에른스트는 여러 해 동종요법으로 환자를 치료하고 (자신도 치료를 받으며) 그 효과를 열린 마음으로 생각해봤다. 동종요법의 효과가 입증된다면, 환자에게 새로운 희망이 생기고 의학, 생물학, 화학, 물리학에서도 새 연구 분야가 열리는 정말 기쁜 일이 될 것이다. 그러나 한 걸음 물러서서 의학이라는 틀로 동종요법을 조사하자 점점 환상이 깨어지는 것을 느꼈다.

1991년 독일 약리학자 W. H. 홉프 교수의 연구를 접했을 때 에른스트는 결정적으로 생각을 바꿨다. 홉프는 하네만의 신코나 실험을 재현하려고 시도했다. 하네만은 말라리아 치료제를 건강한 피험자에게 투여하면 말라리아 증상이 일어나는 것을 관찰했었다. 홉프는 학생을 피험자로 삼아 신코나와 가짜 약을 비교했지만, 아무 차이도 발견하지 못했다. 신코나와 가짜 약 모두, 효과가 있는 것도 없는 것도 아니었다. 한 마디로 동종요법의 토대를 이루는 하네만의 임상시험은 틀렸다. 에른스트는 홉프의 임상시험 결과를 보고 동종요법 치료제는 공들여 만든 가짜 약이라는 것을 분명히 깨달았다.

공들여 만든 가짜 약도 괜찮은 것 아니냐고 생각할 수도 있다. 플라세보효과가 환자에게 도움이 된다면, 이 사실 하나만으로도 동종요법은 정당화될 수 있다고 생각하는 사람도 있을 것이다. 일부 주류 의학 의사들도 그렇게 생각한다. 그러나 대부분의 의사는 동종요법에 강하게 반대한다. 플라세보효과가 있다는 이유로 동종요법을 이용해 치료하는 것은 정당화될 수 없다는 것이다. 그 근거로 플라세보효과를 이용한 치료가 환자에게 반드시 도움이 되는 것은 아닐뿐더러 자칫 환자의 건강상태를 위태롭게 할 우려가 있다는 점을 지적한다. 동종요법 치료제에는 유효성분이 전혀 들어 있지 않지만, 위험이 없다고 하기는 힘들다. 동종요법의 안전성 문제는 다른 대체의학의 안전성 문제와 함께 다음 장 끝 부분에서 살펴볼 것이다.

그 전에 동종요법처럼 플라세보효과를 기초로 하는 의료의 부정적 측면, 즉 비용 문제를 간단하게 살펴봄으로써 이 장을 마무리하겠다. 동종요법 응급세트의 판매를 비판한 약리학자 데이비드 코쿤 교수는 2006년 다음과 같은 말로 비용 문제를 강조했다.

이 응급세트를 구성하는 치료제는 30C로 희석되어 있다. 그러므로 라벨에 표기된 물질은 전혀 들어 있지 않다. 결국 소비자는 한 줌의 설탕 알약에 38.95파운드를 내는 것이다. 유효성분의 분자를 한 개라도 섭취하고 싶다면, 지름이 지구에서 태양까지 거리 정도 되는 구체 안에 담긴 치료제를 마셔야 한다. 도저히 마실 수 없는 양이다.

38.95파운드를 내고 응급세트를 살 예정이라면, 동종요법처럼 플라세보효과만을 제공하는 가짜 약이 아니라 효과가 확인된 진짜 약을 사는 것이 더 낫다. 동종요법으로 바가지를 씌우는 가장 극단적인 사례는 오실로코시넘 치료제일 것이다. 아래에 인용한 것은 1996년 「유에스 뉴스앤드월드 리포트」에 실린 기사의 일부이다. 동종요법 산업을 지탱해주는 불합리성과 폭리 구조가 똑똑히 드러난다.

금년에 프랑스 제약회사 브와롱의 한 직원이 리옹 교외에서 외따로 돌아다니는 오리를 도살해 심장과 간을 뽑아낼 것이다. 신을 달래기 위해서가 아니라 감기와 싸우기 위해서다. 적출된 오리의 내장은 감기 치료제 오실로코시넘의 원료로 쓰이는데 이 오실로코시넘은 전 세계로 팔려나간다. 금전적 가치만 놓고 보면 이 프랑스산 오리는 지구에서 가장 귀한 동물일 것이다. 오리 한 마리에서 끄집어낸 심장과 간이 연간 2천만 달러 이상의 매출을 올리는 감기 치료제의 '유일한 유효성분'이기 때문이다. (투자 대비 수익의 관점에서 볼 때 거위 간으로 만든 고급 요리 푸아그라는 오리의 내장에 한참 못 미친다.) 어째서 브와롱은 오리 한 마리로 수많은 감기 환자에게 도움을 줄 수 있다고 주장하는 것일까? 오실로코시넘이 동종요법 치료제이기 때문이다. 무수한 희석 과정을 거쳐 최종적으로 만들어진 치료제에는 유효성분이 사실상 전혀 존재하지 않는다.

그런데 오실로코시넘 용기를 보면 대담하게도 치료제 1그램에 자당 0.85그램, 유당 0.15그램이 들어 있다고 적혀 있다. 자당과 유당 모두 설탕의 일종이다. 결국 오실로코시넘은 100% 설탕 알갱이다. 오리 한 마리로 유효성분이 전혀 없는 치료제를 2천만 달러어치나 만들어내다니! 사기 치료의 결정판이다.

제4장

카이로프랙틱의 진실

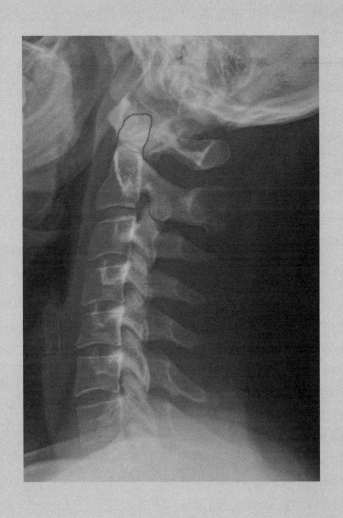

> **"**
>
> 과학의 핵심부에서는 서로 모순되는 듯한
> 두 가지 태도가 균형을 이루고 있다.
> 첫 번째는 기묘하고 직관에 반하는
> 새로운 아이디어에도 마음을 여는 자세이다.
> 두 번째는 오래된 것이건 새로운 것이건 가리지 않고
> 모든 아이디어를 회의적 관점에서 정밀 검토하는 태도이다.
> 이러면 터무니없는 생각과 심오한 진리를 구분할 수 있다.
>
> **"**
>
> ─ 칼 세이건 ─

카이로프랙틱　19세기 말에 개발된 치료법으로 척추를 손으로 눌러 바로잡는다. 요통의 치료에만 초점을 맞추는 카이로프랙틱사가 있는 가 하면 천식을 비롯한 일반 질환을 치료하는 카이로프랙틱사도 많 다. 카이로프랙틱 기초 이론에 따르면, 척추를 손으로 눌러 바로잡는 것은 의학적으로 도움이 된다. 척추에 자극을 가하면 신경계통을 거 쳐 몸 전체에 영향을 미치기 때문이다.

카이로프랙틱은 척추를 손으로 눌러 주로 허리나 목의 문제를 치료한다. 영국에서는 의료 시스템의 일부로 확고하게 자리 잡고 있다. 그래서 대체의학을 다루는 이 책에 카이로프랙틱이 포함된 것을 보고 의아해할 독자가 적지 않을 것이다. 영국에서 현대의학 의사 대다수는 환자에게 카이로프랙틱을 권유하기도 하고, 건강 보험도 대부분 카이로프랙틱에 치료비를 지불한다. 미국도 마찬 가지다. 세계에서 가장 많은 카이로프랙틱사가 활동 중이고 미국 인이 매년 카이로프랙틱에 지출하는 비용만 해도 약 30억 달러에 이른다. 카이로프랙틱사는 미국 의료 시스템 속에 뿌리를 내리고 있을 뿐 아니라 점점 인기가 높아지고 있다. 미국의 카이로프랙틱사 수는 1970년에서 1990년 사이에 세 배로 증가했으며, 2002년에는 북아메리카에서 활동 중인 카이로프랙틱사가 6만 명에 이르렀다. 2010년에는 카이로프랙틱사 수가 10년 전과 비교해 거의 두 배로 늘어났지만, 같은 기간 현대의학 의사 수의 증가율은 16%에 머물렀다.

카이로프랙틱이 주류 의학에 자리를 잡았다는 것을 보여주는 단적인 징표로, 미국 50개 주에서 카이로프랙틱을 치료법으로 허가했고 다른 많은 나라에서도 법적으로 인정한다는 사실을 꼽을 수 있다. 예를 들어, 영국은 카이로프랙틱을 법령으로 규정해두었는데 이것은 카이로프랙틱사가 의사 및 간호사와 동등한 지위에 있음을 뜻한다. 지금까지의 이야기로 본다면 카이로프랙틱사를 대체의학 치료사로 분류해야 할 이유가 있을까?

카이로프랙틱이라는 치료법은 19세기 말 건강에 대한 새로운 관점과 함께 태어났다. 카이로프랙틱 창시자들은 건강이 나빠지는 이유가 척추를 구성하는 척추 뼈가 약간 어긋나는 아탈구(불완전 탈구)가 발생하기 때문이라고 주장했다. 그들은 아탈구로 내재적 지성(innate intelligence: 생명력이나 생체 에너지와 비슷한 것)의 흐름이 방해받고, 그 때문에 온갖 건강 문제가 발생한다고 믿었던 것이다. 그러나 내재적 지성이 존재한다거나 그것이 건강에서 일정한 역할을 한다는 증거는 없다. 내재적 지성과 아탈구 개념은 침의 '기'나 동종요법의 '초고도 희석'과 마찬가지로 신비롭고 불가사의해서 현대의 과학적 관점으로는 이해하기 힘들다. 이 때문에 오늘날 인기를 끄는 카이로프랙틱을 대체의학으로 보는 사람이 많다.

카이로프랙틱에 대한 불신을 잠시 접어두고 그 밑바탕에 깔린 철학을 이해하고자 할 때 핵심 물음은 간단하다. 카이로프랙틱은 환자를 이롭게 하는가? 다행히도 근거중심의학과 임상시험 덕분에 이 물음의 답을 구할 수 있다.

지금까지 근거중심의학은 대체의학을 비관적으로 바라보았다. 침술사와 동종요법사는 수백 년 동안 환자에게 도움이 되는 치료법을 개발하려고 했지만, 과학자들은 주로 임상시험에서 얻은 과학적 근거를 조사해 이들 치료법의 효과가 크게 과장되었다는 결론에 이르렀다. 침은 몇몇 유형의 통증과 구역질을 제외한 모든 증상에 플라세보효과만 보이는 것처럼 보인다. 게다가 통증과 구역질에서조차 어떤 효과가 있는지 아직 명확한 결론이 나오지 않았다. 동종요법은 더 열악하다. 동종요법 치료제는 모든 증상에 플라세보효과만 발휘할 뿐이다.

근거중심의학이 대체의학을 편향되게 보고 있다고 의심하는 독자도 있을 것이다. 침과 동종요법은 사실 유효한 치료법인데, 임상시험이 잘못된 것은 아닐까? 임상시험은 의사와 과학자가 외부의 침범으로부터 자신들을 지키기 위해 꾸며낸 음모가 아닐까? 독자가 간혹 이런 의문을 품을 수도 있으니, 카이로프랙틱을 지지하거나 반대하는 과학적 근거를 조사하기에 앞서, 임상시험과 근거중심의학을 좀 다른 각도에서 짚어보자.

차 맛을 임상시험하면

임상시험의 핵심 원리는 간단하다. 그 기원은 13세기 로마로 거슬러 올라가는데, 신성로마제국 황제 프리드리히 2세는 운동이 음식물의 소화에 미치는 영향을 조사하기 위해 한 가지 실험을 했다. 기사 두 명이 똑같은 식사를 한 뒤 한 사람은 사냥하러 갔고 다른 한 사람은 침대에서 잠을 잤다. 몇 시간 후 두 기사는 살해당했고 소화기관의 내용물이 조사대에 올랐다. 결과는 잠을 잔 기사의 소화 속도가 더 빠른 것으로 밝혀졌다. 여기서 중요한 것은 기사 두 명이 다른 수준의 운동(한 명은 격렬한 운동을 하고 다른 한 명은 잠을 잤다)을 했기 때문에 소화의 진행 정도를 비교할 수 있었다는 점이다. 임상시험에서는 두 가지 이상의 상황을 비교하는 것이 핵심이다.

18세기에 제임스 린드가 괴혈병의 치료법을 검증하기 위해 개발한 근대적 임상시험은 프리드리히 2세의 임상시험만큼 잔혹하지는 않았지만, 기본 발상은 똑같다. 새로운 치료법이 효과가 있는지 조사하려면 다른 치료법과 비교해야 한다. 한쪽 환자 그룹에는 새로운 치료법을 적용하고(이 환자 그룹을 시험군이라고 한다), 다른 쪽 환자 그룹에는 다른 치료법을 적용한다(이 환자 그룹을 대조군이라고 한다). 비교를 위해서는 대조군에 이미 효과가 밝혀진 치료법을 사용하거나 가짜 치료법을 사용한다. 치료 후에는 시험군 환자와 대조군 환자의 상태를 조사하고, 대조를 위해 사용한 치료법과 새로운 치료법의 효과를 비교한다.

20세기 영국에서 임상시험을 선구적으로 이용한 론 피셔 경은 임상시험의 간편함과 위력을 보여주는 다음과 같은 경험담을 늘 어놓곤 했다. 케임브리지대학에 있을 때 그는 이상적인 차를 만 드는 방법에 관한 가벼운 논쟁에 끼어들었다. 어떤 여성이 우유 를 차에 타면 차를 우유에 탈 때보다 맛이 없다고 주장했지만, 같 은 자리에 있던 과학자들은 맛에 아무런 차이도 없을 거라고 말했 다. 피셔가 즉시 시험해보자는 제안을 했다. 이때 비교 대상은 차 를 넣은 우유의 맛과 우유를 넣은 차의 맛이었다.

차에 우유를 탄 컵과 우유에 차를 탄 컵이 여러 개 놓였고, 논 쟁의 불씨를 당긴 여성에게 맛을 보고 어떤 컵인지 알아내라는 과 제가 주어졌다. 이 컵들은 비밀리에 준비되었고 겉으로 봐서는 똑 같았다. 그러나 그 여성은 차에 우유를 탄 컵과 우유를 차에 탄 컵 을 정확하게 판별했다. 시험을 통해 맛에 차이가 있다고 밝혀졌으 니 여성이 옳았고 과학자들은 틀렸다. 사실 두 가지 차의 맛이 다 를 수밖에 없는 과학적 이유는 충분하다. 차에 우유를 타면 맛이 떨어진다. 우유의 온도가 급격히 올라가는 바람에 단백질이 변질 되어 약간 신맛을 띠기 때문이다.

피셔는 이 간단한 예에서 출발해 임상시험의 까다로운 측면까지 자세히 다루며 과학적 검증법을 설명한 책『실험계획법』을 썼다.

아주 단순한 발상에서 출발한 임상시험은 진실을 밝히는 힘이 강력하지만, 일부 대체의학 치료사는 임상시험이 대체의학 치료법 을 다소 편향된 방법으로 너무 심하게 검증하는 방법이라고 말한 다. 그러나 이런 태도는 임상시험을 정확하게 이해하지 못한 데서 나온 것이다. 임상시험의 유일한 목표는 어떤 치료법을 조사하건 진실을 분명히 밝히는 것이기 때문이다. 현대의학을 대상으로 하건 대체의학을 대상으로 하건 임상시험은 편향이 없는 정말로 공정한 검증방법이다. 현대의학 의사들이 제안한 언뜻 유효할 것 같은 치료법이 쓸모없거나 해롭다고 판명된 사례가 주류 의학의 역사 곳곳에 널려 있다는 점만 봐도 임상시험의 공정함을 알 수 있다.

예를 들어, 2004년에 사망한 미국 소아과의사 빌 실버맨은 임상시험이 어떤 치료법의 정확성을 입증할 수도 있고 완전히 부정할 수도 있다는 점에서 양날의 칼이라는 것을 잘 알고 있었다. 그런데도 임상시험의 중요성을 열렬히 옹호했다. 1949년 실버맨은 새로 설립된 뉴욕 소아병원의 미숙아 병동에서 일을 시작했다. 몇 주 뒤 영구실명을 초래할 가능성이 있는 미숙아망막증을 앓는 어떤 미숙아를 담당했는데, 같은 병원에 근무하는 생화학 교수의 아기였다. 그 교수의 아내가 여섯 차례나 유산을 경험한 끝에 낳은 첫 아기였으므로, 실버맨은 아기가 실명할까 봐 마음을 졸였고, 지푸라기라도 잡는 심정으로 새로 발견된 부신피질자극 호르몬을 투여했다. 그때까지 이 호르몬을 신생아에 투여한 사례는 없었다. 운에 맡기는 시도일 수도 있었지만, 실버맨은 아기의 반응을 살피며 투여량을 조절했다. 아기는 금방 몸무게가 늘고 시력도 되찾았으며, 마침내 건강한 모습으로 퇴원했다.

이 사례에서 영감을 얻은 실버맨은 그 뒤에도 망막증 신생아에게 부신피질자극 호르몬요법을 적용했다. 또 자신이 호르몬요법으로 망막증을 치료했을 때의 회복률과 호르몬요법을 쓰지 않고 치료한 링컨 병원의 회복률을 비교해보았다. 결과는 놀라웠다. 호르몬을 투여한 신생아 31명 중 25명이 정상 시력으로 퇴원했고, 2명은 정상에 가까운 시력을 얻었다. 2명은 한쪽 눈의 시력이 돌아왔고, 완전히 실명한 신생아는 겨우 2명이었다. 이에 반해 링컨 병원이 치료한 신생아 7명은 단 한 명만 빼고 모두 시력을 잃었다.

많은 의사가 이 정도 데이터면 충분히 설득력이 있다고 생각할 것이다. 부신피질자극 호르몬요법으로 치료받은 31명의 회복률은 80%였지만, 호르몬요법으로 치료받지 않은 7명의 회복률은 14%에 불과했기 때문이다. 일반적 예상대로라면 실버맨은 이 호르몬요법을 계속 적용하면서 동료 의사들에게 실명을 예방하는 방법으로 권장해야 했다. 그러나 그는 오히려 겸허한 자세로 자신이 발견한 사실에 의문을 품었다. 무엇보다 자신의 예비 연구에는 수준 높은 임상시험이 요구하는 엄밀함이 결여되었다는 것을 잘 알았다. 예를 들어, 신생아를 시험군과 대조군에 무작위로 배정하지 않았으므로, 어쩌면 링컨 병원에 입원한 신생아의 증상이 더 심각했고 그 때문에 회복률이 낮았던 것일 수도 있다. 또한 링컨 병원 스태프의 훈련이 미흡하거나 장비가 부족해서 치료 성공률이 저조했을 수도 있다. 아니면 링컨 병원의 운이 나빴을 가능성도 있다. 더구나 두 병원의 치료 건수는 썩 많지 않았다. 실버맨은 이 호르몬요법의 효과를 확신하기 위해 적절한 무작위화로 대조군을 정한 뒤 새로 임상시험을 해야겠다고 마음먹었다.

그리하여 같은 병원의 망막증 신생아를 부신피질자극 호르몬요법으로 치료받는 그룹과 그렇지 않은 그룹으로 무작위로 나누었다. 두 그룹 모두 똑같은 간호를 받았고 호르몬을 투여했는지 여부만 달랐다. 몇 달 뒤 결과가 나왔다. 호르몬요법을 적용한 시험군 신생아가 시력을 완전히 회복한 비율은 76%였다. 그러나 놀랍게도 대조군 신생아가 시력을 회복한 비율도 80%에 달했다. 호르몬요법으로 치료받지 않은 신생아 그룹은 시력회복률에서 약간 양호한 성적을 거뒀을 뿐 아니라 호르몬요법으로 치료받은 신생아보다 사망률이 낮았다. 이 호르몬요법은 신생아에게 아무 효과도 발휘하지 못한 채 부작용만 일으킨 것 같았다. 추적 조사에서도 실버맨이 시행한 엄밀한 임상시험의 결과는 정확한 것으로 확인되었다.

링컨 병원의 최초 치료 결과가 비정상이라고 할 만큼 형편없었기 때문에 실버맨은 유력한 치료법을 발견했다는 착각에 빠질 수 있었다. 그러나 그는 현명하게도 현실에 안주하며 영예를 추구하지 않았다. 대신 자신의 가설을 재검증해 뒤엎었다. 만약 그가 자신이 한 일에 비판적 자세를 보이지 않았다면, 이후 세대 소아과 의사들은 그의 예를 따라 아무 쓸모없고 때로는 위험할 수도 있는 부신피질자극 호르몬요법을 계속 적용했을 것이다.

실버맨은 신생아 치료를 재검토하고 개선하기 위해서는 무작위 임상시험이 필요하다고 강하게 믿었다. 덕분에 1950년대 의사 중 특이한 인물이 되었다. 당시 연구자들이야 최상의 치료법을 판단할 때 과학적 근거가 중요하다고 확신했지만, 현장에서 치료를 담당하는 의사들은 자신의 직관을 과신하는 경향이 있었다. 의사들은 무엇이 미숙아를 치료하는 최상의 방법인지 직관적으로 판단하려 했지만, 실버맨은 중대한 건강 문제를 놓고 판단을 내릴 때 직관에 의지하는 것은 원시적이라고 생각했다.

갓 태어난 새끼돼지를 보살피는 농부가 그러듯 생존에 필요한 이상적 조건을 마련해주어야 '살 의지가 있는' 사람이 살 수 있다. 그러나 이들 '이상적 조건' 중 어느 것도 다른 조건과 나란히 놓고 검증하는 정식 임상시험을 거치지 않았다. … 미숙아를 보살피기 위해 우리가 하는 일 거의 모두가 아직 검증되지 않았다.

1950년대 의사들은 눈으로 직접 본 것만 믿으려 했고, 환자를 치료할 때에는 '내 경험으로는'이라는 말을 주문처럼 읊조렸다. 개인적 경험은 철저하게 기록된 임상시험에서 얻은 과학적 근거에 비해 범위가 좁고 쉽게 잊힌다는 사실을 대수롭지 않게 생각했다. 실버맨은 동료 의사들에게 체계적 접근법을 불어넣어 주기로 마음먹었다. 그의 스승 리처드 데이도 이를 지지했다.

리처드 선생과 마찬가지로 나도 수량적 접근법에 열광했다. 우리는 동료 의사들의 '내 경험으로는'이라는 말로 시작되는 주관적 추론을 비판했기 때문에 금방 미운털이 박히고 말았다. … 나는 검증되지 않은 치료법의 유효성에 의문을 제기하면 화부터 내는 무책임한 의사일수록 수량적 접근법을 몹시 싫어한다는 것을 깨달았다.

그로부터 50년이 지난 오늘날 의사들은 근거중심의학 개념에 익숙해졌다. 대부분 어떤 치료법이 효과가 있고 어떤 치료법이 효과가 없는지 판정하기 위해서는 적절히 설계된 무작위 임상시험이 매우 중요하다고 인정한다. 이 책의 목적은 대체의학에도 현대의학과 똑같은 원칙을 적용하는 것이다. 그러면 근거중심의학은 카이로프랙틱을 어떻게 판단할까?

척추교정은 현대의학보다 효과적인가

대체로 허리나 목에 통증이 있는 환자가 카이로프랙틱사를 찾아간다. 카이로프랙틱사는 먼저 환자의 병력을 물은 뒤 환자의 등, 특히 '척추뼈'를 조사한다. 환자의 자세와 전반적 운동성을 살펴보고, 이어 각 척추 관절의 좌우대칭과 운동성을 하나하나 손으로 짚어보고 평가한다. 엑스선 촬영이나 MRI 스캔으로 척추의 모습을 자세히 살필 때도 있다. 척추가 다소 어긋나 있다면 환자의 건강을 되찾아주기 위해 바로잡는다. 카이로프랙틱사는 척추를 개별 척추뼈가 다른 척추뼈에 영향을 미치는 복합적 존재로 생각한다. 따라서 허리 통증을 치료할 때에도 그보다 위쪽에 있는 흉추나 경추도 치료 대상으로 삼는다.

카이로프랙틱사가 특징으로 내세우는 치료법은 척추교정으로 알려진 다양한 기법으로, 그 목적은 어긋난 척추뼈를 똑바로 펴 관절의 운동성을 되살리는 것이다. 카이로프랙틱사는 이것을 '조정'이라고 부른다. 조정은 때로는 상당히 격렬한 기법이 되기도 하는데, 관절에 강한 압박을 가해 평소 운동 범위를 약간 넘어서게 하는 것이다. 척추교정이 무엇인지 머릿속에 쉽게 떠올리기 위해 관절의 유연성을 세 가지 수준으로 생각해보자. 척추교정은 관절의 유연성을 수준 3까지 높이는 것에 해당한다. 수준 1 유연성은 자발적 운동에서 나타난다. 수준 2 유연성은 외부의 힘이 가해질 때의 유연성이다. 힘껏 눌렀을 때 관절이 더 이상 눌러지지 않는 상태가 두 번째 수준의 유연성이다. 수준 3(척추교정 수준)에서는 강력한 힘을 가해 관절을 더욱 앞으로 민다. 카이로프랙틱사는 고속 소진폭 자극이라는 기법으로 척추뼈의 운동성이 수준 3에 도달하게 한다. 강한 힘으로 관절을 빠르게 움직이게 하지만, 관절과 그 주변 조직이 상할 우려가 있기 때문에 관절의 운동성 정도에 한계를 두어야 한다. 척추교정을 받으면 종종 '뚝' 소리가 들린다. 이것은 뼈와 뼈가 맞닿아 부딪치는 소리이거나 뼈가 제자리를 찾아가는 증거가 아니다. 관절 간격을 메운 액체가 강한 압박을 받을 때 생긴 기포가 터지며 내는 소리이다.

카이로프랙틱사를 찾아간 적이 없는 사람이 척추교정을 상상할 수 있는 가장 쉬운 방법은 자신의 손으로 직접 실험하며 유추하는 것이다. 웨이터가 음식 접시를 운반할 때처럼 오른 팔뚝을 똑바로 위로 올리고 하늘을 향해 손바닥을 쫙 편다. 그리고 손바닥이 수평보다 약간 아래쪽으로 기울어질 때까지 손목을 구부린다. 이것이 수준 1 유연성이다. 다음으로 왼손으로 오른손 손바닥을 아래로 누른다면 손목은 몇 도 정도 아래쪽으로 더 기울어질 것이다. 이것이 수준 2 유연성이다. 이어 한 순간 왼손에 힘을 실어 오른손 손바닥을 약간 세게 누르는 모습을 상상해보라(직접 해보지는 않기를). 이럴 때가 수준 3 유연성이다. 고속 소진폭 자극을 가하는 척추교정에서는 이와 비슷한 동작을 찾아볼 수 있다.

척추교정은 다른 의료전문가가 흉내 내지 못하는, 카이로프랙틱사만의 고유한 기법이기 때문에 카이로프랙틱의 의료적 가치를 확립하기 위한 노력은 척추교정에 초점이 맞춰졌다. 그러나 연구자들이 척추교정의 유효성을 평가하기 위해 수십 차례 임상시험을 했을 때에는 대부분 서로 모순된 결과가 나오거나 시험 설계에 문제가 있다는 지적을 받았다. 다행히도 침, 동종요법 임상시험과 마찬가지로 허술한 카이로프랙틱 임상시험도 체계적 고찰을 거쳤다. 의료전문가들은 질적 수준이 낮은 임상시험은 제외한 뒤 질적 수준이 높은 임상시험만 체계적으로 검토해 전반적으로 신뢰할 만한 결론을 이끌어내려고 노력했다.

카이로프랙틱의 체계적 고찰 사례가 상당히 많아지자 2006년 영국 엑서터대학의 에트차르트 에른스트와 피터 캔터는 기존의 체계적 고찰을 모두 고려해 카이로프랙틱을 정확하게 평가하기로 결정했다. 두 사람이 노력한 결과는 「왕립의학회 저널」에 「척추교정에 관한 체계적 고찰의 체계적 고찰」이라는 논문으로 발표되었다. 이 논문은 다양한 증상을 척추교정으로 치료한 사례를 포괄하지만, 여기서는 카이로프랙틱사가 다루는 가장 흔한 증상인 요통과 목통증만 집중적으로 살펴보겠다. 에른스트와 캔터는 요통에만 초점을 맞춘 체계적 고찰 3건과 목통증에만 초점을 맞춘 체계적 고찰 2건, 그리고 허리와 목 둘 다에 초점을 맞춘 체계적 고찰 1건을 조사했다.

개별 체계적 고찰에서 나온 결론은 다양했다. 목통증의 경우 2건의 체계적 고찰은 척추교정이 아무 효과도 없다는 결론을 내렸는데, 다만 그중 1건은 현대의학의 표준 치료를 병행하면 척추교정이 효과를 발휘할지 모른다고 여운을 남겼다. 그러나 여러 치료법을 동시에 써서 얻은 효과에서 개별 치료법의 효과만 따로 떼어놓는 것은 쉽지 않으므로, 카이로프랙틱에 관한 의미 있는 결론을 내리기는 힘들 것이다. 목통증에 관한 세 번째 체계적 고찰은 척추교정이 환자에게 상당히 효과가 있다고 긍정적인 결론을 내렸지만, 주요 저자가 카이로프랙틱사였다는 점에 주목해야 한다.

사실 에른스트와 캔터는 이 논문을 쓰기 전 카이로프랙틱사가 과학자보다 낙관적인 결론을 내리는 경향이 있다고 밝힌 적이 있다. 카이로프랙틱사는 치료 결과에 심정적으로 애착을 느끼기 때문일 것이다. 결국 이 세 번째 체계적 고찰에 담긴 과학적 근거는 대체로 공허했다.

급성 요통의 경우는 척추교정이 효과가 있을지도 모른다는 쪽으로 결론이 모아지기는 했다. 개별 체계적 고찰은 하나같이 카이로프랙틱이 환자에게 도움을 주었음을 시사했다. 그러나 효과의 크기를 둘러싸고는 의견이 나뉘었기 때문에 결정적인 과학적 근거가 되기에는 미흡했다. 척추교정이 요통에 효과가 있는지 없는지가 의학 역사에서 획기적인 발견이 될 수는 없겠지만, 이 책의 맥락에서는 주목할 가치가 있다. 카이로프랙틱이 요통에 효과가 있다면, 대체의학이 환자에게 도움이 된다는 가장 중요한 과학적 근거로 비춰질 수 있기 때문이다.

그런데 요통에 관한 체계적 고찰의 결론을 가지고, 카이로프랙틱사의 주장을 뒷받침해주는 근거라거나 요통 환자에게 척추교정을 받으라고 권유해야 할 이유로 해석해서는 안 된다. 중요한 것은 '척추교정이 효과가 있는가'하는 물음이 아니라 '척추교정이 다른 어떤 치료법보다 더 효과가 있는가'하는 물음이다.

현대의학에서는 요통 치료가 아주 까다롭다는 것을 알았기 때문에 뚜렷한 효과가 있는 치료법을 개발하려고 온갖 노력을 기울여왔다. 요통의 근본원인을 해결해야 한다는 관점을 따르는 의사는 약리요법과 운동요법을 권장할 것이다. 한편 대증요법이 중요하다는 관점을 가진 의사라면 이부프로펜 같은 비스테로이드성

항염증제를 주로 처방할 것이다. 그러나 모두 미약한 효과만 있는 치료법들이다. 삶을 확 바꿔놓을 정도로 획기적인 효과가 있는 요통 치료법은 아직 발견되지 않았다.

척추교정과 현대의학의 요통 치료를 비교하면 엇비슷한 효과를 발휘한다(또는 엇비슷하게 효과를 발휘하지 못한다). 사실 에른스트와 캔터 논문의 주요 결론 중 하나가, '척추교정이 요통 환자에게 도움이 될지는 모르지만 그 효과는 현대의학과 마찬가지로 미미하다'는 것이었다.

두 가지 혹은 그 이상의 치료법이 효과 측면에서 엇비슷할 때에는 몇 가지 요소를 고려해 어떤 치료법이 최선인지 판정해야 한다. 가장 쉽게 생각해 볼 수 있는 요소인 비용을 따지면 카이로프랙틱은 아주 불리한 위치에 있다. 카이로프랙틱사는 카이로프랙틱이 현대의학보다 더 뛰어난 치료법이라는 잘못된 주장을 근거로 고액을 청구하곤 한다. 1회에 50파운드(약 9만 원)가 드는 카이로프랙틱으로 치료를 10회 받는다면 일반적 운동요법이나 항염증제 이부프로펜 처방과 비교할 때 비용 차이가 확연하다. 운동요법과 이부프로펜 모두 돈이 훨씬 적게 든다.

더구나 현대의학이 카이로프랙틱의 척추교정보다 훨씬 나은 더 중요한 요인이 있다. 솔직히 말해 카이로프랙틱의 철학과 실천에는 심각한 문제가 있어서 환자를 위험에 빠트릴 수 있다. 카이로프랙틱의 초기 발전과 밀접한 관계가 있는 이 문제를 정확하게 이해하려면 논의를 약간 벗어나 카이로프랙틱의 기원을 살펴보아야 한다.

만병통치요법 카이로프랙틱

 척추를 교정하는 치료법에 관한 가장 오래된 설명은 기원전 400년경의 히포크라테스로 거슬러 올라간다. 그는 요통을 치료하기 위해 환자를 널빤지 위에 엎드리게 한 뒤 조수더러 머리와 다리를 잡아당기게 했다. 그 자신은 환자가 통증이 있다고 한 부위를 힘껏 누르거나 그 위에 올라가 앉기도 했고, 발을 구르거나 밟기도 했다. 집에서 히포크라테스를 흉내 내지 말기 바란다!

 그로부터 수백 년이 흘러 접골사로 불리는 사람들이 부러지거나 어긋난 뼈, 빠져나온 뼈를 치료했다. 노르웨이에서는 대개 맏아들이 마을 접골사 자리를 물려받았고, 아일랜드에서는 일곱 번째 아들에게 대물림되었다. 스코틀랜드에서는 몇째로 태어났는지에 상관없이 태어날 때 발이 먼저 나온 자식에게 물려주었다. 접골사는 대부분 정식 의학 교육을 받지 않았고 주류 의학에 속하지 않기 때문에 종종 의사들의 비판을 받기도 했다. 예를 들어, 1730년대 런던의 많은 의사는 당시 가장 인기 있었던 접골사 세라 매프를 '미친 샐리'라는 별명으로 불렀다. 그중에서도 그을음이 굴뚝청소부에게 암을 유발할 수 있다는 것을 처음 입증한 유명한 영국 외과의사 퍼시벌 포트는 매프를 가리켜 '무식하고 교양이라고는 눈곱만큼도 없으며 맨날 술에 절어 지내는 짐승'이라며 극언을 퍼부었다. 반대로 영국의사회 회장을 맡았던 한스 슬론 경은 허리를 다친 조카의 치료를 부탁하기 위해 '미친 샐리'에게 허리를 굽혔다.

카이로프랙틱은 접골 전통에 뿌리를 둔 치료법으로, 그 기초를 세운 사람은 대니얼 데이비드 파머였다. 1854년 캐나다 토론토 근교에서 태어난 파머는 20살 무렵 미국 아이오와주로 이사한 뒤 심령치료나 자기치료 같은 의술에 관심을 기울였다. 그러다 1895년 9월에 발생한 어떤 특별한 사건을 계기로 척추교정의 잠재력에 눈을 떴다. 파머는 훗날 훗날 그 사건을 이렇게 기록해놓았다.

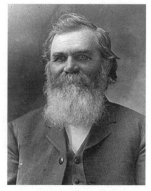

대니얼 데이비드 파머

내 진료소가 있는 라이언블록 빌딩의 경비원 하비 릴라드는 17년 동안 청각장애자로 지냈다. 도로를 달리는 짐마차의 소음, 시계가 똑딱거리는 소리도 듣지 못했다. 나는 릴라드에게 귀가 먼 원인이 무엇이냐고 물었다. 그는 몸을 웅크리고 있었을 때 허리에 묵직한 느낌이 찾아온 다음부터 소리를 듣지 못하게 되었다고 대답했다. 검사를 해보니 척추뼈 한 개가 어긋나 있었다. 나는 그 척추뼈를 제 자리로 돌려놓으면 다시 소리를 들을 수 있을 것으로 판단했다. 이런 생각에 30분 동안 릴라드를 붙잡고 척추를 제자리로 되돌려놓자고 설득했고, 마침내 극돌기를 지렛대로 삼아 어긋난 척추뼈를 바로잡는 데 성공했다. 릴라드는 원래의 청력을 되찾았다.

이 사건 말고도 혁명의 시발점 구실을 한 사건이 또 있었다. 파머는 비슷한 방법으로 두 번째 환자를 치료했다.

청각에 장애가 있는 사람을 구제한 뒤 이번에는 오랫동안 심장병을 앓아온 사람을 치료했다. 나는 등을 살펴보았고, 척추뼈 하나의 위치가 어긋나 심장으로 이어진 신경을 압박한다는 것을 알았다. 척추뼈를 바로잡았더니 심장병이 금방 나았다. … 이런 일을 연거푸 경험하다 보니 이런 생각이 들었다. 청각장애와 심장병처럼 판이한 신체 부위의 질환이 신경 압박 때문에 발생한다면, 다른 질환도 똑같은 원인에서 발생하는 것이 아닐까? 카이로프랙틱의 과학(지식)과 기술(조정)이 탄생한 순간이었다. 나는 그 뒤 모든 질환의 원인을 체계적으로 조사했고, 성과를 얻었다.

파머는 새 의료기술을 발견했다고 믿었다. 카이로프랙틱을 새로운 치료법으로 확신해, 1897년 아이오와주 대번포트에서 파머 카이로프랙틱 학교를 열었다. 많은 학생이 파머의 명성과 카리스마에 끌려 이 학교에 입학했다. 파머가 직접 쓴 책 『카이로프랙틱사의 척추교정법』이 주요 교재였다. 무려 1,000페이지에 달하는 이 두꺼운 책에는 파머의 카이로프랙틱 이론이 자세하게 담겨 있었으며, 파머가 자신의 새로운 치료법에 카이로프랙틱이라는 이름을 붙인 유래도 실려 있었다. "포틀랜드의 새뮤얼 위드 선생님께서 내 부탁을 받고 그리스어 단어 cheir(손)와 praxis(실행하다)를 골라주셨다. 나는 두 단어를 결합하면 '손으로 실행하다'는 의미가 된다는 데 착안해 '카이로프랙틱'이라는 말을 만들었다."

파머가 창시한 카이로프랙틱 치료의 가장 놀라운 특징은 그 밑바탕에 깔려 있는 아주 야심만만한 주장이다. 어긋난 척추를 제자리로 돌려놓음으로써 청각장애와 심장병을 치료한 파머는 인간

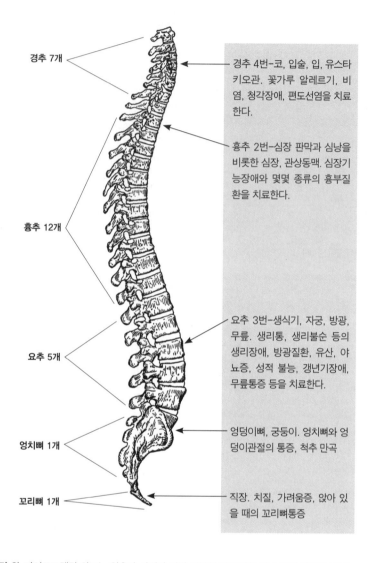

경추 7개

흉추 12개

요추 5개

엉치뼈 1개

꼬리뼈 1개

경추 4번-코, 입술, 입, 유스타 키오관. 꽃가루 알레르기, 비염, 청각장애, 편도선염을 치료한다.

흉추 2번-심장 판막과 심낭을 비롯한 심장, 관상동맥. 심장기능장애와 몇몇 종류의 흉부질환을 치료한다.

요추 3번-생식기, 자궁, 방광, 무릎. 생리통, 생리불순 등의 생리장애, 방광질환, 유산, 야뇨증, 성적 불능, 갱년기장애, 무릎통증 등을 치료한다.

엉덩이뼈, 궁둥이. 엉치뼈와 엉덩이관절의 통증, 척추 만곡

직장. 치질, 가려움증, 앉아 있을 때의 꼬리뼈통증

〈그림 3〉 카이로프랙틱 차트는 척추와 신체의 어떤 부분이 연결되어 있고 어떤 질환과 관계가 있는지 보여준다. 이 그림은 간략판으로 몇몇 척추에 대응하는 질환만 나타냈다. 예를 들어, 3번 요추는 방광질환과 관련이 있으므로 3번 요추를 바로잡으면 방광질환을 치료할 수 있다. 파머가 두 환자를 치료했을 때에는 청각장애와 관계가 있다는 4번 경추와 심장병과 관계가 있다는 2번 흉추를 각각 교정했을 것으로 짐작된다.

의 모든 질환을 척추교정으로 치료할 수 있다고 믿었다. 카이로프랙틱은 단순히 요통을 치료하는 것이 결코 아니었다. 그는 분명히 말했다. "모든 질환의 95%는 어긋난 척추뼈 때문에 생긴다."

지금은 터무니없는 말로 들리지만, 척추야말로 신체 건강의 열쇠라고 생각한 파머에게는 앞뒤가 완벽하게 들어맞는 주장이었다. 그의 생각을 쫓아가보면 척추는 말초신경을 매개로 온몸 구석구석으로 연결되는 고속도로다. 그래서 척추뼈의 위치가 어긋나면 말초신경 어딘가에 악영향을 미쳐 그 경로에 놓인 신체 기관의 상태가 나빠지고 질병이 생긴다. 카이로프랙틱사가 이들 어긋난 척추뼈를 원래대로 돌려놓으면, 청각장애와 심장병은 물론 홍역에서 성기능장애에 이르는 모든 질환을 치료할 수 있다.

이 정도만으로도 충분히 황당한 주장이지만, 파머 자신의 말을 직접 들으면 더더욱 황당하다. 이 장 앞머리에서 말했듯이 파머는 척추의 어긋남을 설명하기 위해 '아탈구'라는 용어를 사용했는데, 아탈구가 생기면 신체의 '내재적 지성'이 방해를 받아 제대로 작동하지 못한다고 주장했다. 더구나 내재적 지성이 신체의 운동을 유도하는 에너지로 작용한다는 이론을 만들어, 여기에 형이상학적 의미는 물론 생리학적 의미를 부여했다. 이 점에 비춰보면 그가 내재적 지성의 흐름이 방해를 받으면 신체의 조화가 흐트러져 갖가지 질병이 생긴다고 생각한 것도 무리가 아니었다.

'내재적 지성'이라는 말은 그저 인간의 신체를 바라보는 파머의 독특한 견해에 지나지 않는다. 반면에 '아탈구'는 정통 의학에서도 사용하는 용어로, 내재적 지성의 흐름이 방해받는 것과는 아무 관계가 없다. 의사가 말하는 '아탈구'는 발목을 약간 삔 것처럼 관절이 조금 어긋나 있는 것을 의미할 뿐이다. 한 마디로 파머의 '내재적 지성'과 '아탈구' 개념에는 과학적 의미가 전혀 담겨 있지 않다.

내재적 지성 개념은 아주 기묘해서 카이로프랙틱을 새로운 의학 학설로 보이게 할 뿐 아니라 신흥종교처럼 보이게 한다. 실제로 파머는, 신은 모든 존재를 앞에서 인도하는 우주적 지성이고 내재적 지성은 인간의 몸속에 담긴 신의 인도 능력을 나타내주는 것이라고 생각했다. 파머의 말을 들어보자. "나는 과학이면서 치료기술이고, 철학이면서 종교이기도 한 카이로프랙틱을 창시했다." 그는 스스로를 '그리스도, 무함마드, 조셉 스미스(몰몬교 창시자), 에디 부인(크리스천 사이언스 창시자), 마틴 루터 등 종교를 창시한 인물'과 같은 반열에 올려놓았다.

현대의학 의사들은 유사종교와 흡사한 파머의 철학에 의심을 품었고, 특히 '척추는 만병의 근본원인이고 척추교정은 환자를 치유하는 최선의 방법'이라는 터무니없는 주장에 분노했다. 또한 '카이로프랙틱은 약을 사용하지 않고 병을 치유하는 과학'이라는 파머의 호언장담에 불쾌해했고, 많은 병이 세균 때문에 일어난다는 당시의 새로운 지식을 부정하는 것에 경악했다. 이윽고 의사 하인리히 매티가 주도해 파머 반대운동이 일어났다. 매티는 정확하게 증명되지 않은 의학 개념을 가르치고 면허 없이 치료 행위를 한다고 파머를 고소했다. 이 때문에 파머는 법정에 세 차례 불려나갔고, 세 번째로 법정에 출석한 1906년에는 벌금 납부를 거부했다는 이유로 실형을 선고받았다. 그러나 이 사건을 계기로 카이로프랙틱 운동은 급성장했고 세력이 점점 강해졌다. 첫 번째 순교자가 나왔지만, 카이로프랙틱의 가르침을 따르는 사람들은 늘어났다.

　D. D. 파머의 아들 바틀렛 조슈아 파머는 아버지가 교도소에 갇힌 동안 카이로프랙틱을 계속 선전하고 다녔다. B. J. 파머는 대번포트에서 맨 처음 자동차를 사서 몰고다닐 만큼 탁월한 성과를 거두었지만, 불행히도 1913년 파머 카이로프랙틱 학교에서 아버지 출소 축하 퍼레이드를 벌이던 도중 차로 아버지를 치고 말았다. D. D. 파머는 몇 주 뒤 사망했다. 문서에 기록된 공식 사인은 장티푸스였지만, 그보다는 차에 치였을 때 입은 부상이 직접 사인이었을 가능성이 더 높다. 사실 단순한 자동차 사고가 아니라 부친 살해 사건이었을지도 모른다는 추측도 있다. 아버지와 아들은 카이로프랙틱 운동의 주도권을 둘러싸고 격렬하게 경쟁을 벌이고 있었다. 또한 B. J. 파머는 아버지가 가족을 대하는 방식에 치를 떨었고, 사사건건 아버지와 대립했다.

> 누나들은 18살이 되면 집에서 내쫓기듯 나가 대번포트 거리에서 무슨 일이든 닥치는 대로 해서 먹고 살아야 했다. … 우리 삼남매는 온몸이 퉁퉁 붓도록 가죽혁대로 매질을 당했다. 이 때문에 아버지가 체포당해 유치장 신세를 진 적이 한두 번이 아니었다. … 카이로프랙틱에 깊게 빠져든 아버지는 사색과 집필에 바빠 자식이 없는 사람처럼 굴었다.

　당시 세계카이로프랙틱협회를 이끌던 B. J. 파머는 누구나 인정하는 카이로프랙틱 운동의 지도자였다. 그는 뛰어난 경영자이고 빈틈없는 기업가였으며, 학생 교육과 환자 치료로 엄청난 부를 쌓았다. 1924년 아탈구를 찾아내 카이로프랙틱사의 치료를 도와준다는 뉴로칼로미터라는 장치를 임대해주는 수익성 높은 사업을 시작하면서 전성기를 맞이했다. B. J. 파머는 자신의 발명품을 자랑하고 다녔지만, 현대적 관점에서 본다면 아무 쓸모없는 기술이었다. 뉴로칼로미터에는 온도 측정에 쓰이는 평범한 전기장치인 열전대 하나만 달려 있었다. 어긋난 척추나 압박받는 신경을 찾아내는 데 아무 도움도 되지 않았을 것이다. B. J. 파머는 제조비용이 100달러도 안 되는 뉴로칼로미터를 10년 장기임대해 주고 1,150달러를 받았는데 곧 2,200달러로 임대료를 올렸다. 1920년대 아이오와주에서 2,200달러는 집을 한 채 살 수 있는 금액이었다. B. J. 파머는 파머 카이로프랙틱 학교 졸업생 2천 명과 다른 카이로프랙틱사들에게 이 괴상한 발명품을 팔아넘겼다.

당연히 뉴로칼로미터를 장기임대한 고객들 사이에서 불만의 목소리가 터져 나왔다. 그중 한 사람이 변호사를 구해 파머를 고소했다. 그 변호사는 "파머의 학교가 졸업생에게 팔아넘긴 이 상품이야말로 사기와 속임수에 딱 들어맞는 것이어서 변호사 사회에서 화제가 되었다."고 적었다.

이런 상황에서 파머는 1922년 자신이 설립한 미국의 초창기 라디오 방송국 WOC를 이용해 명성 회복을 도모했다. WOC는 시사문제와 요리 등을 다루는 다양한 프로그램에 곁들여 파머의 강연이나 카이로프랙틱 관련 프로그램도 내보냈다. 미국과 캐나다 거의 전역이 청취 범위였다. 파머 본인의 말로는 스코틀랜드와 사모아, 북극까지 청취자가 있었다고 한다.

파머는 자신의 라디오 방송국과 기발한 마케팅 기법 덕분에 미국뿐 아니라 유럽에서도 카이로프랙틱 운동이 성장하는 모습을 수십 년간 지켜볼 수 있었다. 1925년에는 영국에 카이로프랙틱협회가 세워졌고, 1932년에는 유럽카이로프랙틱조합이 설립되었다. 이 무렵 카이로프랙틱사는 영국에서 126명, 스웨덴과 노르웨이, 덴마크 세 나라에서는 76명, 그리고 아일랜드, 벨기에 및 기타 지역에서 수십 명이 활동하고 있었다.

그 사이 미국에서는 카이로프랙틱의 철학과 방법을 인정하지 않는 주류 의학계의 압력이 거세졌다. 의사들은 무면허 의료행위라며 카이로프랙틱사를 체포하라고 들쑤시고 다녔고, 실제로 1940년까지 1만 5천 건 이상의 고발이 있었다. 이에 파머는 소송 비용을 지원하고 체포된 회원을 돕는 것이 세계카이로프랙틱협회의 방침이라고 밝혔다. 실제로 체포된 카이로프랙틱사의 80%는 재판을 받고 무사히 집으로 돌아갔다.

법정 싸움으로는 일치단결한 카이로프랙틱사의 기세를 꺾을 수 없게 되자, 미국의사회는 새 전술을 내놓았다. 그 정점이 1963년 돌팔이의료행위 저지위원회의 설립이었다. 위원장 H. 테일러는 미국의사회 이사회에 메모를 보내 '돌팔이의료행위 저지위원회의는 카이로프랙틱을 억제하고, 궁극적으로는 카이로프랙틱을 제거하는 것'을 첫 번째 사명으로 한다는 점을 재확인했다. 돌팔이의료행위 저지위원회는 카이로프랙틱사를 메디케어(65세 이상 노인과 신체장애인 등을 대상으로 하는 미국 정부의 건강보험제도로 1965년에 도입되었다 - 옮긴이)에서 배제하기 위한 로비를 벌였고, 미국 교육부가 카이로프랙틱을 인정해서는 안 된다는 주장을 펼쳤다.

미국의사회의 적대감이 지나친 것으로 보일 수도 있지만, 주류 의학이 카이로프랙틱사를 경멸한 데에는 몇 가지 이유가 있었다. 예를 들면, 카이로프랙틱사가 내재적 지성이라는 비과학적 개념을 믿으며 세균과 바이러스가 여러 질환을 일으킨다는 사실을 부정한다는 것, 그리고 어긋난 척추를 바로잡으면 모든 질환을 치료할 수 있다고 생각한다는 것 등이다. 이뿐 아니라 현대의학 의사들은 대다수 카이로프랙틱사가 또 하나의 기괴한 진단 장치인 이-미터를 사용한다는 사실에도 충격을 받았다. 이-미터는 1940년대 카이로프랙틱사 볼니 매티슨이 발명한 장치로, 환자가 2개의 단자를 손에 쥐고 있으면 바늘이 눈금 위를 좌우로 움직이며 환자의 건강상태를 알려준다는 것이다. 이-미터는 사이언톨로지 교회에서 널리 사용되었으므로, 많은 사이언톨로지 신자는 자기들 교주 론 허버드가 이-미터를 발명했다고 믿고 있다. 유감스럽게도 이-미터는 엉성한 엉터리 기계 이상도 이하도 아니다. 그렇기 때문에 1963년 FDA가 사이언톨로지 교회에서 이-미터를 100개 이상 압수한 것이다. 이-미터는 여러 면에서 그보다 20년 앞서 B. J. 파머가 발명한 기괴한 장치 뉴로칼로미터와 닮았다.

현대의학 의사들은 1964년 카이로프랙틱사 조지 굿하트가 발명한 응용운동요법도 인정하지 않았다. 굿하트는 손으로 환자의 근육을 만져보면 신체 어느 부분이 좋지 않은지 알아낼 수 있다고 주장했다. 그는 어떤 치료가 효과가 있다면 환자의 근육이 바로 강해질 것이고, 치료가 해롭거나 신체에 독소 또는 알레르기 항원이 있다면 근육이 약해질 것으로 보았다. 실제 치료에서는 환자가 팔을 뻗고 있으면 테스터로 눌러서 저항이 얼마나 강하고 얼마나 오래 유지되는지 측정한다. 이런 측정은 당연히 몹시 주관적이라서 의학적 가치가 있다고 생각하기 힘들다. 실제로 대조군을 활용한 임상시험에서도 응용운동요법의 주장은 아무 근거가 없다고 밝혀졌다.

미국의사회가 보기에는 많은 카이로프랙틱사가 주치의가 되고 싶다는 바람을 갖고 있었기 때문에 온갖 문제가 복잡하게 꼬인 것 같았다. 사실 카이로프랙틱사는 자신들도 정기검진과 장기적 예방치료를 제공할 수 있으며 다양한 증상을 치료할 수 있기 때문에 1차 진료기관을 대신할 자격이 있다고 주장했다. 1950년대와 1960년대에는 '오늘날 우리가 아는 병 중에서 카이로프랙틱으로 치료하기 힘든 병은 거의 없다'거나 '급성 소아마비와 만성 소아마비를 교정하는 치료에서 카이로프랙틱은 두드러진 성과를 거두었다'는 카이로프랙틱사의 선전문구를 쉽게 찾아볼 수 있었다.

미국의사회는 일치단결해 카이로프랙틱사라는 직업을 뿌리 뽑기 위해 공격을 계속했지만, 1976년 돌발사태가 벌어지면서 카이로프랙틱 반대운동은 기대에 어긋난 결과를 낳고 말았다. 미국의사회 내부의 이름이 밝혀지지 않은 정보원 '소어 스로트(Sore Throat)'가 카이로프랙틱 반대운동의 전모를 낱낱이 보여주는 자료를 누설한 것이다. 이에 힘을 얻은 카이로프랙틱사 체스터 윌크는 미국의사회가 독점금지법을 위반했다며 소송을 제기했다. 미국의사회의 카이로프랙틱 반대운동이 반경쟁행위에 해당하고 주류 의학 의사들이 치료 시장을 독점하고 있다는 것이 윌크의 주장이었다.

소송은 10년간 이어지다 1987년에 마무리되었다. 이 사건의 주심판사 수전 겟젠대너는 미국의사회가 카이로프랙틱사에게 불공정행위를 했다는 판결을 내렸다.

재판 증거에 따르면, 피고 측은 카이로프랙틱 교육기관의 평판을 떨어트리는 적극적인 행동을 때로 비밀리에 자행했고, 카이로프랙틱의 유효성에 관한 과학적 증거를 은폐했다. 카이로프랙틱 환자에 대한 보험을 약화시키고, 카이로프랙틱 효과에 관한 정부의 조사 결과를 뒤집었다. 또 무수한 가짜 정보를 흘려 카이로프랙틱사라는 직업의 신용도를 떨어트리고 무력화했다. 그 밖에도 미국 보건의료에서 의사의 독점상태를 유지하기 위해 비열한 짓을 수없이 저질렀다.

미국의사회는 대법원에 상고했으나 1990년에 기각당해 기존 노선을 수정해야만 했다. 예를 들어, 미국의사회 회원과 카이로프랙틱사의 협업을 더는 막을 수 없었다. 주류 의학계는 이에 반발했지만, 카이로프랙틱사와 협력이 두 가지 점에서 좋은 결과를 낳았다는 것을 인정할 수밖에 없었다. 첫째, 의사는 협업을 통해 많은 카이로프랙틱사에게 현대의학 개념을 이해시킬 수 있었다. 둘째, 많은 카이로프랙틱사가 현대의학 의사와 협업하게 되면서 카이로프랙틱을 다시 생각해보게 되었다. 실제로 적지 않은 카이로프랙틱사가 창시자들의 터무니없는 주장에 환멸을 느끼기 시작했다. 이들 카이로프랙틱사는 근골격계 증상은 카이로프랙틱 방법으로 치료했지만, 다른 증상은 치료하기를 꺼려했고 내재적 지성 개념에 회의적 태도를 보였다. 한 마디로 전통적 카이로프랙틱에 반기를 든 카이로프랙틱사는 자신의 직업을 재정의했다. 즉 척추 전문가가 되는 길을 택한 것이다. 이들은 절충주의자로 불렸는데, 전통적 카이로프랙틱과 주류 의학의 요소를 혼합하려고 했기 때문이다.

이와는 반대로 파머의 철학을 엄격하게 따른 카이로프랙틱사들은 원리주의자로 불렸다. 원리주의자는, '완벽하게 맞춰진 척추는 내재적 지성이 정확하게 흐르게 하고, 신체 전체의 건강을 증진시킨다'는 카이로프랙틱의 핵심 사상을 비롯해 파머의 가르침을 일점일획도 빼먹지 않고 곧이곧대로 믿었다. 얼마 후 절충주의자와 원리주의자는 극심한 분열상을 보였다. 원리주의자는 절충주의자를 카이로프랙틱 운동의 배신자라고 비난했고, 절충주의자는 원리주의자를 돌팔이라고 욕했다. 1998년 절충주의자 론 모건은 원리주의자의 기묘한 신념에 공공연한 적대감을 표명했다. "내재적 지성의 기원은 먼 옛날의 신비로운 오컬트 치료로 거슬러 올라간다. 내재적 지성 개념은 옳은지 그른지 아직도 검증되지 않았으므로, 카이로프랙틱사가 내재적 지성을 신봉하면 이익보다 불이익이 훨씬 더 크다." 마찬가지로 절충주의자이자 카이로프랙틱 역사가이던 조셉 키팅도 "우리가 '하나의 원인, 하나의 치료'라는 내재적 지성에 뿌리를 둔 미사여구를 사용한다면 보건학계에서 웃음거리가 될 것"이라고 말했다. 이에 맞서 원리주의자는 파머가 정립한 카이로프랙틱의 기초를 받아들이지 않기 때문에 절충주의자는 진정한 카이로프랙틱사가 아니라고 비난을 퍼부었다.

절충주의자와 원리주의자 중 어느 쪽이 옳은지 판정하는 것은 비교적 쉽다. 원리주의자는 어떤 증상도 척추교정으로 치료할 수 있다고 주장하는 반면 절충주의자는 허리와 목으로 한정하기 때문이다. 이런 논쟁에 종지부를 찍을 수 있는 것은 임상시험뿐이다. 사실 척추교정이 다양한 증상에 미치는 영향을 조사하기 위한 임상시험이 여러 차례 시행되었고, 그 상당수는 앞에서 이야기한 에른스트와 캔터의 「체계적 고찰의 체계적 고찰」에서 살펴보았다. 두 사람이 허리와 목통증에 관해 어떤 결론을 내렸는지는 이미 살펴보았으므로, 지금부터는 다른 증상에 관해 알아보기로 하겠다.

에른스트와 캔터는 척추교정이 두통, 생리통, 영아산통(생후 4개월 이하 영아가 저녁이나 새벽에 이유 없이 발작적으로 울고 보채는 증상 – 옮긴이), 천식, 알레르기 등을 치료하는지 살펴본 70건의 임상시험에 기초한 체계적 고찰 10건을 조사했다. 두 사람이 얻은 결론은 대체로 부정적이었다. 카이로프랙틱이 이들 증상을 치료할 수 있을 거라는 과학적 근거는 없었다.

환자의 척추를 손으로 눌러 알레르기를 치료할 수 있다고 볼 만한 논리적, 합리적, 과학적 이유는 어디에도 없으므로, 부정적 결과가 나왔다고 해서 놀랄 일은 아닐 것이다. 게다가 어긋난 척추가 비근골격계 질환을 일으키는 첫 번째 원인이라는 증거도 없다. 만약 약간 어긋난 척추 때문에 질환이 생긴다면, 요통이 있는 사람은 다른 질환을 앓을 가능성도 높다고 생각해야 한다. 그러나 1995년 파머 카이로프랙틱 칼리지의 도날드 난셀과 마크 슬라잭이 그때까지 발표된 방대한 의학 문헌을 조사했지만, 그럴 가능성은 찾아내지 못했다. 요컨대, "심한 원발성 기계적 요통으로 고생한 환자가 전립선암, 고환암, 대장염, 난소 낭종, 자궁내막증, 췌장염, 충수염, 당뇨병 등 척추와 가깝거나 조금이라도 관련 있는 기관의 질환에 걸리기 쉽다는 것을 보여주는 기미는 사소한 것조차 찾을 수 없었다."는 것이다. 그로부터 2년 후 발표된 후속 연구에서도 두 사람은 이들 질환이 '목이나 허리가 아픈 환자, 엉덩이 또는 어깨에 총을 맞아 박살이 난 듯한 통증을 느끼는 환자'에게서 흔히 발생한다는 그 어떤 과학적 근거도 찾을 수 없었다.

에른스트와 캔터의「체계적 고찰의 체계적 고찰」은 척추교정이 비근골격계 증상에 미치는 영향을 모두 살펴보지는 않았다. 만약 그랬다면 카이로프랙틱사는 근골격계와 관계없는 증상으로 고생하는 환자는 치료할 수 없다는 합리적인 결론을 내렸을 것이다. 카이로프랙틱이 비근골격계 증상을 치료할 수 있는지에 대해 과학적 검증을 시도할 때마다 그 효과가 제대로 밝혀진 적이 없기 때문이다. 또한 다시 한 번 강조하지만, 척추교정이 중이염에서 과민성 대장증후군까지 온갖 증상에 효과가 있다고 생각할 만한 이유 역시 어디에도 없기 때문이다.

이상의 모든 사실을 염두에 두고 과학적 근거를 따져보면 ,요통과 직접 관계있는 증상을 제외하면 카이로프랙틱으로 치료받는 것은 어리석은 짓이라는 결론이 나온다.

아주 당연해 보이는 결론이지만, 몇몇 조사에 따르면 미국에서 카이로프랙틱으로 치료받는 환자의 11에서 19%는 비근골격계 질환을 앓고 있다. 이런 환자들은 카이로프랙틱사에 현혹되어 아무 소용없는 치료를 받는 셈이다. 한 조사 결과를 보면 미국의 카이로프랙틱사 중에서 치료 범위를 근골격계 증상에 한정해서는 안 된다고 생각하는 사람이 90%에 달했다. 다른 조사에서는 캐나다의 카이로프랙틱사 78%가 같은 의견인 것으로 밝혀졌다. 정리하자면 북아메리카의 카이로프랙틱사 대다수는 원리주의자의 성향을 보인다. 이런 비율은 유럽도 엇비슷하다. 유럽 각국의 카이로프랙틱사 단체는 카이로프랙틱의 위력에 관해 잘못된 정보를 제공하고 있다. 영국의 카이로프랙틱 감독 기관인 카이로프랙틱 위원회는 '카이로프랙틱사의 치료에서 기대할 수 있는 것'이라는 제목의 팸플릿에서 카이로프랙틱이 '천식, 편두통을 포함한 두통은 물론 영아산통'을 개선할 수 있다고 주장한다. 그러나 그들의 주장을 지지하는 과학적 근거는 존재하지 않는다.

카이로프랙틱 치료 시 주의사항

앞에서 살펴본 대로, 과학적 근거라는 관점에서 볼 때 요통을 앓는다면 카이로프랙틱으로 치료받아도 괜찮다. 그러나 그럴 때에도 조심해야 한다. 아래 여섯 가지 주의사항은 카이로프랙틱사를 찾아가려고 생각하는 사람에게 도움이 될 것이다.

1. 카이로프랙틱사가 절충주의자인지 확인하라. 카이로프랙틱 원리주의자, 특히 아탈구와 내재적 지성을 믿거나 척추교정으로 모든 질환을 치료할 수 있다고 생각하는 사람에게는 치료를 받지 않는 것이 현명하다. 카이로프랙틱사의 명함에는 원리주의자와 절충주의자라는 말이 적혀 있지 않다. 따라서 카이로프랙틱사가 원리주의자인지 아닌지 알아내려면 그가 어떤 증상을 치료하

는지 반드시 물어야 한다. 원리주의 카이로프랙틱사는 호흡기장애, 소화기질환, 생리불순, 중이염, 임신에 뒤따르는 여러 증상, 감염증상, 기생충 관련 질환, 피부병, 급성 비뇨기질환 등 온갖 증상을 치료할 수 있다고 말할 것이다.

2. 카이로프랙틱사에게 6번 정도 치료를 받아도 아무 차도가 없다면, 또는 증상이 상당히 개선되지 않는다면 치료를 중단한 뒤 의사에게 자문을 구하라. 2006년 카이로프랙틱으로 급성 목통증 치료를 받은 환자 96명을 조사한 결과가 보여주듯이 카이로프랙틱사는 오랜 기간 값비싼 치료를 하는 것으로 유명하다. 그 환자들은 대체로 증상이 좋아진 것으로 보고되었지만, 그러기까지 평균 24번의 치료를 받아야 했다. 80번 이상 치료받은 사례도 2건이나 있었다. 이처럼 오래 치료를 받는 경우 환자의 증상이 좋아진 것은 카이로프랙틱 처치와 상관없이 시간이 흘러 신체의 자연치유력이 작동한 덕분이라고 생각해야 마땅하다.

3. 카이로프랙틱사가 건강 유지나 예방을 목적으로 치료하고 온갖 의학 문제를 자문하는 주치의 노릇을 하게 두어서는 안 된다. 1995년에 시행된 조사 결과를 보면, 미국 카이로프랙틱사의 95%는 스스로를 주된 의료 조언자로 생각한다. 그러나 그들은 그런 역할을 맡을 자격이 없다. 많은 카이로프랙틱사가 닥터라는 호칭으로 불리기 때문에 환자는 종종 그들을 대단한 사람으로 생각하기도 하지만, 실제로는 의과대학에서 공부해서 자격증을 딴 닥터가 아니다. 보통 닥터 오브 카이로프랙틱(Doctor of Chiropractic;

DC)을 가리키는데, 4년간 카이로프랙틱 과정을 수료한 치료사라는 말이다.

4. 앞에서 설명한 응용운동요법과 이-미터 같은 비정통적인 기법으로 환자를 진단하는 카이로프랙틱사는 피하라. 이런 기법에 의지하는 카이로프랙틱사는 원리주의자이다.

5. 치료를 받기 전에 담당 카이로프랙틱사의 평판을 조사하라. 카이로프랙틱사가 의사보다 의료 과실을 더 자주 저지르기 때문이다. 2004년 캘리포니아에서 시행된 조사로는, 카이로프랙틱사가 징계처분을 받은 건수가 의사의 2배에 달했다. 더 우려스러운 것은 카이로프랙틱사의 사기행위 건수는 의사의 9배이고 성적 문제 발생 건수는 3배였다는 점이다.

6. 요통을 치료하려고 카이로프랙틱사를 찾아가기 전에 현대의학으로 치료받으라는 조언을 흘려들어서는 안 된다. 현대의학의 치료법은 대개 척추교정보다 치료비는 싸고 효과는 엇비슷하다. 현대의학을 선택해야 할 다른 이유는 이 장 뒷부분에서 논하기로 한다.

여기서 정리한 조언은 카이로프랙틱 업계의 체질과 관련한, 근거가 충분하고 확실한 비판에 토대를 둔 것이다. 예를 들어 카이로프랙틱사, 특히 미국의 카이로프랙틱사는 새로운 환자를 열심히 불러 모은 뒤 불필요한 치료를 하면서 명성을 얻었다. 카이로프랙틱 치료원을 개업하고 운영하는 요령을 알려주는 세미나가 곳곳에서 열리고, 환자를 모집하고 유지하는 방법이 담긴 책도 많다. 대부분은 의료보다 돈을 더 강조한다. 카이로프랙틱사 피터 페르난데스는 5권짜리 『개업 치료사의 비결』 시리즈를 펴냈다. 제 1권의 제목은 『환자를 유치하는 1,001가지 방법』이고, 제5권은 『연 수입 100만 달러 치료사가 되는 법』이다.

이익추구에 집착하는 동료들 때문에 수치심을 느끼는 카이로 프랙틱사도 적지 않다. 예를 들어 G. 더글러스 앤더슨은 저서 『다 이내믹 카이로프랙틱』에서 카이로프랙틱 운동을 근본적으로 검 토할 필요가 있다고 주장했다.

> 지금도 늦지 않았다. 끝없는 치료, 척추교정 중독을 유발하거나 무 조건 만능치료라고 떠들어대는 것은 전통적, 전체론적, 자연적 요소 와 무관하다는 것을 인정해야 한다. 적지 않은 카이로프랙틱사가 아 무 자각 증상도 없고 신체 기능이 충분히 작동하는 사람을 치료하 기 위해 동원하는 다양한 요령과 기법, 주장이 사기라는 이야기는 아주 설득력이 있다.

많은 카이로프랙틱사를 교육한 조셉 키팅에 따르면, 이익을 추 구하고 사기를 치는 이 같은 경향의 뿌리는 카이로프랙틱의 창시 자들, 특히 B. J. 파머로 거슬러 올라간다. "실제로 카이로프랙틱 업계 전반은 B. J. 파머가 정립한 마케팅 모델 및 과잉선전 수법을 거부한 적이 한 번도 없었다. 그가 개발한 다양한 임상절차와 혁 신 역시 마케팅과 과잉선전을 위한 괴상하고 근거 없는 주장이라는 점에 주목해야 한다." 교정(manipulation)이라는 말에는 '손으로 치료한다'는 의미뿐 아니라 '부정하게 조작한다'는 의미가 담겨 있는데, 카이로프랙틱사는 이 두 가지 모두로 환자를 대하는 것 같다.

미국 정신과의사이자 의학저술가인 스티븐 배럿은 카이로프랙틱의 그늘진 이면을 폭로하고 비판하는 운동에 앞장서고 있다. 그는 카이로프랙틱사 4명이 한 건강한 환자(29세 여성)를 놓고 어떤 진단을 내리는지 알아보는 실험을 했다.

첫 번째 카이로프랙틱사는 '경추 1번 아탈구'라는 진단을 내린 뒤 치료하지 않고 내버려두면 '15년 안에 마비가 올 것'이라고 예언했다. 두 번째 카이로프랙틱사는 많은 경추가 '어긋나 있고' 한쪽 엉덩이가 다른 쪽보다 '올라가 있다'는 것을 발견했다. 세 번째 카이로프랙틱사는 목이 '뻣뻣하다'는 말을 했다. 네 번째 카이로프랙틱사는 척추가 어긋난 모양으로 판단해볼 때 '위장에 문제가 있다'고 했다. 4명 모두 꾸준한 척추교정이 필요하며, 우선 일주일에 두 차례 척추교정을 받아보라고 권유했다. 그중 3명은 아무런 설명도 없이 '교정'을 했다. 특히 한 카이로프랙틱사가 지나치게 강한 힘으로 교정한 탓에 그 여성은 수 시간 동안 현기증과 두통에 시달렸다.

배럿의 카이로프랙틱사 연구는 포괄적이지도 확정적이지도 않지만, 이처럼 제한된 표본만으로도 카이로프랙틱 업계에 무언가 꺼림칙한 구석이 있다는 것을 알 수 있다. 여러 카이로프랙틱사가 한 사람의 건강한 환자를 상대했지만, 진단이 일치하지 않았고 구체적으로 척추 어디에 문제가 있는지조차 제각각이었다. 단, 카이로프랙틱으로 꾸준히 치료받아야 한다는 점에서는 의견이 똑같았다. 카이로프랙틱의 기본 개념인 아탈구와 내재적 지성부터 거짓말이라는 점을 생각해보면 이런 결과는 당연하다.

더욱 우려를 자아내는 것은 앞에서 인용한 글의 끝 부분이다. 가짜 환자로 실험에 참여한 여성은 6시간 정도 두통과 현기증으로 고생했다. 여기에서 아직 논의하지 않은 중요한 문제, 즉 안전성의 문제가 떠오른다. 모든 의료행위는 증상을 개선하는 효과를 발휘해야 하지만, 부작용을 낳을 가능성도 피하기 어렵다. 환자에게 중요한 것은 정말로 단순하다. 효과를 얻을 가능성과 부작용이 일어날 가능성 중 어느 것이 더 큰가? 그 치료법의 위험과 효익은 다른 치료법에 비해 어떠한가? 앞으로 논의하겠지만, 카이로프랙틱의 위험성은 얼마든지 심각해질 수 있으며 심지어 생명을 위협할 수도 있다.

카이로프랙틱의 위험성

카이로프랙틱으로 치료받을 때 첫 번째로 직면하는 위험은 엑스선 검사이다. 많은 카이로프랙틱사는 엑스선 검사를 정상적 절차로 여긴다. 1994년 유럽에서 시행한 조사 결과를 보면, 카이로프랙틱사를 찾아간 환자의 64%가 엑스선 검사를 받았다. 같은 해 시행한 미국 카이로프랙틱협회의 조사에서도 초진 환자 96%, 재진 환자 80%가 엑스선 검사를 받았다. 많은 카이로프랙틱 관련

출판물은 엑스선을 일상적으로 활용하지 말라고 명시하고 있지만, 이들 조사에서 알 수 있듯이 현실에서는 암을 유발할 위험성이 다분한 기술이 무분별하게 사용 중이다.

우리가 1년 동안 쬐는 방사선의 14%는 의료용 엑스선에서 나온 것으로 추정된다. 나머지 86% 중 대부분은 땅에서 스며 나오는 라돈 가스 등 천연 방사선이다. 엑스선 검사를 받더라도 암에 걸릴 위험성이 크게 높아지지는 않지만, 무시할 만큼 작다고 할 수도 없다. 2004년 「랜싯」에 실린 한 논문을 보면, 영국의 연간 신규 암 진단 사례 12만 4천 건 중 약 700건은 의료용 엑스선이 원인이다. 신규 암의 0.6%가 엑스선 때문에 발생하더라도, 환자를 진단하고 건강상태를 추적 관찰하려고 할 때 상당히 편리하므로 엑스선은 널리 사용된다. 현대의학 의사들은 잠재적 해로움보다 눈앞의 편익이 더 크다면 기꺼이 엑스선을 사용한다. 그러나 동시에 엑스선 사용을 최소화하기 위해 분명한 이유가 있을 때에만 찍는다.

반면에 카이로프랙틱사는 엑스선이 치료에 도움 된다는 분명한 이유가 없어도 똑같은 환자의 엑스선을 한 해에도 몇 번씩 찍는다. 그러나 엑스선 촬영으로 카이로프랙틱 철학에서 말하는 아탈구와 내재적 지성의 영상을 얻을 수는 없다. 실제로 존재하지 않기 때문이다.

원리주의 카이로프랙틱사는 중이염, 천식, 생리통을 치료한다는 명목으로 척추 엑스선을 찍는데, 아무리 생각해도 엑스선이 어떻게 도움이 되는지 알 수 없다. 특히 우려되는 것은 척추 전체를 촬영한다는 점이다. 이러면 일반적인 엑스선 촬영보다 더 많은 방사선에 노출된다.

왜 수많은 카이로프랙틱사가 엑스선을 찍고 싶어하는 것일까? 그 중요한 이유로, 카이로프랙틱사가 의료전문가의 최신 조언은 무시한 채 수십 년 전부터 입으로 전해 내려온 문제투성이 방법론과 파산한 철학을 맹목적으로 따른다는 점을 꼽을 수 있다. 더불어 카이로프랙틱사에게 엑스선 촬영은 괜찮은 수입을 안겨주는 일거리라는 점도 꼭 기억해야 한다.

엑스선 촬영에 뒤따르는 위험성과 더불어 척추교정 그 자체도 신체에 악영향을 미칠 수 있다. 2001년 5건의 연구에 대해 체계적 고찰을 진행했는데, 카이로프랙틱으로 치료받은 환자 거의 절반이 통증, 마비, 근육 결림, 어지럼증, 두통 등 일시적 부작용을 경험한 것으로 나타났다. 비교적 가벼운 부작용이기는 하나 빈도가 잦다는 점에서, 카이로프랙틱 치료의 얼마 안 되는 효과마저 다시 생각하게 한다.

더구나 카이로프랙틱으로 치료받는 도중 환자의 뼈가 빠지거나 부러질 수도 있어 심각한 우려를 자아낸다. 골다공증을 앓는 고령의 환자일수록 그럴 위험이 더 크다. 예를 들어, 1992년 「수지요법과 생리학요법 저널」에 요통으로 고생하다 카이로프랙틱사를 찾아간 72살 여성의 사례가 실렸다. 그녀는 6주에 걸쳐 23회 치료를 받았는데, 척추 곳곳에 압박골절상을 입고 말았다.

카이로프랙틱에는 훨씬 더 심각한 위험성도 있다. 이를 이해하려면 척추의 구조를 나타낸 220쪽의 그림을 참고할 필요가 있다. 척추는 5개의 영역으로 이루어져 있다. 가장 아래가 꼬리뼈이고, 그 위쪽으로 엉치뼈, 요추, 흉추가 이어지고, 맨 위에 경추가 있다.

가장 위험한 것은 경추를 교정하는 경우이다. 경추 7개는 목 맨 아래 부분에서 두개골 뒤쪽을 향해 나란히 늘어서 있다. 이곳은 우리 몸에서 가장 유연한 부분이지만, 그 유연성에는 대가가 따른 다. 머리와 신체를 연결하는 모든 생명선이 지나가므로 충격에 매 우 약하다. 특히 2개의 추골동맥은 각각 경추에 나 있는 구멍을 통해 지나간다. 이 모습은 〈그림 4〉에 나와 있다.

2개의 동맥은 맨 위 경추의 구조대로 심하게 구부러진 다음 뇌 에 도달하는데, 이를 통해 산소가 풍부한 혈액을 뇌에 공급한다. 동맥이 크게 구부러지는 것은 구조상 자연스러운 일이지만, 목을 갑자기 잡아당겨 휙 꺾거나 하면 문제가 생긴다. 그런 동작은 카 이로프랙틱 치료의 특징인 고속 소진폭 밀치기 교정에 서 쉽게 볼 수 있다. 이때 잘 못하면 추골동맥 내부의 혈 관 벽이 찢기는 이른바 추골 동맥 박리가 발생하기도 한 다. 추골동맥 박리는 네 가 지 방식으로 혈류에 영향을 미친다. 첫째, 손상된 부분 에 혈전이 생겨 동맥 속 혈 액의 흐름을 서서히 방해한 다. 둘째, 혈전은 점차 원래 있던 자리를 벗어나 뇌로 옮 겨가 뇌 부위 혈액의 흐름을

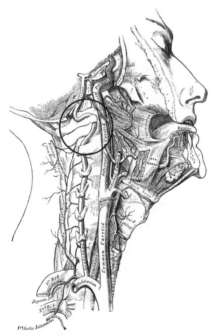

〈**그림 4**〉 원으로 표시한 부분을 보면 추골동맥이 맨 위 경추에서 급격하게 구부러진다.

방해한다. 셋째, 동맥 안쪽 층과 바깥 층 사이에 혈액이 고여 부어 오르면, 이 때문에 혈액이 흐르는 양이 줄어든다. 넷째, 동맥손상 은 동맥경련을 일으키고, 그에 따라 혈관이 오그라들어 혈액의 흐 름을 방해한다. 추골동맥 박리는 이 네 가지 경우 모두 결국 뇌의 여러 부분으로 흘러가는 혈액의 양을 줄어들게 해 뇌졸중을 불러 온다. 최악의 경우 뇌졸중으로 뇌가 회복 불가능한 손상을 입어 사망에 이를 수도 있다.

유감스럽게도 카이로프랙틱에서 경추교정은 일상적으로 이루 어진다. B. J. 파머는 경추교정을 카이로프랙틱의 가장 강력한 '만 능약'이라며 권장했다. 카이로프랙틱사들은 자신들의 치료 때문 에 추골동맥 박리가 일어나는 것을 의식하지 못한다. 추골동맥 박 리로 인해 뇌로 향하는 혈액의 흐름이 차단될 때까지는 상당한 시 간이 걸리기 때문이다. 그래서 수십 년간 카이로프랙틱과 뇌졸중 사이의 연관성이 밝혀지지 않았던 것이다. 하지만 최근 몇몇 사례 에서 경추교정 때문에 경추손상이 생긴다는 사실이 확인되었다.

그중 척추교정의 위험성을 극명하게 보여주는 사례를 하나 살 펴보자. 캐나다의 20세 여성 로리 매사이어슨은 1997년 7월부터 1998년 2월까지 약 반년 동안 요통 때문에 같은 카이로프랙틱사 에게서 21번의 치료를 받았다. 카이로프랙틱사는 매번 경추교정 을 시술했는데, 그녀는 20번째 경추교정을 받은 뒤 목이 아프고 어깨가 뻣뻣하게 굳는 것 같다는 말을 했다. 그날 저녁에는 거동 이 힘들어졌고, 직장인 식당에서 일하다 재떨이와 접시를 떨어트 렸다. 그녀는 그다음 날에도 카이로프랙틱사를 찾아갔다.

카이로프랙틱사가 다시 경추교정을 하자, 로리는 비명을 지르기 시작하더니 눈을 허옇게 뒤집고 입에 거품을 물었다. 온몸에 경련이 일고 얼굴에서 핏기가 완전히 사라져, 급히 병원으로 옮겼으나 혼수상태에 빠졌고 사흘 후 사망했다.

로리가 황당하게 돌연사하자, 사망 시 상황을 분명히 밝히고 비슷한 비극의 재발을 막기 위해 사인 조사가 시행되었다. 나흘에 걸친 검증을 통해 문제의 20번째 카이로프랙틱 시술로 그녀의 추골동맥이 거의 확실하게 손상되었고, 뇌에 혈액을 운반하는 추골동맥 두 개 중 한 개에서 혈전이 생겼을 것으로 추정되었다. 로리가 그날 저녁 비교적 가벼운 증상만 느꼈던 것은 혈전이 생긴 지 얼마 되지 않았기 때문이었다. 그러나 마지막 치료에서 혈전은 있던 곳을 벗어나 뇌로 들어갔고, 로리는 목숨을 잃었다.

검시배심원단은 '왼쪽 추골동맥의 외상성 파열'이 로리의 사인이라고 진단한 뒤 "이 시점에서 알 수 있는 사실은 로리가 경추교정 과정에서 발생한 추골동맥 파열로 사망했다는 것"이라고 설명했다. 그들은 또한 카이로프랙틱 시술 시 환자의 위험을 최소화하기 위한 몇 가지 대책을 제안했고, 카이로프랙틱 업계 지도층 인사들은 처음에는 제안을 받아들일 것처럼 굴었다. 그러나 얼마 후 이런 건설적인 태도는 순식간에 사라져버렸고, 카이로프랙틱사들은 검시배심원단의 제안을 실행에 옮기기는커녕 로리의 사망에 책임이 없다고 발뺌하기 시작했다.

사인 조사가 끝나고 이틀 뒤 캐나다 카이로프랙틱보호협회의 회장 폴 캐리는 한 라디오 방송에 출연해 뻔뻔한 말을 늘어놓았다. "검시배심원단은 카이로프랙틱의 척추교정과 직접 관계가 있다는 말은 하지 않았다." 몇 주 후에 캐나다 카이로프랙틱보호협회는 언론 성명을 발표했는데 "검시배심원단은 카이로프랙틱사의 치료가 이번 비극의 원인이라고 판정하지 않았다."고 주장했다. 이후 사인 조사 결과와는 모순되는 듯한 주장이 담긴 카이로프랙틱 업계의 신문과 뉴스레터, 리플렛, 광고가 이어졌고 로리 가족의 슬픔은 더욱 깊어졌다. 로리의 어머니는 카이로프랙틱 업계가 성명을 발표하자 이를 공개적으로 비판했다.

카이로프랙틱사들이 한통속이 되어 시민들을 속여먹고 있어요. 카이로프랙틱사에게 치료를 받으러 가는 사람들은 로리 죽음의 전모와 진실을 모릅니다. 사람들은 카이로프랙틱의 위험성을 제대로 알지 못해요.

로리의 사례는 절대 특별하지 않다. 사실 캐나다만 보더라도 도라 라본트, 라나 데일 루이스, 피에레트 파리지엔 등 젊은 여성 여러 명이 경추교정 시술 직후에 사망했다. 주요 신문의 머리기사를 장식한 이들 사례는 척추교정의 안전성에 관한 대대적인 논쟁을 불러왔지만, 여기서 핵심 문제는 이 같은 비극이 환자가 뇌졸중에 취약한 상태에 있을 때 발생한 예외적 사고인가, 아니면 빙산의 일각일 뿐 모든 환자에게 아무 때나 발생할 위험이 있음을 암시하는 사고인가 하는 것이다.

카이로프랙틱 경추교정에 내재한 위험성을 평가하려는 시도도 여러 차례 있었다. 카이로프랙틱사들은 「경추교정과 수동기법의 적절성에 관하여」라는 제목의 연구를 자주 인용한다. 1996년에 진행된 이 연구는 뇌졸중, 척수압박, 골절, 커다란 혈전 등이 생기는 횟수는 경추교정 100만 번당 1.46건꼴이라고 추정했다. 위험률은 100만 분의 1 정도로 아주 낮지만, 이는 두 가지 점에서 오해의 소지가 있다. 첫째, 대부분 의료사고가 보고되지 않은 채 묻히기 때문에 이 연구에 포함되지 않은 사례가 많았을 것으로 의료전문가는 의심한다. 둘째, 한 환자가 특정 증상으로 10번 이상 치료받는다면 사고율은 10배 이상 올라간다.

위험성이 이보다 높을 거라고 시사하는 연구도 있었다. 그중가장 중요한 것이 2001년 캐나다 연구자들이 발표한 것으로, 그들의 결론에 따르면 카이로프랙틱 경추교정을 받은 환자 10만 명당 1명꼴로 동맥손상이 발생했다. 이 연구에서는 추골동맥이 손상된 환자와 뇌졸중 병력이 없는 대조군 환자를 비교했다. 그 결과 동맥 파열을 겪은 45세 미만의 환자가 손상이 나타나기 전 일주일 이내에 카이로프랙틱 치료를 받은 횟수는 비슷한 나이대 건강한 사람의 5배였다. 카이로프랙틱 치료를 받으면 동맥 손상 위험성이 5배가 될 수도 있다는 뜻이다.

이 책의 공동저자인 에른스트 교수는 척추교정의 위험성에 관한 문헌을 여러 차례 검토했다. 문헌에는 현재까지 약 700건의 중증 합병증 사례가 자세히 실려 있다. 기록으로 남지 않은 것까지포함하면 실제 사례는 훨씬 더 많을 테니 보건당국은 깊은 관심을기울여야 한다. 만약 '척추교정'이 입증된 효과는 하나도 없이 심각한 부작용만 낳는 의약품이었다면, 일찌감치 시장에서 퇴출당해 자취를 감췄을 것이다.

카이로프랙틱사가 동맥 파열을 일으킬 위험이나 동맥 손상으로 빚어질 비참한 사태를 생각해보면, 카이로프랙틱 업계는 세 가지 점에서 심각하게 비판받아야 한다. 첫째, 카이로프랙틱사는 척추교정의 위험성을 제대로 파악하지 못하고 있다. 부주의한 치료로 인한 손상을 기록하고 추적 관찰하는 시스템이 없으며, 이러다 보니 의료행위의 안전성을 평가하려는 어떤 시도도 회피하는 것처럼 보인다. 이 문제는 2001년 에른스트 교수가 속한 연구팀이, 경추교정을 받고 24시간 이내에 신경계통 합병증을 앓은 환자의 사례를 알려달라고 영국 신경학회에게 요청했을 때 특히 주목을 받았다. 신경학회 회원들은 1년 동안 뇌졸중 9건을 비롯해 35건의 합병증 사례를 밝혀냈다. 에른스트와 공동연구자들은 그때까지 이들 사례가 의학 문헌 어디에도 보고된 적이 없었기 때문에 전혀 주목받지 않았다는 사실에 깜짝 놀랐다.

카이로프랙틱 업계가 의료행위를 대하는 자세는 의약품을 공개적으로 사용하기 전에 안전성을 엄밀하게 평가하는 현대의학의 자세와 극명하게 대비된다. 의사는 약을 처방하면 꾸준한 추적 관찰을 통해 아무리 작은 사고라도 보고해야 한다. 이렇게 하면 희귀한 부작용까지 확인할 수 있다. 이 지속적 감시 프로그램은 영국에서 옐로카드 제도로 불리며, 영국 의약품규제청이 운영한다. 옐로카드를 비롯한 다양한 대책 덕분에 우리는 과거에 몰랐던 위험성을 밝혀낼 수 있고, 위험이 발생하면 의약품을 회수할 수도 있다. 카이로프랙틱 업계에는 이와 조금이라도 비슷한 시스템이 전혀 존재하지 않는다.

둘째, 카이로프랙틱사는 환자에게 치료의 위험성을 미리 경고하지 않는다는 점에서도 비판받아야 한다. 2005년 카이로프랙틱사들이 발표한 연구를 보면, 무작위로 추출한 영국 카이로프랙틱사 150명을 상대로 환자에게 치료 내용을 설명하고 동의하는 절차를 얼마나 실천했는지 조사했을 때, 치료하기 전에 중대한 위험성을 설명한 비율은 23%에 불과했다. 대부분의 카이로프랙틱사는 영국 보건부의 지침을 따르지 않는다. 보건부에서는 "진찰, 치료, 간호를 시작하기 전 적절한 판단능력이 있는 성인에게 동의를 구해야 한다. … 환자는 동의 여부를 결정하기 전에 충분한 정보를 알아야 한다. 이때 정보란 제시한 치료법의 효익과 위험, 다른 치료법이 있는지 등을 말한다."고 규정하고 있다. 또한 카이로프랙틱사는 영국 카이로프랙틱사협의회가 제정한 복무규정도 준수하지 않는다. 복무규정에 따르면 "카이로프랙틱사는 진찰이나 치료에 임할 때 확실하게 사전 동의를 구해야 한다. 사전 동의를 구하지 못하면 범죄행위가 되거나 민사소송의 대상이 될 수도 있다."고 한다.

셋째, 척추교정은 근골격계 증상에만 효과가 있는데도 카이로프랙틱사가 근골격계 이외의 증상까지 치료한다는 점 역시 비판 대상이다. 이것은 앞에서 이미 짚어본 문제점이기는 하나, 앞서 이야기한 두 가지 비판을 되새겨보면 그 심각성은 훨씬 뚜렷해진다. 예를 들어, 천식을 치료하기 위한 척추교정은 아무 효과도 없을뿐더러 사망을 초래할 위험성이 있지만, 치료의 위험에 대해 환자가 항상 사전에 전달받지는 못한다.

앞에서 카이로프랙틱사에게 치료를 받으러 가려는 사람을 위해 주의사항을 적어두었지만, 지금까지 개괄적으로 살펴본 심각한 위험성에 비춰 몇 마디 조언을 덧붙이고 싶다. 예를 들어, 카이로프랙틱은 요통 치료에 효과를 보일 수도 있으니 절충주의 카이로프랙틱사에게 단기간 치료받는 것은 괜찮지만, 그럴 때에도 카이로프랙틱의 효과는 평범한 물리치료의 효과보다 크게 뛰어나지 않다는 점에 유의하라고 했었다. 내친 김에 물리치료는 척추교정보다 훨씬 안전한 치료법이니 만큼 척추교정이 아니라 물리치료를 먼저 선택하라고 강력하게 권하고 싶다.

카이로프랙틱으로 치료받기에 앞서 한 번 시도해보라고 권유하고 싶은 치료법으로 정골요법이 있다. 정골요법의 시작도 카이로프랙틱과 비슷했다. 둘 다 19세기 말 북미에서 카리스마 있는 이단아에 의해 창시되었다. 정골요법의 창시자는 앤드류 테일러 스틸이다. 테일러는 척추는 물론 모든 뼈에 정골을 시술하면 피의 흐름이 좋아지고 신경계의 기능이 향상된다고 생각했다. 심지어 신체의 어떤 질환이건 정골로 치료할 수 있다고 주장했다!

척추나 뼈를 바로잡으면 모든 질환을 치료할 수 있다고 하는, 카이로프랙틱과 정골요법의 야심 찬 발상은 둘 다 괴이하고 잘못된 생각이다. 그럼에도 다음과 같은 이유에서 정골요법을 권할 수 있다. 첫째, 정골요법은 초창기의 기괴한 믿음과 주장을 거의 버렸고, 오늘날 탄탄한 과학적 토대를 갖추었다. 둘째, 대개 해로운 부작용이 별로 없는 좀 더 조심스러운 시술기법을 사용한다. 셋째, 엑스선을 자주 찍지 않으며, 효과가 입증되지 않은 진단방법을 동원하지도 않는다. 넷째, 보통 척추와 근골격계의 증상만 치료하고, 그 이외의 질환은 다른 전문가에게 맡긴다.(한국에서는 의사의 관리 하에 시행되는 도수치료가 이에 해당한다고 볼 수 있다.- 옮긴이) 그러나 두개골정골요법만큼은 그 효과에 대한 과학적 근거가 아직 없기 때문에 권하고 싶지 않다.

지금까지의 우려와 경고에도 불구하고 여전히 카이로프랙틱으로 치료를 받겠다는 사람이 있을 수 있다. 이런 사람에게는 카이로프랙틱사의 진찰을 받을 때 먼저 경추교정을 하지 않는지 꼭 확인해보라고 강력하게 충고하고 싶다. 허리 때문에 치료를 받기는 하지만, 목은 손대지 않도록 확실히 말해두어야 한다. 많은 카이로프랙틱사가 다양한 증상을 치료한다는 명목으로 사전 동의를 구하지 않은 채 경추교정에 착수하기 때문이다. 사실 1998년에 사망한 로리 매사이어슨은 요통을 치료하기 위해 카이로프랙틱사를 찾아갔지만, 경추교정을 받았다.

카이로프랙틱의 위험성을 살펴본 이 절을 마치기에 앞서, 지금까지 이야기한 모든 우려 사항은 어린이 치료에도 그대로 적용된다는 점을 강조하고 싶다. 많은 부모가 자녀에게 카이로프랙틱사의 치료를 받게 한다. 그러나 그런 행동이 실제로는 자녀를 위험한 엑스선에 노출시키고, 일정 기간 부작용에 시달리게 하며, 척추손상과 뇌졸중의 위험에 빠트리는 결과를 낳을 수도 있다는 것을 꼭 알아두어야 한다.

많은 카이로프랙틱사가 어린이의 천식, 야뇨증, 운동조화장애, 중이염, 위장장애, 과잉행동장애, 면역체계의 여러 문제, 학습장애, 호흡기장애 등 카이로프랙틱으로 치료하기에 부적절한 온갖 증상을 치료하겠다고 덤벼든다. 카이로프랙틱사는 이들 증상을 치료할 수 있다고 주장하지만, 누누이 말했듯이 척추교정이 효과를 발휘한다는 과학적 근거는 없다. 카이로프랙틱 업계의 근거 없는 주장에 자극받은 저널리스트 폴 베네데티와 웨인 맥파일은 카이로프랙틱의 어린이 치료의 문제점을 조사해, 『스핀 닥터-꼼꼼하게

조사한 카이로프랙틱 업계』를 썼다. 두 사람은 거의 모든 카이로
프랙틱사가 어린이를 치료하고 있고, 상당히 많은 부모가 카이로
프랙틱사에게 자녀를 맡기는 캐나다의 상황에 초점을 맞췄다. 사
실 2004년 토론토 지역을 조사한 결과를 보면, 어린이의 31%가
카이로프랙틱사의 치료를 받은 적이 있었다.

어린이가 카이로프랙틱사에게 진찰을 받으러 가면 어떻게
되는지 알기 위해 베네데티와 맥파일은 한 가지 실험을 했다.
2001년 두 사람은 동료에게 부탁해 주디라는 이름의 11살짜리
여자아이를 데리고 토론토에서 개업한 카이로프랙틱사 다섯 명을
찾아가도록 했다. 사전에 토론토 소아병원의 경험이 풍부한 소아
정형외과의사 존 웨지에게서 주디는 '지극히 건강한 여자아이'라
는 확실한 진단을 받아두었다. 실험 목표는 카이로프랙틱사들의
진단과 웨지의 진단이 얼마나 일치하는가 하는 것이었다.

카이로프랙틱사들에게는 주디가 대체로 건강한 편이지만 귀가
약간 아프고 가벼운 두통과 알레르기가 있으며 천식을 앓을까 걱
정된다고 말해주었다. 그러자 다섯 명 중 한 카이로프랙틱사만 주
디를 진찰한 뒤 아주 건강하다고 웨지와 똑같은 진단을 내렸고 척
추교정을 권하지 않았다. 나머지 네 명은 주디에게 건강 문제가
있다고 말했다. 더구나 그들이 말한 건강 문제는 카이로프랙틱사
마다 달랐고, 진단도 서로 모순되었다.

베네데티와 맥파일에 따르면, "네 명의 카이로프랙틱사는 다양
한 검사를 하고 나서 신체균형이 좋지 않다, 척추 일부가 비정상
적 위치에 고착되었다, 비대칭성이 보인다, 체중이 한쪽으로 쏠렸
다, 척추 상부에서 하부 쪽으로 아탈구가 있다는 진단을 내렸다.

척추 상부와 중간부, 하부에 아탈구가 보인다고 했지만, 문제가 있다고 지적한 위치는 각각 달랐다.”고 한다. 카이로프랙틱사들은 아탈구 때문에 학습장애, 소화기질환, 불임 등의 문제가 나타날 수 있다고 했고, 그중 한 사람은 관절염의 초기 조짐이 보인다는 말까지 했다. 이들 카이로프랙틱사들은 척추교정을 권유했다. 그중 한 사람은 2주 동안 주 6회 척추치료를 받은 뒤, 다시 6주 동안 주 3회 치료를 받아야 하고, 이후에도 증상이 개선될 때까지 주 2회 치료를 하라고 했다.

베네데티와 맥파일은 카이로프랙틱사들의 말을 그대로 책에 실었다. 한 카이로프랙틱사는 주디의 증상은 출생 당시로 거슬러 올라간다고 추정하며 이런 말을 했다. “아마 산부인과의사 혹은 누군가가 주디의 머리를 잡고 이쪽저쪽으로 비틀었을 겁니다. 그때 머리에 엄청난 압력이 가해졌겠지요. 믿기 힘드시겠지만, 성인이 겪는 모든 문제의 85에서 95%가 출산 과정에서 시작됩니다.”

다른 카이로프랙틱사는 주디 등의 체온분포를 조사한 다음 삼촌에게 전화를 걸어 그 결과를 설명했다. “사실대로 말씀드려 주디를 검사한 결과는 아주 좋지 않습니다. 체열검사 결과가 몹시 나빠요. 목 윗부분에서 허리 윗부분까지 신경간섭이 발생하고 있습니다. 그 영역이 또래 아이들과 비교하면 매우 넓어요. 그건 그렇고 저는 주디의 엑스선 사진을 보지 못했습니다. 아직 찍지 않으셨나요?” 삼촌은 주디의 어머니가 엑스선을 찍고 싶어하지 않는다고 설명했지만, 그 카이로프랙틱사는 주디 어머니의 마음을 돌리려고 했다. “그렇다면 어머니께서 저에게 전화하셔야 할 것 같습니다. 검사 결과가 이렇게 나온 이상 엑스선을 꼭 찍어야 합니다.”

어린이를 상대로 불필요한 엑스선 촬영을 권유하는 것, 증상이 심각하다며 불안을 부채질하는 것, 아직 완전히 자라지 않은 뼈에 척추교정을 하는 것은 모두 카이로프랙틱 업계의 신용을 훼손하는 행위이다. 베네데티와 맥파일은 책에서 훨씬 충격적인 의료행위, 즉 아기에게 척추교정을 시술한다는 사실도 폭로했다. 두 사람의 동료 저널리스트가 귀 염증에 시달리는 2살짜리 아기의 어머니인 척하며, 토론토 전화번호부에서 무작위로 추출한 카이로프랙틱사 50명에게 전화를 걸었다. 카이로프랙틱이 귀 염증 치료에 도움이 된다는 과학적 근거가 전혀 없는데도, 전화를 받은 카이로프랙틱사의 72%가 귀 염증을 치료할 수 있으니 맡겨보라고 했다.

대체의학은 현대의학보다 안전할까

대체의학은 안전하다고 생각하는 사람이 많다. 그에 반해 현대의학은 의약품의 부작용과 수술의 위험성 탓에 자주 비판의 대상이 된다. 그런데 정말로 대체의학은 현대의학보다 더 안전할까?

앞에서 이미 살펴본 대로 카이로프랙틱에는 엑스선 촬영 같은 비교적 작은 위험부터 경추교정을 할 때 발생하는 뇌졸중까지 다양한 위험이 있다. 카이로프랙틱이 현대의학의 물리치료보다 더 위험하다는 것은 거의 확실하다. 그러면 그 밖의 대체의학은 어떠한가?

침과 동종요법을 이야기한 장에서는 일부러 안전성 문제를 논하지 않았다. 치료 효과가 있는지 없는지를 따지는 것이 더 급했기 때문이다. 이 장에서 카이로프랙틱의 안전성 문제를 제기했으니 침과 동종요법의 안전성도 살펴보려고 한다. 이 두 치료법을 놓고 가장 먼저 해야 하는 일은 위험성 평가이다. 위험이 효익보다 더 큰 건 아닌지 알아보고, 그 위험과 효익의 비율을 현대의학과 비교해보아야 한다.

침 치료의 경우는 가벼운 통증이나 출혈, 멍이 뒤따른다. 이런 부작용은 심각하지 않다. 일시적으로 이런 부작용에 시달리는 침 치료 환자는 10% 정도이다. 이보다 약간 심한 부작용으로 실신, 어지럼증, 구역질, 구토 등이 드물게 나타나는데 대개는 환자가 침을 봤을 때 느끼는 불안감과 관련이 있다. 환자 대부분은 이 정도 위험이야 침을 맞는다면 감수해야 하는 것으로 받아들일 테지만, 침술사를 찾아가기 전에 반드시 고려해야 하는 심각한 부작용이 두 가지 있다.

그 첫 번째는 감염이다. 감염에 대한 우려는 침을 맞은 뒤 간염에 걸린 환자의 사례가 몇 차례 보고된 적이 있기 때문이다. 예를 들어, 학술지 「헤파톨로지」에는 로드아일랜드의 어떤 침 클리닉에서 침을 맞은 환자 366명 중 35명이 B형 간염에 걸린 사례가 실렸다. 간염의 이 같은 갑작스러운 유행을 자세히 조사한 결과, 침 치료 과정에서 B형 간염에 걸릴 위험이 침을 맞은 횟수가 150회 이하인 환자는 9%였지만, 450회 이상인 환자는 33%에 이르렀다. 간염의 감염은 제대로 살균하지 않은 침을 재활용해서 발생한 것으로, 침을 알코올 용액에 담가 보관하는 중국의 관습에서 기인한다. 알코올 용액은 간염 바이러스를 막는 예방조치로는 불충분하다.

두 번째로 침이 주요 신경과 장기를 손상시키는 심각한 위험도 있다. 예를 들어, 두개골 기저부에 침을 맞다가 뇌를 다칠 수도 있고, 허리에 깊게 침을 맞으면 신장이 상할 우려도 있다. 또한 침이 폐에 구멍을 내 기흉을 초래한 사례도 60건 이상 보고되었다. 그중 가장 심각한 사례로, 어떤 침술사가 오스트리아 여성 환자 가슴에 침을 놓다 심장을 관통한 일을 들 수 있다. 심장은 흉골이 둘러싸 보호하고 있으므로 침을 놓더라도 대체로 안전하지만, 20명 중 한 명꼴로 흉골에 구멍이 난 사람이 있다. 흉골은 아주 튼튼한 인대로 덮여 있기 때문에 손으로 만지거나 눈으로 보아서 이러한 이상이 있는지 알기 힘들지만 흉골에 놓은 침은 인대를 뚫고 들어간다. 오스트리아 여성 환자의 경우, 침이 심장을 꿰뚫는 바람에 사망하고 말았다.

침에는 흔한 위험도 있고 심각한 위험도 있지만, 흔한 위험은 심각하지 않고 심각한 위험은 흔하지 않다. 지난 수십 년 동안 알려진 기흉 사례 60건은 연간 수백만 건에 달하는 침 치료 건수를 고려한 상태에서 이해해야 한다. 정식 의학 교육을 받은 일회용 침을 사용하는 침술사를 찾아가면 심각한 위험은 최소화할 수 있다.

침의 유효성에 관한 과학적 근거에 따르면, 침은 모든 증상에 아무 효과도 발휘하지 못하거나 특정 증상에만 미미한 효과를 발휘한다. 결론적으로 통증과 구역질의 경우라면, 침은 작은 위험에 비해 기대되는 편익이 더 크다고 할 수 있다.

제3장에서는 동종요법의 유효성(혹은 유효성의 결여)을 살펴보았다. 그때의 결론은 동종요법의 효과가 모두 플라세보효과라는 것이었다. 극도로 희석시킨 동종요법 치료제에는 유효성분이 전

혀 들어 있지 않으므로, 의외의 결론은 아니다. 그런데 이 점을 근거로 동종요법 치료제가 안전할 거로 생각할 수도 있다. 동종요법 치료제에 유효성분이 들어 있지 않다면, 해가 없다고 해도 괜찮지 않을까?

유감스럽게도 동종요법에는 예상하지 못한 위험한 부작용이 있을 수 있는데, 이는 특정 동종요법 치료제와 직접 관련된 부작용은 아니다. 그보다는 동종요법사가 의사를 대신해 의료에 관한 조언을 할 때 발생하는 간접적인 부작용이다.

예를 들어, 동종요법사는 예방접종에 부정적인 태도를 보이므로, 동종요법사와 일상적으로 접촉하는 부모는 자녀의 예방접종에 소홀할 수 있다. 이 문제의 심각성을 평가하기 위해 엑서터대학의 에트차르트 에른스트와 카차 슈미트는 영국 동종요법사를 대상으로 흥미로운 조사를 했다. 두 사람은 2002년 온라인 직업별 광고에서 이메일 주소를 뽑아낸 뒤 동종요법사 168명에게 이메일을 보냈다. 두 사람은 1살짜리 아이의 어머니인 척하면서 아기에게 홍역, 볼거리, 풍진 예방주사(MMR)를 맞혀야 하는지 조언을 구했다. 2002년이라는 시점은 MMR 예방주사를 둘러싼 과학적 논쟁이 이미 끝난 때로, 백신접종을 지지하는 과학적 근거가 충분히 밝혀져 있었다. 동종요법사 104명이 답장을 보내왔다. 이때 연구를 감독하는 윤리위원회에서, 이메일 뒤에 감춘 진정한 목적을 동종요법사에게 알림으로써 조사에 참여할 의사가 없는 동종요법사에게 답장을 철회할 기회를 주라고 요구했다. 아니나 다를까 동종요법사 27명이 답장을 철회했다. 나머지 77명 중에서는 2명(3%)만 예방접종을 하라고 권유했다. 조사에 참여하지 않겠다는 의사를 밝힌 동종요법사 27명의 답장은 공개되거나 평가되지 않았지만, 대체로 예방접종에 부정적이었다고 추정하는 것이 타당할 것이다. 동종요법사의 압도적 다수가 예방접종을 권유하지 않는다는 것은 분명하다.

동종요법사만 예방접종에 반대하는 것은 아니다. 여타 대체의학 치료사도 비슷한 입장에 서 있다. 에른스트와 슈미트는 동종요법사를 대상으로 조사할 때 카이로프랙틱사에게도 같은 내용의 이메일을 보냈다. 22명이 답장을 보내왔는데, 자신의 답장이 학술 연구에 이용된다는 것을 알고 답장을 철회한 카이로프랙틱사는 6명이었다. 나머지 16명 중 4명(25%)만 예방접종을 하라는 답장을 보내왔다. 마찬가지로 조사에 참여하지 않겠다는 뜻을 밝힌 카이로프랙틱사의 답장에는 예방접종에 부정적인 태도가 담겼을 것으로 짐작된다. 역시 분명한 것은 카이로프랙틱사 대부분도 예방접종을 권하지 않는다는 점이다.

카이로프랙틱사의 부정적 반응은 그들의 저작물 대다수에서 공개적으로 드러나는 예방접종에 대한 적대적 태도와 일치한다. 지도적 위치에 있는 카이로프랙틱사들은 "미국과 영국에서 천연두 백신접종이 중단되었다. 백신접종을 맞은 사람일수록 천연두를 호되게 앓았기 때문이다."라고 하거나 "어린이가 백신접종을 맞는 것은 몹시 위험하다. … 때에 따라서는 백신 때문에 어린이에게 내재해 있던 만성병의 경향이 두드러질 수도 있다."고 말했다. 어느 것이든 오해를 부르고 해를 끼칠 수도 있는 말이다. 사실 예방접종은 의학 역사상 가장 중요한 발견이다. 백신접종을 받지 않았다면, 이 책의 독자들도 지금 살아 있기 어려웠을 것이다.

오늘날 선진국에서는 예방접종 덕분에 많은 전염병이 사라졌지만, 그 때문에 전염병이라는 게 참상을 빚어낼 잠재력이 있다는 것을 망각하기 쉽다. 전염병을 왜 무서워했는지 더는 인식하지 못하는 것이다. 그러나 선진국 너머로 눈을 돌리면 어린이 전염병이 얼마나 위험한지, 예방접종이 얼마나 귀중한 가치가 있는지 다시 생각해보게 된다. 예를 들어, 2001년에 발족한 '홍역 이니셔티브'라는 단체는 홍역으로 사망하는 어린이 수를 줄이기 위해 전 세계 어린이에게 백신을 접종하는 운동을 펼치고 있다. 출범 후 5년 만에 아프리카에서 홍역으로 사망한 어린이의 수는 연간 40만 명에서 91% 감소한 3만 6천 명으로 줄어들었다.

대체의학 치료사들은 단순히 예방접종에 부정적 태도를 보이는 데 그치지 않고, 환자에게 온갖 해로운 조언을 한다. 환자의 처방 약에 대해 조언할 자격이 없는데도 대체의학 치료사들이 현대의학의 약물치료 프로그램에 간섭하는 사례가 가끔 눈에 띈다. 2004년 영국 침술사 조사 결과를 보면 침 치료 환자의 3%가 침술사에게서 처방 약에 관한 조언을 들었고, 그중 몇몇은 조언대로 했다가 부작용에 시달렸다고 한다.

대체의학 치료사의 행동 중 가장 위험한 것은 아마도 현대의학 의사의 치료를 받아야 하는 환자에게 대체의학으로 치료받으라고 조언하는 일일 것이다. 중증질환(당뇨병, 암, 에이즈)을 앓는 환자가 의사의 조언을 따르지 않고 대체의학 치료사의 무책임한 조언을 따랐다가 엄청난 피해를 본 사례는 수없이 많다.

이 위험성은 대체의학 대다수가 주장하는 명현현상 때문에 더욱 증폭된다. 명현현상은 치료를 받고 증상이 좋아지기 전에 일시적으로 악화하는 현상을 말한다. 신체가 저항을 하는 것이거나 독소를 몸 밖으로 배출하기 때문이라는 것이다. 어떤 사례에서는 생명을 앗아갈 수도 있는 질환인 췌장염 치료를 받던 환자가 처방받은 동종요법 치료제 라벨에 복부의 통증은 명현현상(달리 말하면 동종요법적 악화)의 일부라고 적혀 있었다. 그러니 췌장염이 악화되어 응급치료가 필요한 상황이 닥치더라도 동종요법사는 이미 예상한 과정을 거쳐가는 중이니 마음을 푹 놓으라는 조언을 할지 모른다.

2006년 이 책의 공동저자인 사이먼 싱은, 말라리아 예방약을 찾는 젊은 여행자에게 동종요법사가 어떤 조언을 했는지 조사하고 거기에 담긴 문제점을 밝히려고 했다. '센스 어바웃 사이언스' (올바른 과학지식의 보급을 목적으로 하는 영국의 공익단체 – 옮긴이)와 공동으로 조사에 착수한 싱은, 젊은 대학원생 앨리스 터프가 서아프리카를 북에서 남으로 10주 동안 종단할 예정이라는 시나리오를 생각해냈다. 당시 서아프리카는 걸리면 3일 이내에 사망하는 위험한 말라리아가 유행하는 지역이었다. 이 시나리오의 핵심은 터프가 동종요법사에게, 현대의학의 말라리아 예방약 부작용으로 고생한 적이 있기 때문에 동종요법 말라리아 예방약을 찾는 중이라고 말하는 것이었다.

터프는 동종요법사와 상담하기 전 현대의학 쪽 여행자 클리닉을 찾아가 역시 시나리오대로 이야기를 했다. 의사는 상당한 시간을 들여 진찰한 뒤, 말라리아 예방약을 먹고 부작용이 일어나는 일은 흔한 일이고, 대체할 수 있는 약이 많으니 다른 약으로 바꿔보라고 했다. 여행을 떠나기 일주일 전에 복용하면 불쾌한 부작용이 있는지 확인할 수 있다는 말도 덧붙였다. 의사는 또한 터프의 병력을 자세하게 물었고 벌레에 물리지 않는 법을 비롯한 여러 조언도 곁들였다.

터프는 젊은이들이 흔히 하는 대로 인터넷으로 동종요법사를 검색한 뒤 런던 시내와 인근에서 진료 중인 10명을 뽑아 직접 방문하거나 전화로 상담했다. 그들 중 일부는 직접 클리닉을 운영하고 있었고, 다른 몇은 동종요법 전문약국에서 일하고 있었다. 대형 현대의학 약국에서 근무하는 사람도 한 명 있었다. 매번 상담할 때마다 터프는 몰래 진료 내용을 녹음했다.

결과는 충격적이었다. 동종요법사 10명 중 7명이 터프의 병력에 관해 아무것도 묻지 않았고, 벌레 물림을 예방하는 일반 상식도 알려주지 않았다. 더 큰 문제는 10명 모두 현대의학에 의존하지 말고 동종요법의 말라리아 예방약을 복용하라고 권고했다는 사실이다. 터프가 진짜 여행자였다면 생명을 위협받을 수도 있었다.

동종요법사는 저마다 다른 치료제를 터프에게 권했다. 말라리아 노소드(썩은 식물로 만든다)를 권한 사람이 있는가 하면 키나 오피시날리스(키니네를 원료로 한다)나 나트륨 무리아티쿰(소금으로 만든다)을 권한 사람도 있었다. 어떤 치료제든 극도로 희석한 탓에 유효성분이 전혀 들어 있지 않아 아무 효능이 없었다.

동종요법사들은 동종요법이 효과가 있다는 말을 하기 위해 이런저런 일화를 인용했다. 다음은 한 여성 동종요법사가 들려준 이야기다. "예전에 어떤 여성한테 들은 이야기를 할게요. 업무로 아프리카에 갔을 때 말라리아 예방약을 복용했는데도 말라리아에 걸린 사람을 봤다고 하더군요. 아마 예방약이 듣는 정상적 유형의 말라리아가 아니라, 그와 다른 파괴적인 변종 말라리아에 걸렸을 겁니다. 반면 동종요법 치료제를 복용한 사람은 말라리아에 걸리지 않았다고 합디다." 그 여성 동종요법사는 동종요법으로 황열병, 이질, 장티푸스도 예방할 수 있다는 말도 했다. 다른 동종요법사는 동종요법 치료제의 밑바탕에 깔린 메커니즘을 설명하며 이런 말을 했다. "동종요법의 말라리아 치료제를 복용하면 틀림없이 질환 감수성이 낮아질 겁니다. 치료제는 당신의 에너지, 즉 당신의 생명력에 말라리아라는 이름의 구멍이 뚫리지 않게 할 겁니다. 말라리아모기가 덤벼들어도 그 구멍에 들어오지 못하게 말입니다. 치료제가 생명력을 재정비해줄 겁니다."

며칠 후 BBC의 〈뉴스 나이트〉 취재진은 터프가 찾아간 동종요법 클리닉 몇 곳에서 아무 효과 없는 말라리아 치료제가 실제로 건네지는 광경을 몰래 촬영했다. 여름휴가를 앞둔 시점에 진행된 이 취재는 열대지방의 풍토병을 예방하기 위해 동종요법 치료제를 복용하는 것은 위험하다는 것을 여행자에게 알리는 캠페인의 일부였다. 동종요법에만 의지해 서아프리카 토고를 여행한 여성이 심각한 말라리아 발작에 시달린 사례가 「브리티시 메디컬 저널」에 실린 적이 있었다. 그 여성은 다발성 장기부전에 빠졌고, 두 달 동안 집중치료를 받아야 했다.

동종요법의 말라리아 치료를 취재한 주요 목적은, 아무리 유순한 대체의학이라도 치료사가 현대의학의 효과적인 치료를 따르지 말라고 조언하면 위험할 수 있음을 분명히 하려는 것이었다.

대체의학 치료사 중에는 아무 효과가 없다는 것을 알면서도 위험한 질환을 앓는 사람에게 치료제를 판매하고 거기서 돈을 벌 수 있어서 좋다고 하는 사람이 있을 수 있다. 그러나 대체의학 치료사 대부분은 선의가 충만한 사람이라는 점을 강조하고 싶다. 잘못된 생각에 빠진 소수의 치료사만이 환자는 물론이고 자기 자신을 속이는 짓을 한다.

영국 데본주의 어느 선량한 여성 동종요법사의 가슴 아픈 사례를 보자. 그 여성의 신원은 알려지지 않았다. 2003년 그녀는 자기 팔에 갈색 반점이 생긴 것을 알아차렸다. 반점은 점점 커졌고 색깔도 변했다. 그녀는 당시 동종요법으로 천식을 치료할 수 있는지 조사하기 위해 에른스트 교수가 조직한 연구에 참여하고 있었으므로, 의사와 정기적으로 만날 기회가 있었다. 그러나 연구에 참여한 의사에게 자신의 병변을 상담하는 대신 스스로 만든 동종요법 치료제를 쓰기로 마음먹었다.

동종요법 치료제의 효과를 절대적으로 확신한 여성 동종요법사는 여러 달 동안 반점을 스스로 치료했고, 이 사실을 의사에게는 비밀로 했다. 안타깝게도 반점은 악성 흑색종이었다. 한 달 두 달이 지났고, 빠르게 진행되는 암을 조기에 치료할 기회는 사라져 갔다. 천식 환자 연구가 끝나기도 전에 그녀는 숨을 거두었다. 동종요법에만 의지한 탓에 젊은 나이에 자신을 죽음으로 몰고 간 것이다.

제5장

약초요법의 진실

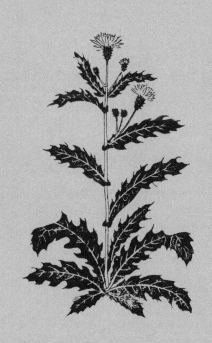

66

의술은 자연에서 나오는 것이지
의사에게서 나오는 것이 아니다.
따라서 의사는
열린 마음으로 자연에서 시작해야 한다.

99

— 파라켈수스(1493~1541) —

약초요법 식물이나 식물 추출물로 모든 질환을 치료하고 예방하려는 치료법. 약초요법은 가장 역사가 길고 널리 이용되는 치료법이라고 할 수 있다. 아시아와 아프리카에서는 자생식물과 전통에 토대를 둔 약초요법이 여전히 주요한 역할을 맡고 있다. 최근에는 그 밖의 지역에서도 약초요법(herbal medicine), 또는 식물요법(phytoteraphy)이라고 불리는 대체의학의 한 분야가 급성장하는 중이다.

아이스맨과 자작나무버섯

이 책에서 맨 처음 소개한 대체의학 사례는 1991년 오스트리아의 빙하 속에서 발견된 5천 년 전 등산가 아이스맨 외치의 문신 흔적이었다. 이 문신은 현대 침술사에게는 낯익은 위치에 있었기 때문에 외치가 침과 유사한 것으로 치료받았을 가능성이 보인다. 아니 실제로 그랬을 가능성이 꽤 높다. 게다가 외치가 또 다른 대체의학인 약초요법으로 치료받았다는 증거도 있다.

외치를 조사한 고고학자들은 가죽 끈에 꿰인 호두만 한 덩어리 2개를 발견했다. 그것은 항생물질로 작용하는 폴리포렌산을 함유한 자작나무버섯으로 밝혀졌다. 이 발견이 특히 과학자들의 흥미를 끈 이유는 외치의 결장에서 편충의 알을 찾아냈기 때문이다. 폴리포렌산은 편충을 죽일 수 있다. 인류학자 루이지 카파소 박사는 「랜싯」에 이런 글을 실었다. "자작나무버섯의 발견은 아이스맨이 자신의 장에 기생충이 산다는 것을 알고 자작나무버섯을 먹어서 기생충과 싸우려고 했다는 것을 시사한다."

외치의 버섯요법과 유사한 고고학적 증거를 보면, 인류의 가장 오래된 의료 시스템은 식물에 기초했다는 사실을 알 수 있다. 물론 우리의 조상은 자작나무버섯에 들어 있는 폴리포렌산이 편충의 알을 죽인다는 것은 몰랐겠지만, 자작나무버섯을 먹으면 어떤 유형의 복통이 약간 가라앉는다거나 특정 증상에 잘 듣는 특정 식물이 있다는 사실은 알았을 것이다.

세계 곳곳에서 인류는 시행착오를 거치며 그 지역 식물에 기반을 둔 독자적인 의학지식체계를 개발했고, 부족의 치료사들은 전문지식의 데이터베이스를 구축해 부족민에게 약을 제공했다. 주술사와 무당이 오랜 세월 동안 주변에서 자라나는 천연 치료제에 관한 정보를 쌓아나감에 따라 약초요법은 점차 강력한 의료체계로 자리 잡았다. 그러다 18세기에 약초요법은 돌연 새로운 시대로 접어들었다. 천연의 약상자를 개선하려는 과학자들의 연구 대상이 된 것이다.

1775년 의사 윌리엄 위더링은 버밍엄 종합병원에서 일하기 시작한 직후부터 보름달모임에 정기적으로 참석했다. 보름달모임은 영국의 계몽주의 성향 지식인 그룹으로, 매달 한 차례씩 음력 보름날에 가까운 월요일마다 모임을 열고 늦게까지 과학을 토론한 뒤 달빛을 받으며 집으로 돌아갔다. 과학에 흥미가 있던 위더링은, 디기탈리스라는 이름으로 알려진 식물 폭스글러브의 의학적 효용을 밝히는 중요한 연구를 했다. 울혈성 심부전증을 동반하는 부기의 치료에 디기탈리스를 사용할 수 있다는 것은 옛날부터 알려졌지만, 위더링은 9년 동안 총 156명의 환자를 대상으로 디기탈리스가 어떤 영향을 미치는지 꼼꼼하게 기록했다. 그는 디기탈리스의 조제법을 바꾸기도 했고, 어떻게 하면 효과를 최대화하고 부작용을 최소화할 수 있는지 알아내기 위해 투여량을 달리해 보기도 했다. 그 결과, 말려서 가루를 낸 약은 생잎보다 5배 높은 효과를 발휘하고, 잎을 끓이면 환자에 미치는 영향이 약해지며, 또 지나치게 많이 사용하면 구역질, 구토, 설사가 발생하고 시야에 들어오는 사물의 가장자리가 황록색으로 보이는 경향이 있다는 것 등을 알아냈다.

1785년 위더링은 연구 성과를 『디기탈리스와 그 약용 해설』이라는 제목으로 출간했다. 이 책을 읽으면 그가 얼마나 엄밀하고 공정하게 디기탈리스를 분석했는지 잘 알 수 있다.

치료에 성공한 사례만 뽑아서 제시했다면 일은 쉬웠을 것이다. 성공 사례가 약효를 강력하게 주장하고 내 평판도 높였을 테니 말이다. 그러나 진실과 과학은 그런 식의 일 처리를 강력하게 비판한다. 나는 적절한 사례와 부적절한 사례, 성공한 사례와 실패한 사례 등을 모두 포함했다.

위더링의 연구는 약초요법 역사에서 전환점이었다. 이때부터 약초를 되는 대로 사용하던 옛날 방식에서 벗어나 체계적이고 과학적으로 사용하는 사고방식으로 바뀌었다. 이후 전통적 약초는 하나씩 하나씩 면밀한 조사를 받게 되었다. 이 같은 새롭고 합리적인 접근법의 좋은 예로, 과학자들이 키나 껍질의 치료 효과를 확인한 방법을 들 수 있다. 키나 껍질은 페루 인디언이 말라리아를 치료하기 위해 옛날부터 사용한 약초였다. 1620년대 예수회 사제가 그 치료 효과를 알게 되고 20년이 채 지나지 않아 '예수회의 나무껍질'로 불리며 유럽 전역에서 고가로 거래되었다. 실제로 17세기 이탈리아의 의사 세바스티아노 바도는 키나 껍질이 남아메리카에서 들여온 금을 모두 합한 것보다 더 귀중한 보물이라는 말을 했다.

약초요법사는 잘 말린 키나 껍질을 곱게 빻아 약으로 사용한다. 제3장에서 이야기했듯이 자무엘 하네만은 키나 껍질 가루에서 영감을 얻어 동종요법을 만들어냈다. 그러나 과학자들은 관점을 달리해, 키나 껍질의 효과를 극대화했다. 즉 키나 껍질에 들어 있는 한 가지 성분에만 약효가 있을 것으로 추측하고 그 성분을 분리, 농축한 뒤 강력한 효과를 발휘할 수 있는 형태로 만들어 보급하려고 했다. 꽤 오랜 시간이 흐른 1820년, 두 프랑스 과학자 피에르 페레티에와 조셉 카방투가 키나 껍질에서 화합물을 분리해내는 데 성공했다. 두 사람은 그 화합물에 잉카어로 키나 껍질을 뜻하는 키니네라는 이름을 붙였다. 과학자들은 이후 항말라리아 물질인 키니네의 효과를 본격적으로 연구해, 치료 효과를 극대화할 수 있는 방법을 찾아낼 수 있었다.

키나 껍질에서 키니네를 분리한 몇 년 뒤, 과학자들은 수천 년 동안 진통과 해열 목적으로 사용된 버드나무 껍질에 시선을 돌렸다. 이번에도 유효성분을 밝혀냈고, 버드나무를 뜻하는 라틴어 살릭스에서 유래한 살리신이라는 이름을 붙였다. 그런데 살리신이 독성 물질이라는 것을 알게 된 화학자들은 이 같은 천연의 약을 개선하고 개량하려는 노력에 착수했다. 살리신은 순수한 화학물질 형태로 섭취하건 버드나무 껍질 형태로 섭취하건 심각한 위장장애를 일으킨다고 알려졌지만, 화학자들은 이를 아세틸살리신산으로 바꾸면 부작용이 거의 사라진다는 것을 알아냈다. 1899년, 독일 제약회사 바이엘은 이 경이로운 약에 아스피린이라는 이름을 붙여 약학 역사상 처음으로 유럽의 의사 3만 명에게 우편으로 약을 발송하는 대규모 판매촉진 활동을 펼쳤다. 아스피린은 단기간에 성공을 거뒀고 수많은 유명인사가 그 효과를 보증해주었다. 프란츠 카프카는 약혼녀에게 아스피린이 존재의 참을 수 없는 고통을 줄여준다는 말을 했다고 한다.

과학적 접근 덕분에 아스피린은 성공에 성공을 거듭했다. 지금도 세계에서 가장 저렴하고 가장 많이 팔리는 약으로, 처음 기대했던 이상의 진통제로 자리 잡았다. 임상시험에서 아스피린은 심장발작과 뇌졸중, 다양한 종류의 암에 걸릴 위험을 줄여주는 것으로 밝혀졌다. 물론 부정적 측면도 없지 않다. 아스피린이 1,000명 중 3명꼴로 위출혈을 일으키거나 천식발작을 불러올 위험이 있다는 사실도 명확히 드러났다. 또한 12세 이하 어린이에게는 아스피린을 권장하지 않는다.

이 장에서 다루는 약초요법은 지금까지 살펴본 침, 동종요법, 카이로프랙틱과는 분명히 다르다. 이들 치료법은 주류 의학으로 인정받기 위해 힘겨운 투쟁을 벌여야 했다. 각 치료법의 바탕에 깔린 철학이 해부학, 생리학, 병리학의 토대가 되는 과학적 지식과 모순되기 때문이다. 존재하지도 않는 경락에 침을 놓아 청력을 개선하는 것이 과연 말이 되는가? 유효성분이 전혀 없는 초고도 희석 동종요법 치료제로 꽃가루 알레르기를 치료하는 것이 가능한가? 척추교정으로 천식을 완화할 수 있는가? 그러나 이와 달리 식물은 약리학적으로 활성화된 화학 성분을 다수 포함하고, 그중에는 사람의 건강에 도움이 되는 것도 있다. 이 때문에 과학은 다른 3가지 치료법보다 훨씬 폭넓게 약초요법을 받아들이고 있다.

그뿐만 아니라 오늘날의 약리학은 약초요법의 전통에서 발전한 것이 많다. 신경과학자 패트릭 월에 따르면, 오늘날 의사가 사용하는 진통제의 95%는 아편이나 아스피린에 뿌리를 두고 있다. 또 항암제 택솔(미국 서해안에 자생하는 주목 껍질 추출물)과 항말라리아제 아테미시닌(쑥 추출물)을 비롯해 정말 많은 약이 식물에서 나왔다. 천연물에 바탕을 둔 약 중에는 그 기원이 보잘것없는 것도 있다. 예를 들어, 페니실린은 런던 서부 패딩턴 지구의 어느 연구실을 떠돌아다니던 곰팡이 페니실륨 입자에서 발견되었다. 먼 나라에서 유래한 것도 있다. 예를 들어, 항암제로 사용되는 빈크리스틴과 빈블라스틴 같은 흥미로운 화학물질 수십 종을 함유한 페리윙클은 마다가스카르섬이 원산지이다.

지금까지 이야기한 사례에서 분명히 알 수 있듯이 수많은 약초가 주류 의학 일부로 자리를 잡았지만, 약초요법 중 일부는 여전히 대체의학으로 여겨진다. 사실 대체의학의 약초요법과 과학적 약초요법은 구분하기 쉽다. 이 두 가지의 차이점은 19세기와

20세기 과학자들이 식물에서 유래한 약을 조사한 목적이 무엇이었는지 되짚어보면 분명히 이해할 수 있다.

과학자들은 각 식물에 함유된 유효성분을 식별하고 분리한 뒤 그것을 공업적으로 합성해 저렴한 가격으로 대량생산하고 싶어했다. 또 원래 성분의 분자를 조작해 성질을 개선하는 작업에도 손을 댔다. 무엇보다도 약초 추출물 중 무엇이 안전하고 효과가 있는지, 무엇이 효과가 없고 위험한지 알아냄으로써 이를 이용한 치료가 환자에게 어떤 영향을 미치는지 밝히려고 했다. 약초치료제를 과학적으로 분석해서 찾아낸 다양한 치료법은 이미 주류 의학 일부로 자리를 굳혔기 때문에 이제는 약초요법으로 불리지 않을 뿐더러, 엄연히 현대 약리학의 한 분야를 이룬다. 약(drug)이라는 단어가 말린 식물을 뜻하는 스웨덴어 druug에서 유래한 것은 매우 적절하다.

반면에 대체의학 약초요법에서는 보통 식물 전체 또는 식물의 특정 부위를 통째로 사용해야 한다고 강조한다. 그 밑바탕에 깔린 철학은 이들 식물이 인간의 치유를 위해 존재한다는 것이다. 전통적인 약초요법사는 대자연이 식물 속에 다양한 물질을 복잡하게 섞어놓고 모두 조화를 이루도록 계획했기 때문에, 식물 전체는 부분의 합보다 더 커다란 효과를 낸다고 믿는다. 이른바 '상승효과(synergy)'이다.

요컨대 약초요법사는 대자연이 완벽하다고 믿으며 식물 전체를 사용해야 이상적인 약이 된다고 생각한다. 이와 달리 과학자는 자연은 출발점에 불과할 뿐, 효과가 뛰어난 약을 얻으려면 식물의 성분 중 무엇이 치료에 도움이 되는 핵심 성분인지 찾아내야 한다

(때로 성분을 조작해야 한다)고 생각한다.

식물에서 유래한 과학적인 약제의 효과에 대해서는 의문의 여지가 없지만, 이 책의 목적에 비춰볼 때 핵심 문제는 식물 전체를 사용하는 대체의학 약초요법이 과연 효과가 있는가이다. 대부분의 약초요법은 현대의학의 약과 똑같은 수준으로 엄밀한 조사를 받지는 않았지만, 특정 약초치료제의 효과를 조사한 연구는 상당히 많다. 다음 절에서는 지금까지 수집된 과학적 근거를 갖고 각약초요법이 정말 효과가 있는지 살펴보기로 한다. 이를테면 이런 문제를 다루게 될 것이다. 에키네시아가 과연 감기를 치료할 수 있는가? 달맞이꽃 기름은 습진에 효과가 있는가?

더불어 안전성이라는 중요한 문제도 따질 것이다. 환자는 약초치료제 중에서 어느 것이 효과가 있는지 알아야 할 뿐 아니라, 최악의 경우에는 생명을 앗아갈 수도 있는 위험한 것이 무엇인지도 알아야 한다.

약초의 약리학

지난 20년 동안 항우울작용을 하는 것으로 추정되는 세인트존스워트에서 유래한 치료제가 효과가 있다는 신문기사가 봇물처럼 쏟아져 나왔다. 그 덕분인지 1990년대에는 세인트존스워트의 판매량이 크게 늘었고, 그 어떤 약초치료제보다도 소비량이 급속히 증가했다. 그러나 이런 판매량 급증이 괜찮은 일일까? 세인트존스워트는 정말 우울증을 앓는 사람에게 도움이 될까?

세인트존스워트는 유럽이 원산지인 식물로 옛날 농부들은 독초로 여겼다. 가축에게 유산을 일으키거나 때로는 죽게 하는 등 농장 동물에게 해를 끼쳤기 때문이다. 악령을 내쫓으려고 세인트존스워트를 집에 걸어놓는 풍습이 생긴 것도 아마 그 독성 때문이었을 것이다. 시간이 흘러 그 샛노란 꽃이 피어난 직후인 6월 24일 성 요한의 날에 세인트존스워트를 집에 걸어놓는 전통이 생겼다. 그리고 성인의 이름에 고대 영어에서 식물을 뜻하는 말인 워트를 붙여 세인트존스워트(성요한풀)라고 불렀다.

고대 치료사들은 세인트존스워트가 바깥세상의 악령을 퇴치할 수 있다면 질병을 일으키는 우리 몸속의 나쁜 기운도 내쫓을 수 있을 거라고 믿었다. 이미 알려진 대로 그들은 2,000년 전부터 세인트존스워트로 좌골신경통, 관절염, 설사 등 다양한 증상을 치료했다. 그러다 16세기 의사 파라켈수스가 최초로 세인트존스워트를 환각 같은 정신증상에 사용할 수 있다는 것을 보여주는 문헌을 남겼다. 17세기에는 이탈리아 의사 안젤로 살라가 세인트존스워트를 우울증, 불안, 착란 치료에 어떻게 이용할 수 있는지 설명하면서 '세인트존스워트가 이런 증상을 번개처럼 빠르게 치료한다'고 강조했다.

세인트존스워트는 20세기 초까지 우울증 치료제로 쓰였지만, 유럽과 미국의 의사들이 점점 새로 개발된 약에 의존하게 되면서

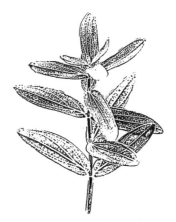

세인트존스워트

세인트존스워트는 다른 약초치료제와 함께 그 사용 빈도가 서서히 줄어들게 되었다. 과학의 시대로 접어들자 옛날부터 전해 내려온 천연의 약을 거부하고 신약을 선택하는 경향이 뚜렷해졌다. 그래도 전통적 약초요법은 유럽과 미국에서 국지적으로나마 명맥을 유지했고, 세인트존스워트가 우울증에 효과가 있다고 암시하는 일화들도 꾸준히 생겨났다. 그런데 우울증이 나았다는 이야기들은 세인트존스워트가 우울증에 정말로 효과가 있다는 것을 의미하는가, 아니면 강력한 플라세보효과의 결과라고 설명해야 하는가?

세인트존스워트의 유효성을 확인하는 최선의 방법은 과학적인 실험이다. 실제로 1979년부터 다양한 임상시험이 시행되었다. 약초요법이 일부 의사와 환자들에게 깊은 공감과 지지를 받고 있던 독일에서 대부분의 임상시험이 시작되었다. 대체의학이 흔히 그렇듯 개별 임상시험에서 세인트존스워트의 유효성에 대한 명확한 결론은 나오지 않았지만, 단순한 플라세보효과는 아슬아슬하게 넘는다는 결과가 자꾸 반복되었다. 이제 세인트존스워트의 진정한 가치를 확실히 하려면 모든 임상시험의 데이터를 조심스럽게 종합하는 메타분석을 해야 할 차례다.

1996년 세인트존스워트에 관한 23건의 연구를 대상으로 최초의 메타분석이 시행되었다. 그 결론은 다음과 같다. 여기서 하이페리쿰은 세인트존스워트의 학명이다. "하이페리쿰 추출물이 경증에서 중등도의 우울증에 플라세보 이상의 효과를 발휘한다고 생각할 만한 과학적 근거가 존재한다." 1997년 시사문제를 다루는 미국 TV 프로그램 〈20/20〉은 '세인트존스워트는 진정 경이로운 의학적 발견으로, 가벼운 우울증을 앓는 수많은 사람에게 도움이 될 것'이라고 평가했다. 이 보도에 힘입어 미국에서 세인트존스워트의 매출이 3년 만에 30배로 늘어났다.

2005년에 코크란 연합은 1996년의 이 메타분석 결과를 더 강화해주었다. 코크란 연합은 그때까지 발표된 37건의 임상시험 전부에 대해 「우울증과 세인트존스워트」라는 제목으로 체계적 고찰을 진행했다. 코크란 연합은 경증이나 중등도의 우울증을 치료할 때 하이페리쿰과 표준적 항우울제가 비슷한 효과를 발휘한다고 밝혔다. 하지만 연구자들은 세인트존스워트의 한계도 분명히 지적했다. "최근 몇 차례 시행된 위약 대조군 비교시험 결과를 보면 하이페리쿰 추출물이 중증 우울증에는 아주 적은 효과만 발휘하는 것으로 나타났다."

그렇다 해도 세인트존스워트에 대한 전반적인 결론은 긍정적이다. 경증이나 중등도의 우울증에는 현재 사용 중인 의약품과 비슷한 효과를 보이기 때문이다. 따라서 세인트존스워트는 현대의학 약이 잘 반응하지 않는 환자에게 사용할 수 있는 또 하나의 약이 될 수 있는 것이다. 세인트존스워트의 유효성분, 하이퍼포린이나 하이퍼리신을 분리해보기도 했지만, 실제 테스트에서는 통째로 사용할 때만큼 효과를 발휘하지는 않는 것 같다. 세인트존스워트는 약초요법 쪽 주장이 옳은 것처럼 보이게 하는 특별한 사례이다. 달리 말해 세인트존스워트는 몇 가지 화학물질이 결합해 상승작용을 일으킴으로써 효과를 발휘하는 것 같다.

연구로 뒷받침된 덕분에 세인트존스워트는 오늘날 연간 100억 달러 규모로 늘어난 세계 약초시장에서 최대 매출을 자랑하는 품목 중 하나가 되었다. 오늘날 약국과 건강용품점에서는 수백 가지 약초치료제를 진열해놓고 약마다 다양한 증상에 효과가 있다고 선전한다. 치료제나 증상은 매우 다양하므로, 이 책에서 모든 약초치료제를 세인트존스워트와 같은 수준으로 자세하게 살펴보는 것은 불가능하다. 그래도 잘 팔리는 약초치료제에 대해서는 간단하게 설명할 수 있을 것 같다.

〈표 2〉에 약초와 이 치료제가 사용되는 주요 증상을 적어놓았다. 또 그 효과를 뒷받침해줄 수 있는 과학적 근거가 축적된 정도에 따라 '충분하다', '판단하기 힘들다', '부족하다'의 3등급으로 판정했다.

예를 들어, 악마의 발톱은 근골격계 통증 치료제로서 과학적 근거가 '충분하다'고 판정했다. '충분하다'는 판정은 여러 차례 높은 수준으로 시행된 임상시험 결과 확실한 효과가 있고 효과의 근거가 균일하다는 것, 즉 중요한 연구 중에는 효과가 없음을 시사하는 결과가 나온 게 없다는 뜻이다.

편두통에 사용되는 피버퓨는 임상시험 결과가 균일하지 않아서 과학적 근거를 '판단하기 힘들다'고 판정했다. 말인즉슨, 피버퓨는 대부분의 임상시험에서 긍정적인 결과가 나왔지만 부정적 결과가 나온 것도 더러 있었다. 또 긍정적인 결과가 나온 경우에도 임상시험의 질적 수준이 낮거나 참여 환자 수가 적고 효과도 약해서 충분한 설득력이 없었다.

라벤더는 불면증과 불안을 치료하기에는 과학적 근거가 '부족하다'는 판정을 받았다. 지금까지 시행된 임상시험 건수가 적은데다, 서로 모순되는 결과가 나왔기 때문이다. 흥미로운 것은 라벤더를 비롯해 캐모마일과 달맞이꽃처럼 인기 있는 약초치료제들이 과학적 근거가 '부족하다'는 분류를 받았다는 사실이다. 그런데도 이들 약초치료제의 평판이 높은 것은 어쩌면 영악한 마케팅 전략에 구매자들이 경험한 플라세보효과가 더해진 결과일지 모른다. 요컨대 과학적 근거가 '부족하다'고 판정받은 약초치료제 대신 그 효과가 충분히 입증된 현대의학 약을 구입하는 것이 바람직하다.

〈표 2〉는 약초치료제의 효과를 이해하는 출발점이기는 하지만, 전체적인 관점에서 보자면 주의할 점이 있다. 첫째, 약초치료제 중에는 특정 증상에 효과를 발휘하는 것이 있지만, 대개는 현대의학 약이 그와 비슷하거나 더 뛰어난 효과를 발휘한다. 다만 유일한 예외가 감기약이다. 현대의학 감기약은 대체로 효과가 없는 데 반해, 에키네시아 추출물은 임상시험에서 감기에 효과가 있다는 긍정적인 결과가 나왔다. 에키네시아는 감기를 예방하는 건 아니지만 감기 증상이 지속되는 기간을 줄여줄 수 있으므로 감기 기운이 있을 때 먹어볼 만하다.

둘째, 〈표 2〉는 완전하지 않다. 이 표에는 36가지의 약초치료제만 실려 있고, 검증되지 않은 수많은 약초는 제외되었다. 제대로 된 임상시험을 하지 않으면, 어떤 약초가 특정 증상에 효과를 발휘하는지 판정할 수가 없다. 따라서 〈표 2〉에 실리지 못한 약초치료제라면 설득력 있는 과학적 근거가 없다고 생각해도 무방할 것이다.

셋째, 〈표 2〉에 실리지 못한 약초치료제가 많다는 점에 주의해야 한다. 이 표는 환자 맞춤식 약초치료제의 효과에 대해서는 언급하지 않는다. 진열대에는 없는 이들 환자 맞춤식 약초치료제는 전통에 충실한 약초요법사가 개별 환자를 자세히 진찰한 뒤 조제한 것이다. 중국의 한의사와 아유르베다 의학의 치료사, 유럽의 전통적 약초요법사는 주로 환자 맞춤식 치료제를 처방하는데, 몇 가지 약초를 섞어 개별 환자의 증상에 가장 적합한 약초치료제를 만들어낸다. 따라서 맞춤식 약초치료제는 그 당시의 증상뿐만 아니라 환자의 병력과 습관, 성격과 생활환경에 따라 조제법이 달라진다. 똑같은 증상을 보이는 두 명의 환자에게 전혀 다른 치료제가 처방될 수도 있다는 뜻이다. 환자 맞춤식 약초치료제는 임상시험이 힘들기는 하지만, 아주 불가능한 것은 아니다. 실제로 우수한 무작위 임상시험이 몇 차례 시행되었다.

무작위 임상시험에서는, 이를테면 과민성 대장증후군 같은 특정 증상의 환자 그룹을 3개의 하위 그룹으로 나눈 뒤 A그룹에게는 과민성 대장증후군에 효과가 있는 페퍼민트 같은 약초치료제를 주고, B그룹과 C그룹 환자에게는 경험이 풍부한 약초요법사가 조제한 환자 맞춤식 치료제를 준다. 이때 B그룹 환자는 진짜 맞춤식 치료제를 받지만, C그룹 환자는 맞춤식 치료제와 겉모습과 맛은 똑같지만 유효성분이 전혀 들어 있지 않은 가짜 약초치료제를 받는다. A그룹 환자는 자신이 표준 약초치료제를 먹는다는 사실을 알지만, B그룹과 C그룹 환자는 자기가 먹는 게 진짜 맞춤식 치료제인지 가짜 약인지 모른다. 이와 같은 연구에서는 대체로 부정적인 결과만 나온다. 맞춤식 약초치료제가 가짜 치료제나 표준 약초치료제보다 더 나은 치료 효과를 보여주지 못하는 것이다. 그러므로 환자 맞춤식 약초치료제는 권하지 않는 바이다. 맞춤식 약초치료제는 최악의 경우 값비싼 가짜 약에 불과하거나, 최상의 경우라 해도 시중에 나와 있는 간단한 약초치료제인 페퍼민트보다 값이 비싸다.

넷째, 〈표 2〉에 열거한 것과 언급하지 않은 것까지 포함해 모든 약초요법은 안전에 유의해야 한다. 앞 장에서 설명한 대로, 환자는 대체의학의 유효성과 안전성 양쪽을 두루 알아야 할 필요가 있다. 틀림없이 안전성은 유효성보다 훨씬 더 중요한 문제이다.

〈표 2〉

약초의 효과

각 약초 항목마다 효과를 보이는 증상과 그에 대한 평가를 적어두었다. 이 평가는 약초의 효과에 대한 과학적 근거의 질과 양이 반영된 것이다. 과학적 근거가 '부족하다(×)'고 판정받은 약초는 멀리해야 하는데, 효과가 있다고 판단할 이유가 없기 때문이다. 과학적 근거에 대해 '판단하기 힘들다(△)'거나 '충분하다(○)'고 판정받은 약초라 해도 환자에게 권하는 게 그다지 바람직하지는 않다. 왜 그런지는 다음 절에서 설명하겠다. 암, 당뇨병, 다발성경화증, 골다공증, 천식, 숙취, 간염 등 많은 질환과 증상에 대해서는 효과 있는 약초치료제가 없다는 점에 주의하라.

- 알로에베라(*Aloe barbadensis*): 헤르페스, 건선, 상처치료, 피부손상   ×
- 안드로그라피스(*Andrographis paniculata*): 감기   △
- 아티초크(*Cynara scolymus*): 고지혈증, 소화불량   ×
- 빌베리(*Vaccinium myrtillus*): 눈에 나타나는 여러 증상, 하지정맥류,   ×

정맥염, 생리통

- 블랙 코호시(*Actaea racemosa*): 감기, 생리통 및 기타 부인병, △
  갱년기장애
- 캐모마일(*Chamomilla recuita*): '만능약'. 예를 들어, 소화불량,
  과민성 대장증후군, 불면증 등 ✕
- 크랜베리(*Vaccinium macrocarpon*): 요로감염증 예방 △
- 악마의발톱(*Hapargophytum procumbens*): 근골격계 통증 ○
- 에키네시아(*E. angustifolia, pallida, purpurea*): 감기 예방 및 치료 ○
- 달맞이꽃(*Oenothera biennis*): 습진, 갱년기장애, 생리전증후군, ✕
  천식, 건선, '만능약'
- 피버퓨(*Tanacetum parthenium*, 화란국화): 편두통 예방 △
- 마늘(*Allium sativum*): 고콜레스테롤증 ○
- 생강(*Zingiber officinalis*): 구역질 △
- 은행(*Ginkgo biloba*): 치매, 다리의 혈행장애 △
- 아시아 인삼(*Panax ginseng*): 발기부전, 암, 당뇨병, '만능약' ✕
- 시베리아 인삼(*Eleutherococcus senticosus*): 활력증진, 헤르페스 ✕
- 포도씨(*Vitis vinifera*): 암 예방 및 혈관계질환 예방 △
- 산사나무(*Crataegus spp.*): 울혈성심부전 ○
- 홉(*Humulus lupulus*): 불면증 ✕
- 마로니에 열매(*Aesculus hippocastanum*): 하지정맥류 ○
- 카바(*Piper methysticum*): 불안 ○
- 라벤더(*Aesculus Lavendula angustifolia*): 불면증, 불안 ✕
- 마황(*Ephedra sinica*): 체중감소 ○
- 큰엉겅퀴(*Silybum marianum*): 간염 및 알코올성 간장질환 △

- 겨우살이(*Viscum album*): 암 ✕
- 쐐기풀(*Urtica dioica*): 양성 전립선비대증 △
- 시계풀(*Passiflora incarnata*): 불면증, 불안 ✕
- 페퍼민트(*Mentha x piperita*): 과민성대장증후군, 소화불량 △
- 붉은토끼풀(*Trifolium pratense*): 갱년기장애 ○
- 세인트존스워트(*Hypericum perforatum*): 경증 및 중등도 우울증 ○
- 소팔메토(*Serenoa serrulata*): 양성 전립선비대증 △
- 티트리(*Melaleuca alternifolia*): 세균성감염 △
- 타임(*Thymus vulgaris*, 백리향): 기관지염 ✕
- 쥐오줌풀(*Valeriana officinalis*): 불면증 △
- 버드나무(*Salix alba*): 통증 △

무엇보다 해가 되는 일을 삼가라

'첫째, 해를 끼치지 말라'는 가르침은 많은 사람의 짐작과는 달리 히포크라테스 선서에 들어 있는 말은 아니다. 하지만 이 가르침 자체는 히포크라테스에 뿌리를 두고 있다. 그는 『유행병에 관하여』라는 책에서 의사에게 이렇게 조언한다. "질병을 치료할 때에는 두 가지를 지켜야 한다. 그것은 환자에게 유익한 일을 하는 것과 적어도 해를 끼치지 않는 것이다."

현대의학에서는 히포크라테스의 이 말을 효익과 위험이라는 관점에서 해석한다. 거의 모든 의료개입에는 부작용이 발생할 위험이 있기 때문이다. 그러므로 의사와 환자는 치료에 들어가기 전에 예상되는 효익이 위험보다 더 큰 건지, 심각한 부작용이 나타날 가능성은 얼마나 되는지에 대해 공통된 인식을 갖고 있어야 한다. 지금까지는 몇몇 약초요법이 효과가 있다는 것을 중점적으로 살펴봤지만, 이제부터는 잠재적인 위험에 대해 살펴보기로 하겠다.

식물에서 발견된 강력한 화학물질 중에는 인간의 질병을 치료하는 데 도움이 되는 것도 있다. 하지만 반드시 기억해야 하는 것은 그런 화학물질은 대부분 다른 목적을 달성하기 위해 진화해왔다는 점이다. 예를 들어, 식물 속 화학물질 중에는 곤충으로부터 식물 자신을 지키기 위해 진화해온 것도 있다. 곤충에게 독이 되는 이 천연 살충제를 대량으로 투여하면, 인간도 해를 입을 가능성이 많다.

앞에서 살펴본, 오늘날 시장에서 판매되는 약초치료제 중 가장 인기 있고 효과가 분명한 세인트존스워트의 결점을 따져보는 것으로 이야기를 시작하겠다. 세인트존스워트의 경우 가장 걱정되는 것은 환자가 복용하는 다른 약의 효과를 방해할 수도 있다는 점이다. 사실 세인트존스워트는 몇몇 항HIV 약제와 항암제를 비롯해 처방 조제되는 약의 반수 이상에 대해 효과를 억제하는 작용을 할 수 있다. 다른 약이 효과를 발휘하기도 전에 간장 속 효소를 자극해 그 약을 파괴해버리기 때문이다. 게다가 위장에 들어온 약을 혈액 속으로 전달하는 운반 메커니즘도 억제한다. 요컨대 세인트존스워트는 다른 약을 파괴하거나 그 운반 메커니즘을 방해하는 방법으로 이중의 피해를 준다.

스웨덴과 영국 보건당국은 경구피임약을 복용 중인 여성이라면 세인트존스워트를 먹지 말라고 권고한다. 세인트존스워트가 피임약의 정상적인 작용을 방해해 임신이 된 사례가 있기 때문이다. 또한 신장이식수술을 받은 환자에 대해 우려가 높았는데, 세인트존스워트가 장기 이식 때 사용하는 면역억제제 사이클로스포린의 작용을 방해하기 때문이었다. 아칸소주에 사는 29세 여성은 신장과 췌장을 이식받고 사이클로스포린을 복용하면서 우울증을 치료할 목적으로 세인트존스워트를 먹기 시작했다. 이식은 성공했지만, 혈액 속 사이클로스포린이 감소해 신장과 췌장의 기능부전에 시달리게 되었다. 환자가 세인트존스워트를 먹는다는 것을 알리지 않았으므로, 담당 의사는 몇 주가 지나도록 신장과 췌장의 기능부전 원인을 밝혀내지 못했다. 내막을 알았더라면, 의사는 즉시 세인트존스워트 복용을 중단시키고 혈액 속 사이클로스포린 수치를 올리려고 노력했을 것이다. 그러나 안타깝게도 원인을 너무 늦게 알게 되었다. 이식받은 신장은 거부반응을 보였고, 그 여성은 다시 투석치료를 받아야 했다.

약초치료제가 현대의학 약의 효과를 저해하게 되는 건, 보통 약초요법은 위험하지 않다고 생각하는 데에도 그 원인이 있는 것 같다. 실제로 약초치료제는 안전하다고 믿는 사람이 많다. 예를 들어, 이스라엘에서 시행한 조사 결과를 보면, 약초치료제를 복용하는 사람 중 56%는 약초치료제가 '부작용을 일으키지 않는다'고 믿고 있었다. 런던 로열마스덴 병원 외래 암 환자 318명을 대상으로 시행한 조사에서도 비슷한 결과가 나왔다. 당시 대상 환자의 52%가 대체의학 보충제를 복용하고 있었는데, 의사나 간호사에게 그 사실을 알린 환자는 절반이 되지 않았다.

환자가 다른 약을 복용하지 않는 경우에도 세인트존스워트 자체가 문제를 일으킬 수 있다. 1998년의 문헌연구는 세인트존스워트가 위장증후군, 현기증, 착란, 피로감, 의식저하, 구강건조증 등 여러 부작용과 관련이 있다고 밝혔다. 그러나 이들 부작용은 일단은 가능성일 뿐이므로, 환자가 세인트존스워트로 충분한 효과를 거둔다면 용인할 수 있는 위험이다. 실제로 세인트존스워트는 현대의학의 항우울제에 비해 일반적으로 부작용 발생 빈도가 낮을뿐더러 부작용의 증상도 그리 심각하지 않다고 알려졌다. 그러므로 세인트존스워트는 환자가 부작용에 관해 잘 알고 있고, 복용 중인 현대의학 약의 효과를 저해하지 않으며, 주치의에게 복용 사실을 알린다는 전제에서 유익한 약초치료제가 될 수 있다.

유감스럽게도 세인트존스워트 이외의 약초치료제는 부작용이 좀 더 심각하기 때문에 확실히 효익보다는 위험이 더 크다. 1990년대 초 벨기에 의사 장-루이 판헤어베겜은 젊은 여성 외래 환자 두 명을 진찰하고 고개를 갸웃했다. 둘 다 갑자기 발병한 원인불명의 신장 손상, 달리 말해 신장병을 앓고 있었던 것이다. 몇 가지 질문을 통해 두 사람 모두 살을 빼기 위해 여러 가지 약초로 만든 한약(漢藥)을 복용한 사실을 알아냈다. 그때만 해도 한약과 신부전 사이의 관련성은 막연한 가능성에 불과했다. 하지만 인근 지역의 의료기록을 조사한 결과 1991년에서 1992년 사이 50세 미만의 다른 여성 7명도 똑같은 신부전에 시달렸는데, 모두 같은 살 빼기 치료를 받은 것으로 밝혀졌다.

1993년 판헤어베겜은 이 조사 결과를 「랜싯」에 발표했고, 그

1년 뒤에는 '한약재 신염(Chinese herb nephropathy)'이라는 이름으로 알려지게 된 70건의 사례를 조사해 논문을 펴냈다. 그중 30건은 환자의 목숨이 희생된 경우였다. 그리고 신부전을 일으킨 사례에 공통적으로 들어간 약초를 조사한 끝에 마침내 쥐방울덩굴로 알려진 약초가 주원인이라는 것이 밝혀졌다.

1990년대 말에는 쥐방울덩굴이 암과 관련이 있을지도 모른다는 우려가 싹텄다. 벨기에 의사들은 '한약재 신염' 진단을 받은 환자 중 40%가 다중 종양의 조짐을 보인다는 것을 밝혀냈다. 이 같은 증거를 토대로 여러 나라에서 쥐방울덩굴을 함유한 한약재의 판매를 금지하고 있지만(한국에서는 쥐방울덩굴의 뿌리 청목향과 열매 마두령이 발암 추정 물질로 지정되어 사용이 금지되었다–옮긴이), 약초 요법사와 약초치료제 제조업자는 쥐방울덩굴이 안전한 식물이며 신부전이나 종양이 생기는 원인은 전혀 다른 데 있을 거라고 주장한다. 쥐방울덩굴은 수백 년 동안 사용된 데다 그 전까지는 독성이 있을 거라는 그 어떤 증거도 없었기 때문이다.

실제로 고대 그리스인, 로마인, 중국인, 아메리카 원주민은 뱀에 물린 상처부터 두통에 이르기까지 쥐방울덩굴에 의존했다. 둥글게 말려 올라간 꽃 모양이 산도(産道)를 닮아, 유럽의 약초요법사는 산고를 완화하거나 생리를 유발하기 위해 쥐방울덩굴을 처방했다. 바로 여기서 태생초(birthwort)라는 별명이 나왔다. 그러나 과거에는 몰랐지만, 쥐방울덩굴을 복용한 환자는 모두 서서히 중독되고 있었다. 예전 치료사들은 쥐방울덩굴과 신부전의 관계를 눈치 채지 못했다. 신염 증상은 몇 개월 후나 몇 년 후에 나타났기 때문이다.

탐사 저널리스트 댄 헐리는 저서 『자연주의 – 죽음, 거짓말 그리고 미국의 비타민과 보충제 정책(Natural Causes)』에서 쥐방울 덩굴을 비롯한 다양한 약초의 위험성을 밝히고 있다. 헐리가 거론한 공포의 약초 목록에 가장 최근에 추가된 것으로는 중국산 마황에서 추출한 치료제 에페드라가 있다. 과학자들은 오래전부터 에페드라의 부작용을 우려해왔기 때문에 에페드라와 비슷하나 안전성은 더 높은 성분 슈도에페드린을 개발했다. 코막힘 완화제로 효과가 있는 슈도에페드린은 현재 시판 중인 많은 감기약에 들어 있다. 그러나 본래의 약초 추출물인 에페드린을 복용하는 사람도 많다. 특히 체격을 향상시키려는 운동선수와 살을 빼려는 사람들이 애용한다. 그런데 2005년까지 에페드라 복용으로 중증 부작용을 앓은 사람이 1만 9천 명, 사망자가 164명에 달한다는 강력한 증거가 있다. 특히 2003년 훈련 중에 열사병으로 사망한 볼티모어 오리올즈의 투수 스티브 베클러의 사례가 유명하다. 에페드라는 발한과 탈수를 촉진하는 작용을 하는데, 검시관의 소견으로는 베클러의 갑작스런 죽음에는 발한과 탈수가 '중요한 역할'을 했다는 것이다. 오늘날 대부분의 나라에서 에페드라의 판매를 금지하고 있지만, 인터넷에서 여전히 쉽게 구할 수 있다.

약초치료제는 부작용 외에 또 다른 심각한 위험을 내포하고 있는데, 바로 오염 문제이다. 1999년 식품 및 약품 품질검사관인 제리 올리베라스는 미국 FDA 산하 한 위원회에 출석해 다음과 같이 증언했다.

중국에서 건너온 식물의 중금속 오염은, 미검출 수준에서부터 생각할 수 있는 온갖 중금속을 모두 함유한 것까지 천차만별이다. 주성분이 진사(황화수은)인 한약재도 있는데, 개중에는 수용성 연염(납소금)에 심하게 오염된 진사도 있다. 이 모든 것들이 시중에서 판매 중이다. 차이나타운에서 작은 빨간 알약을 사먹는 것은 무심결에 자신을 서서히 독살하는 것이나 마찬가지다.

아유르베다 약초치료제도 중금속에 오염된 경우가 허다하다. 2003년 보스턴의 한 의학 연구자그룹은 인근 판매점을 샅샅이 훑어 아유르베다 약초 제품 70가지를 구입했다. 그 결과 10개 중 하나꼴로 표준 안전기준을 웃도는 비소가 들어 있었는데, 심하게는 허용기준의 200배 이상의 비소를 함유한 제품도 있었다. 수은이 허용기준을 초과한 경우도 10개 중 하나꼴이었고, 극단적으로는 수은이 권장 안전기준의 1,000배에 달하는 제품도 있었다. 특히 납은 5개 제품 중 하나꼴로 허용기준을 초과했는데, 가장 심한 제품은 권장 안전기준의 1만 배 이상의 납이 함유되어 있었다.

유해 중금속뿐만 아니라, 원하는 효과를 얻을 요량으로 집어넣은 현대의학 약도 약초치료제 속 오염물질에 해당한다. 예를 들어, 1998년 슬리핑부다(sleeping budda)라는 약초 진정제에는 현대의학에서 사용되는 진정제 에스타졸람이 발견되었다. 또한 2000년에 한방 당뇨병치료제 5종을 조사했는데, 당뇨약 글리부라이드와 펜포르민이 들어 있는 게 밝혀졌다. 아마도 약효를 위해 집어넣는 가장 흔한 약물 오염물질은 약초 습진치료제에 첨가되는 부신피질호르몬 코르티코스테로이드와 약초 정력제에 넣는 비아그라일 것이다.

〈표 2〉에서 이미 보았듯이 몇몇 약초치료제는 그 효과를 뒷받침해주는 과학적 근거가 전혀 없다. 즉 효과가 없을 거라는 말이다. 그런데 이런 효과 없는 약초치료제 속에 현대의학 약이 살짝 숨겨진다면 제조업자와 소매업자는 자신들의 꿈에 한 발짝 다가가게 된다. 천연 생약처럼 보이는 치료제가 효과적으로 보이기 때문이다. 하지만 이런 속임수에는 심각한 문제가 있어서 장밋빛 꿈은 금방 악몽으로 변한다. 법적 문제와 윤리적 문제는 별개라 하더라도 약을 복용한 환자는 자신도 모르는 사이 예상치 못한 위험에 노출된다. 그 약이 환자가 복용 중인 다른 약의 효과를 저해하거나 부작용을 일으킬 수 있는 것이다. 또 특정한 약에 알레르기가 있어서 약초치료제를 복용하는 환자도 있을 텐데, 약초치료제가 알레르기를 일으키는 바로 그 약 성분에 오염되어 있다면 환자는 자신이 피하려 했던 약을 먹는 꼴이 되고 만다.

이 같은 오염 사례로 가장 악명 높은 것이, 중국의 한약 혼합물을 토대로 한 PC-SPES일 것이다. PC-SPES는 전립선 건강을 돕고 전립선암을 치료하는 약으로 판매되었다. PC는 전립선암(prostate cancer)의 약자이고 SPES는 '희망'을 뜻하는 라틴어이다. 1990년대 중반부터 남성들은 호르몬 치료 대신 안전하다고 생각되는 천연의 약 PC-SPES를 복용하기 시작했다. 그런데 2001년에 이르러 PC-SPES가 이중으로 오염되어 있다는 사실이 밝혀졌다. 첫 번째 오염물질은 에스트로겐을 대신해 사용되는 인공 여성 호르몬 디에틸스틸베스트롤이었다. 이 인공 호르몬은 혈전을 비롯해 다양한 부작용을 일으켰기 때문에 1970년대부터 사용이 중지되었었다. 비로소 PC-SPES가 전립선암에 효과가 있었던 이유와 일부 PC-SPES 복용 환자가 혈전증으로 사망하게 된 까닭이 밝혀진 것이다.

두 번째 오염물질은 혈액응고억제제와 쥐약으로도 사용되는 와파린이었다. 와파린은 아마도 디에틸스틸베스트롤의 부작용을 억제하기 위해 첨가되었을 것이다. 하지만 유감스럽게도 와파린의 첨가로 인해 과잉출혈이라는 또 다른 문제가 야기되었다. 전립 선암과 싸우기 위해 PC-SPES를 복용한 62세 남성이 출혈이 멎지 않아 시애틀의 한 병원에 입원했다. 그 환자의 예후를 기록한 의사들 중 R. 브루스 몽고메리 박사에 따르면, "그 남성은 신체 여러 부분에서 출혈이 동시에 일어났다. 대량출혈로 인해 심장 박동이 빨라졌고 혈압이 떨어졌다."고 한다.

지금까지 우리는 약초요법 산업이 어떤 식으로 인간에게 해를 끼칠 수 있는지에 집중해서 살펴보았다. 이 문제는 조금 있다 다시 다루기로 하고, 여기서는 천연 치료제 산업이 자연에도 해를 끼칠 수 있다는 점을 짤막하게 언급하고자 한다. 약초치료를 받는 사람은 미처 생각하지 못한 점일 테지만, 약용 야생식물의 채집은 여러 종의 생존을 크게 위협한다. 중국 의학과학원 약용식물연구소 첸실린 교수에 따르면, 중국 전통의학에서 쓰는 식물 중 3,000종이 멸종위기에 놓여 있다고 한다. 이는 세계야생생물기금의 앨런 해밀턴의 연구 결과와 부합하는 수치로, 해밀턴은 채집 때문에 멸종 위기에 놓인 식물이 4,000종에서 1만 종에 이른다고 추정했다.

예를 들어, 골든실이라는 약초는 자생지인 활엽수림이 파괴된 탓에 멸종위기에 놓여 있는데도 다양한 증상의 치료에 도움이 된다는 말 때문에 마구잡이로 채집되어 위기가 가중되고 있다. 황당한 사실은 골든실이 어떤 증상에도 효과를 발휘한다는 확실한 증거는 전혀 없다는 점이다. 한편 에키네시아는 재배가 가능하기 때문에 멸종위기는 아니다. 그러나 멸종위기에 놓인 테네시퍼플 콘플라워와 스무스 콘플라워는 에키네시아와 비슷하게 생긴 탓에 잘못 뽑히곤 한다. 어떤 기자는 이런 일을 가리켜 약초판 '양민 학살'이라고 불렀다.

전통 약초요법사 중에는 환자에게 호랑이 뼈나 코뿔소의 뿔 같은 동물성 성분을 함유한 약을 주는 사람도 있다. 이런 식의 장사는 해당 동물을 멸종위기로 몰아넣는 행위이다. 역설적이게도 천연 약초치료제를 찾는 사람들이 종종 동물성 제품을 구입한다. 자연을 사랑하는 사람들이 자연과 하나가 되려는 갈망으로 그 자연을 파괴하는 것이다.

이 절을 마치기 전에 약초요법이 사람에게 해가 되는 경우를 다시 생각해보고, 몇 가지 중요한 사항을 정리하고자 한다. 특히 다음의 세 가지 잠재적인 약초요법의 위험으로부터 우리 자신을 지킬 수 있는 지침을 제시하도록 하겠다.

1. 약초요법의 직접적 독성
2. 다른 약과의 상호작용 때문에 발생하는 간접적 부작용
3. 오염되거나 불순물이 섞일 위험성

무엇보다도 약초치료제를 이용하기 전에 그 약이 과연 안전한지 스스로 확인하는 것이 매우 중요하다. 〈표 3〉에서는 인기 있는

약초의 주된 위험을 정리해두었다. 유감스럽게도 치료제의 위험을 총망라할 수는 없는데, 다 적자면 수십 페이지에 달할 것이기 때문이다. 더구나 거의 매월 새로운 위험이 발견된다. 예를 들어, 2007년 「뉴잉글랜드 저널 오브 메디신」에는 어머니가 라벤다오일과 티트리오일을 가슴에 발라준 뒤 젖가슴이 커진 남자아이 3명의 사례가 실렸다. 라벤더오일과 티트리오일이 여성 호르몬 흉내를 내고 남성 호르몬의 분비를 억제해 그런 증상이 생긴 것이다.

〈표 2〉와 〈표 3〉 및 그 밖의 신뢰할 만한 정보를 봤다 하더라도, 개중에 어떤 치료제는 안전하고 어느 정도 효과도 있기 때문에 복용하면 도움이 될 거라고 생각할 수도 있다. 설령 그렇더라도 그 약초치료제가 현대의학 약보다 안전하고 효과적인지는 살펴볼 필요가 있다. 현대의학 약은 대체로 엄격한 유효성과 안전성 검증을 거친다. 그러므로 약초치료제가 현대의학 약보다 안전성이나 치료 효과 면에서 더 낫다는 보장이 없는 한, 그 치료제를 이용하는 것은 무의미한 짓일 것이다. 그래도 약초치료제를 선호한다면, 먼저 다음과 같은 사항에 주의하라고 당부하고 싶다.

1. 약초치료제도 일반 약국에서 구입한다. 그러면 오염물질이나 불순물이 섞이지 않은 품질 좋은 약을 살 가능성이 높고, 증상과 치료법에 관한 책임 있는 조언을 들을 수도 있다.

2. 가루를 낸 잎이나 차, 약초요법사가 여러 성분을 섞어서 만든 것보다는 알약 형태로 복용하는 것이 좋다. 정량을 지켜 복용할 수 있는 최선의 방법이다.

3. 약초요법사가 전통 방식에 따라 환자 맞춤식으로 조제한 치료제는 피해야 한다. 그런 약일수록 오염되거나 불순물이 섞여 있을 우려가 크다. 또한 복용 기간이 길어질수록 부작용이 나타날 위험도 높아진다. 환자 맞춤식 약초치료제가 효과가 있다는 증거도 없다.

4. 임신부와 어린이, 고령자는 약초요법을 이용할 때 특히 주의해야 한다.

5. 현대의학 약을 복용 중이라면 그 약과 약초치료제 사이에 상호작용이 발생할 위험성에 주의할 필요가 있다.

6. 주치의 등 환자의 건강에 관여하는 모든 사람에게 약초요법을 이용하는 중이라는 사실을 알려야 한다.

7. 마지막으로 어떤 경우에도 주치의와 먼저 충분히 상의하지 않고 현대의학 약 복용을 독단적으로 중단해서는 안 된다.

마지막 주의사항이 가장 중요하다. 약초요법의 최대 위험은 효과가 있는 현대의학 약을 대체한다는 점이다. 만약 효과가 있는 현대의학 약을 효과가 없는 약초로 대체한다면, 환자의 증상은 거의 틀림없이 나빠질 것이다. 게다가 그 환자가 더 이상 현대의학 전문가의 진찰을 받지 않는다면, 증상 악화를 막지 못해 돌이킬 수 없는 선을 넘게 될 것이다.

약초의 위험성

이 내용은 〈표2〉에서 열거한 약초의 위험성에 대한 것이다. 현대의학의 의약품과는 달리 약초치료제는 안전성에 대한 적절한 검증과 추적 관찰이 이루어지지 않았기 때문에 그 위험성을 충분히 평가하기란 불가능하다. 적절한 안전성 검증의 부족 때문에 아래에서 설명하는 위험성 중에는 학계에 보고된 한두 건의 사례에 바탕을 둔 것도 있다. 또한 수많은 약초가 알레르기를 일으킬 수도 있는데, 지면의 한계상 알레르기를 일으키는 약초까지는 다루지 못했다.

- **알로에베라:** 즙은 설사를 일으키고 신장 손상이나 전해질 고갈을 불러올 수 있다. 당뇨약 및 심장약과 상호작용할 수 있다. 젤 상태로 만들어 피부에 발랐을 때 부작용을 일으킨 사례는 아직 알려지지 않았다.
- **안드로그라피스:** 당뇨약과 항혈전제 등 몇 가지 합성약과 상호작용한다. 유산을 유발할 수도 있다.
- **아티초크:** 배에 가스가 차는 것 말고는 알려진 부작용이 없다.
- **빌베리:** 혈당수치를 위험 수준까지 떨어트리거나 당뇨약의 효과를 강화한다. 항혈전제와 상호작용할 수도 있다.
- **블랙 코호시:** 약 70건의 사례에서 간장에 해를 입혔다. 심장약과 상호작용할 가능성도 있다.
- **캐모마일:** 항혈전제와 상호작용할 수 있다.
- **크랜베리:** 드물게 혈소판감소증과 관련이 있는데, 혈소판이 감소하

면 출혈이 발생한다.

- **악마의발톱:** 항혈전제 및 심장약과 상호작용한다. 유산과도 관련이 있다.
- **에키네시아:** 결절성홍반 같은 희귀 증상 및 천식과 관련이 있다.
- **달맞이꽃:** 간질성발작을 촉발한다. 혈압강하제 및 심장약과 상호작용할 수도 있다.
- **피버퓨:** 항혈전제와 상호작용할 수 있다. 입을 붓게 한다.
- **마늘:** 혈당수치를 떨어트릴 수 있다. 항혈전제의 효과를 강화하는 등 다른 약과 상호작용할 가능성이 있다.
- **생강:** 출혈을 일으키거나 혈압약과 상호작용할 가능성이 있다.
- **은행:** 출혈을 일으키거나 항혈전제의 효과를 강화한다. 간질발작 및 스티븐스-존슨 증후군과도 관련이 있다.
- **아시아 인삼과 시베리아 인삼:** 모두 항혈전제를 비롯한 여러 약과 상호작용할 가능성이 있다. 아시아 인삼은 불면증, 두통, 설사, 고혈압, 조증, 심혈관계 장애, 내분비계 이상과 관련이 있다.
- **포도씨:** 항혈전제와 상호작용할 수 있다.
- **산사나무:** 혈압약과 심장약의 효과를 강화할 수 있다.
- **홉:** 경구피임약과 상호작용할 가능성이 있다.
- **마로니에 열매:** 항혈전제 및 당뇨약과 상호작용할 수 있다.
- **카바:** 피부질환과 관련이 있고, 80건의 간 손상 사례가 밝혀졌다.
- **라벤더:** 구역질, 구토, 두통, 오한을 일으킨다. 드물게는 유방 조직이 부어오르는 호르몬계 부작용도 일으킨다.
- **마황:** 신경계와 심혈관계를 자극해 고혈압, 심근경색, 뇌졸중을 일으킬 수 있는 에페드린을 함유하고 있다.

- **큰엉겅퀴:** 배앓이, 설사, 구토, 실신과 관련이 있다. 당뇨약 및 항바이러스제와 상호작용한다.
- **겨우살이:** 항혈전제를 비롯한 여러 가지 약과 상호작용할 가능성이 있다.
- **쐐기풀:** 라이증후군이라는 희귀병과 관련이 있다. 혈압강하제와 상호작용할 수도 있다.
- **시계풀:** 뇌의 활동 및 뇌파 검사에 영향을 미친다.
- **페퍼민트:** 혈압약 및 심장약과 상호작용할 가능성이 있다.
- **붉은토끼풀:** 출혈과 관련이 있다. 또한 항혈전제, 경구피임약 등과 상호작용한다.
- **세인트존스워트:** 이 약초치료제의 위험성은 280~282쪽을 참조하라.
- **소팔메토:** 혈소판에 영향을 미치고 출혈을 일으킬 가능성이 있다.
- **티트리:** 드물게 유방 조직이 부어오른 사례가 있다.
- **타임:** 구역질, 구토, 설사 등을 일으킨다.
- **쥐오줌풀:** 간 손상을 일으킨다는 산발적 보고와 관련이 있다.
- **버드나무:** 간 손상과 출혈을 초래한다는 산발적 보고와 관련이 있다.

예를 들어, 암 환자가 외과수술, 방사선요법, 항암주사 같은 끔찍한 상황에 직면해 있을 때, 현대의학에 비판적인 사람들은 이 같은 치료법을 가리켜 '잘라내고 불로 지지고 독을 주입하는' 짓이라고 말한다. 이런 말을 들으면 암 환자는 약초요법에 마음이 끌리게 마련이다. 약초요법이 더 안전하고 효과도 더 좋은 천연의 대체약으로 선전되고 있기 때문이다. 문제는 약초요법이라는 대체의학이 정말로 더 안전하고 효과적인가 하는 점이다.

항암제로 시판 중인 천연 치료제 중에 레이어트릴이 있다. 레이어트릴은 살구 씨를 비롯한 다양한 천연소재의 추출물로 19세기부터 약으로 이용되었다. 초기 이 약의 지지자들은 레이어트릴이 암세포로 들어가서 종양을 공격하는데, 암세포 속에서 시안화물(청산)로 분해된 뒤 암세포를 죽인다고 믿었다. 레이어트릴은 일종의 비타민(실제로는 그렇지 않다)이고 암은 레이어트릴 결핍 때문에 발생한다는 가설도 있었다. 그러나 이런 이야기를 진지하게 받아들인 의사는 거의 없었으므로, 레이어트릴은 의학의 주변부에 머물렀다. 그러다 1970년대 초 교묘한 판매전략에 힘입어 많은 암 환자가 레이어트릴을 생명 연장의 희망을 심어주는 유일한 약으로 생각하게 되었다.

현재 「대체의학의 과학적 리뷰」 편집주간으로 일하는 월리스 샘슨 박사는 1970년대에 캘리포니아에서 암 전문의로 활동했다. 어느 날 환자 세 명이 갑자기 통원치료를 중단하자 샘슨은 이상한 생각이 들었다. 몇 가지 조사를 통해, 문제의 환자 세 명이 멕시코 국경 부근 티후아나의 암 전문병원을 찾아가 레이어트릴을 처방받은 것으로 드러났다. 그들은 스스로 눈에 띄게 좋아진 것 같다고 주장했지만, 몇 달 뒤 모두 죽고 말았다. 샘슨은 레이어트릴이 효과가 없다고 즉각 단정하지는 않았다. 대신 레이어트릴로 치료받은 다른 환자 33명을 면담 조사한 뒤 자신이 치료한 환자 12명과 비교했다. 나이, 성별, 암의 종류를 맞춰 비교해보니 레이어트릴에 의존한 환자가 현대의학으로 치료받은 환자보다 평균적으로 일찍 사망했다.

1974년 미국 암학회가 레이어트릴을 '엉터리 약'으로 낙인찍은 뒤 이를 이용한 치료법은 금지되었다. 그러나 여전히 많은 암환자가 레이어트릴을 구하러 멕시코의 병원으로 향한다. 멕시코에서는 에르네스토 콘트레라스 같은 의사들이 레이어트릴로 굉장한 효과를 보았다고 주장해 떼돈을 벌었다. 콘트레라라는 1979년까지 2만 6천 건의 암을 치료했다고 큰소리를 쳤지만, FDA가 그중에서 가장 대표적인 사례 12건에 관해 세부 자료를 제출받아검토한 결과 그가 자랑한 성과는 거짓으로 밝혀졌다. 환자 12명중 6명은 암으로 사망했고, 한 명은 여전히 암을 앓고 있었으며, 2명은 현대의학 치료로 바꾸었고, 나머지 3명은 주소 불명이었다. 암 환자들은 계속해서 무리를 이루어 멕시코로 향했다. 그중에는 1980년 레이어트릴로 치료방법을 바꾼 지 5개월 만에 사망한 영화배우 스티브 매퀸도 있다.

마침내 1982년 「잉글랜드 저널 오브 메디신」에 레이어트릴이아무 효과가 없다는 논문이 발표되었다. 유명한 암 전문병원 4곳에서 레이어트릴을 복용한 암 환자 178명을 관찰했는데, 환자들의 전반적인 증상은 아무 치료도 받지 않았을 때 예상되는 경과를보이며 악화되었다. 게다가 레이어트릴의 유독성분 아미그달린에중독되었을지 모른다는 의심이 가는 암 환자까지 있었다. 논문의결과는 다음과 같다. "레이어트릴을 복용하는 환자에게는 청산 중독의 위험성이 있다는 것을 알려주어야 하고, 혈중 시안화물 농도를 주의 깊게 살펴야 한다. 아미그달린(레이어트릴)은 암 치료에 아무 효과가 없는 독약이다." 이 논문에 덧붙여 다음과 같은 논평이

실렸다. "레이어트릴은 재판정에 불려나왔다. 레이어트릴이 진행
암 환자에게 도움이 된다는 믿을 만한 증거는 없다. 그러니 조기
암에는 좀 더 효과가 있을 거라고 믿을 까닭이 어디에 있겠는가.
… 이제 판결을 내릴 때이다."

이와 같은 확실한 과학적 근거에도 불구하고 수많은 환자가 레
이어트릴이나 식물에서 유래한 다른 약에 대한 믿음으로 현대의
학의 치료를 거부하고 있다. 그리고 그 결과는, 생존율의 저하다.
학술연구만으로 충분치 않다면, 조셉 호프바우어 가슴 아픈 사례
를 살펴보자. 우리의 경각심을 높여줄 것이다. 조셉은 8살 때 악성
림프종의 일종인 호지킨병에 걸렸는데, 현대의학 치료를 중단하
고 대신 레이어트릴을 복용했다. 뉴욕주 당국은 조셉의 부모가 대
체의학 치료법을 따르는 걸 반대했지만, 가정법원에서는 부모의
손을 들어주었다. 조셉이 화학요법으로 치료받았다면 5년 이상
살 수 있는 확률이 95%였으므로, 지금쯤 10대 소년이 되었을 것
이다. 그러나 조셉은 레이어트릴로 치료받은 지 2년이 채 지나지
않아 사망했다.

세인트존스워트와 관련해서도 이와 유사한 비극적 이야기를
찾아볼 수 있다. 다음의 사례는 환자가 현대의학 약의 이점을 무
시하고 약초치료법에만 매달리면 얼마나 불행한 일이 벌어질 수
있는지 보여준다. 캐나다인 여성 샬린 도시는 심한 우울증을 앓
았고 13살 때부터 여러 번 자살을 시도한 적이 있었다. 성인이 된
뒤에는 망상형 정신분열증 진단을 받았다. 1990년대 중반에는 기
분안정제 테그레톨 덕분에 위기에서 벗어난 것처럼 보였다. 밴쿠
버 지역신문에서 정신질환을 앓으며 살아가는 사람 이야기를 다

룬 적이 있는데, 샬린의 인터뷰가 성공 사례로 소개되기도 했다.

테그레톨은 몇 가지 부작용을 일으킬 가능성이 있지만, 그에 대해서는 이미 잘 알려져 있었다. 샬린의 경우는 심각한 부작용의 조짐이 전혀 없었다. 하지만 샬린은 테그레톨보다 천연 대체약이 더 낫다고 확신하게 되었고, 신문 인터뷰가 끝난 직후 세인트존스워트로 약을 바꿨다. 이미 설명했듯이 세인트존스워트는 유해한 부작용을 일으킬 수 있고 다른 약의 효과를 저해할 뿐 아니라, 부적절한 증상을 치료하기 위해 복용하면 심각한 위험이 발생한다. 샬린의 증상은 세인트존스워트로 치료할 수 없는 성질의 것이었다.

세인트존스워트는 경증이나 중등도 우울증에는 효과를 발휘하지만, 중증 우울증이나 다른 정신질환에는 아무런 도움도 되지 않는다. 세인트존스워트를 부적절하게 사용한 점에서 샬린은 예외적인 경우가 아니었다. 2007년 미국인 3만 명을 조사한 결과를 보면, 자가 처방으로 약초치료제를 복용한 사람의 대다수는 밝혀진 증거에 반하는 방법으로 복용했다.

샬린은 약을 바꾼 탓에 테그레톨의 효과를 얻지 못했을 뿐 아니라 정신분열증을 더욱 악화시키는 세인트존스워트의 부작용에도 시달렸다. 그녀의 증상은 이내 더 악화되었다. 정서불안, 조바심, 감정기복에 시달렸고 여러 차례 자살을 시도했다.

2004년 6월 12일 몇 주 동안 종잡을 수 없는 행동을 하고 또다시 자살을 시도한 샬린 도시는 자녀 둘을 태우고 폐채석장으로 차를 몰았다. 두 살배기 브리트니와 네 살 제시카를 땅바닥에 앉힌 뒤 22구경 권총으로 쏘았다. 그녀는 밴쿠버로 돌아와 경찰서에 전화를 걸었고, 형사들은 사건 현장에서 아이들의 시신을 수습했다.

똑똑한 사람들이 왜 이상한 것을 믿을까

지금까지 이 책에서는 과학논문 수백 편을 토대로 네 가지 주요 대체의학, 즉 침, 동종요법, 카이로프랙틱, 약초요법을 살펴보았다. 침은 특정 유형의 통증과 구역질에 효과가 있다는 몇 가지 증거가 있지만, 그 밖의 증상에는 의학적으로 아무 효과도 없고 치료법의 토대를 이루는 개념도 무의미한 것이었다. 동종요법도 과학적 근거에 비춰보면 한낱 환상에 지나지 않는 것을 환자에게 판매하는 사기 산업이다. 카이로프랙틱은 특정 유형의 요통에는 물리치료와 같은 효과를 발휘하지만, 그 밖의 증상에는 아무 효과가 없고 오히려 심각한 위험을 불러올 수 있다. 마지막으로 약초요법은 몇 가지 흥미로운 치료제를 제공하지만, 유효성이 증명되지 않았거나 유효성이 없다고 입증되었거나 확실한 위험이 있다고 판명된 약초치료제들이 시장에서 엄청나게 팔리고 있다.

대체의학은 연간 수십억 달러의 매출을 올리는 글로벌 산업으로 성장했지만, 그 대부분은 의학적 효과를 입증하지 못하고 있다. 수백만 명의 환자가 수상쩍은 치료법을 믿고 헛돈을 쓰며 자신의 건강을 위험에 빠트리고 있다. 한 가지 잊지 말아야 할 것은, 이 책은 그나마 괜찮은 결과를 낸 대체의학에 초점을 맞추고 있다는 점이다. 기이한 주장으로 환자의 돈을 뜯어내는 수상한 대체의학이 수십 가지라는 생각을 하면 암담한 기분이 든다.

예를 들어, 자기요법 또는 자석치료는 수많은 대체의학 중에서 특히 아무 효과가 없는 부류에 속한다. 치료사들은 옛날부터 자석에는 병을 고치는 힘이 있다고 생각했다. 16세기 스위스 의사 파라켈수스는 클레오파트라가 젊음을 유지하기 위해 자석을 몸에 둘렀을 거라고 추측했고, '자석으로 모든 염증과 다양한 질병을 치료할 수 있다'고 단언했다. 1866년 의사 C. J. 대처가 작성한 카탈로그에는 '생명유지에 필요한 모든 장기를 완벽하게 지켜주는' 자석 700개가 달린 전신 슈트가 실려 있었다. 오늘날 전 세계 자기요법 시장의 규모는 10억 달러를 웃도는데, 자석 팔찌, 자석 신발깔창, 자석 목보호대, 자석 베개 등의 상품이 팔리고 있다. 이들 제품의 제조업자는 자석을 몸 가까이 지니면 뼈 질환 치유에 도움이 되고 혈액 흐름이 개선되며 통증이 줄어드는 등, 다양한 병을 고칠 수 있다고 떠벌린다. 유감스럽게도 자기요법에 관한 엄격한 연구는 이런 주장을 뒷받침해주지 않는다. 관절염으로 고생하는 사람이 15달러짜리 자석 팔찌에 돈을 허비하는 선에서 그친다면 자기요법은 별 문제가 되지 않을 것이다. 그러나 4,000달러가 넘는 값비싼 자석 상품을 파는 웹사이트가 수십 군데이고, 그 중에는 암을 치료한다는 자석 매트리스도 있다.

인터넷을 잠깐 들여다보라. 크리스털요법과 반사요법, 아우라 정화 등 갖가지 특이한 치료법이 과학적 근거라고는 전혀 없는 대담한 주장을 늘어놓고 있다. 예컨대 이 책의 저자인 우리 두 사람이 구글을 검색해 맨 처음 나온 링크를 클릭하자, 타키온요법으로 부러진 뼈와 파열된 인대를 치료할 수 있다는 클리닉의 웹사이트가 열렸다. 타키온은 50년 전에 물리학자들이 빛보다 빠른 속도로 움직인다고 가정한 입자이다. 아직 아무도 그 존재를 입증하지 못한 타키온을 누군가가 의료 목적으로 이용하다니, 참으로 놀라운 일이다! 그 클리닉에서는 더더욱 기묘하고 충격적인 치료법도 제공하는데 그중에는 "다차원 DNA 수술은 문제 있는 DNA 배열을 제거해 신처럼 완벽한 배열로 바꿔놓는 채널링 기법이다."라는 문구도 있었다.

이런 웹사이트에는 에너지, 파동, 공명 같은 유행어가 난무한다. 적절한 맥락에서라면 과학적으로 의미 있는 말이 대체의학에서는 그 의미를 잃어버린다. 예를 들어, 접촉요법은 환자의 '에너지 장'을 조작해 통증, 외상, 암 등 다양한 증상을 치료한다고 하는 대체의학의 한 분야이다. 접촉요법사는 대개 환자의 몸에 손을 대지 않기 때문에 '비접촉식 접촉요법'이나 '원격치료'라는 이름으로도 알려졌다. 접촉요법은 에너지 장을 조작하되 환자의 몸에 손을 대지 않으므로 기(氣)치료와 공통점이 많다. 접촉요법사와 기치료사는 한 번 치료할 때마다 최대 150달러의 치료비를 청구하지만, 인간의 에너지 장이라는 게 뭔지, 그런 게 실제로 있기나 하는 건지, 에너지 장을 조작하면 건강이 좋아질 수 있는지 증명한 사람은 아무도 없다는 점에 주의해야 한다.

오히려 인간의 에너지 장이라는 것은 허황된 이야기일 뿐이라는 증거가 풍부하다. 1996년 콜로라도에 사는 과학자 에밀리 로자는 접촉요법사 21명의 능력을 검증해 접촉요법의 효과를 조사하기로 마음먹었다. 그녀는 가림막에 구멍 2개를 뚫어놓고 접촉요법사에게 양팔을 구멍 밖으로 쭉 내보내라고 요청했다. 그러고는 동전을 던져 오른쪽과 왼쪽을 결정한 뒤 접촉요법사의 오른손이나 왼손 근처에 자신의 손을 두었다. 접촉요법사는 에너지 장을 감지해 에밀리의 손이 어느 쪽에 있는지 대답해야 했다. 접촉요법사 21명이 대답한 횟수는 총 280회였다. 그들은 처음에는 에밀리의 손이 어느 쪽에 있는지 감지할 수 있다고 자신만만해 했다. 우연이라면 어느 쪽인지 맞힐 확률이 50%였지만, 접촉요법사가 실제로 맞힌 비율은 44%였다. 이 실험으로 에너지 장은 접촉요법사의 상상 속에서만 존재하는 허구로 밝혀졌다.

실험을 주도한 에밀리는 9살짜리 어린 소녀였다. 초등학생이던 그녀가 학교 과학 축제를 위해 준비한 실험으로, 2년 뒤 간호사인 어머니의 도움을 받아 논문 형식으로 정리해 저명한 「미국의학회지」에 발표한 것이다. (우리 저자들이 아는 한) 에밀리는 동료 심사 절차를 거쳐 의학전문지에 연구논문을 발표한 최연소자였다. 그러니 「접촉요법 정밀 검토」라는 제목이 붙은 에밀리의 논문에 대해 그리 대단한 건 아니라는 비판이 나온 것도 당연하다. 접촉요법의 원리를 정립한 돌로레스 크리거는 '실험 계획과 방법론에 문제가 있다'며 에밀리의 연구를 깎아내렸다. 그러나 에밀리의 실험 규칙은 간단명료했고 결론도 흠잡을 데가 없었다. 더구나 이 결론을 뒤집을 수 있는 실험을 고안한 사람은 아직 아무도 없다.

에밀리의 연구 및 여러 임상시험이 보여주듯이 접촉요법이나 기치료와 유사한 여러 치료법은 '그랬으면 좋겠다'라는 생각에 토대를 두고 있다. 치료 효과처럼 보이는 것은 모두 플라세보효과일 것이다. 그런데도 이들 치료법은 거대한 글로벌 산업을 이루고 있다. 에밀리의 논문에 따르면, 전 세계적으로 10만 명에 달하는 접촉요법사가 해마다 환자 수백만 명을 치료해 1억 5천만 달러의 매출을 거두고 있다. 에너지치료 등 아무 효과가 없는 대체의학으로 치료받는 환자 대부분은 머리가 나쁘거나 세상물정에 어두운 사람이 아니다. 그렇다면 한 가지 흥미로운 의문이 생긴다. 9살짜리 어린아이조차 접촉요법을 검증하고 반증할 수 있는데, 어른들이 접촉요법사에게 속아 넘어가는 이유는 무엇일까?

수많은 대체의학이 아무 효과가 없다는 것을 보여주었으니, 이제부터는 똑똑한 사람이 대체의학을 믿는 이유를 살펴보겠다. 건강이라고 하는 가장 귀중한 재산을 지키기 위해 수백만 명이 수십억 달러의 돈을 아낌없이 쏟아 붓는 데에는 무언가 설득력 있는 이유가 있을 것이다.

사람들이 대체의학에 마음을 빼앗기는 것은 대체의학의 기초를 이루는 세 가지 중심 원리와 관련이 있다. 이들 중심 원리는 의학에 대한 자연적, 전통적, 전체론적 접근법에서 유래한다. 대체의학 지지자들은 대체의학을 선택하는 강력한 근거로 이 세 가지 중심 원리를 거듭 언급하지만, 실제로는 교활하고 기만적인 마케팅 전략에 불과하다. 대체의학의 세 가지 중심 원리는 한 마디로 오류이다.

1. 자연적인 것이 옳다?

자연적인 것이 좋은 것이고 자연적이지 않은 것은 나쁜 것이라고 단정할 수 없다. 자연계에는 비소, 코브라 독, 방사성원소, 지진, 에볼라 바이러스 등이 존재하지만, 백신, 안경, 인공 고관절 등은 인공적인 것이다. 「메티컬 모니터」를 인용하면, "자연은 치우침이 없다. 유행병이 돌 때건 건강한 아기가 태어날 때건 명확하고 냉정하게 작동한다."

2. 전통적이면 좋다?

전통적인 것이 좋은 것이라는 생각은 대체의학 치료사의 돈벌이에 도움이 된다. 옛것에 대한 향수가 약간만 깃들어도 플라세보효과가 강화되기 때문이다. 그러나 전통적 치료법이 본질적으로 좋은 것이라는 생각은 잘못된 것일 수도 있다. 사혈은 수백 년에 걸친 치료법이었지만, 질병을 치료한 사례보다 해를 입힌 사례가 더 많았다. 21세기를 살아가는 우리의 임무 중 하나는 조상의 유산을 검증하는 것이다. 이를 통해 가능성이 있는 것은 발전시키고, 터무니없거나 위험하고 그릇된 것은 버림으로써 좋은 전통을 계승할 수 있다.

3. 전체론적이다?

대체의학 치료사는 자기들의 접근법이 현대의학 접근법보다 더 뛰어나다는 것을 과시하려고 전체론적이라는 말을 사용한다. 그러나 '우리가 그대보다 더 전체론적'이라는 태도는 그릇된 것이다. 전체론이란 그저 몸과 마음의 건강을 전체적으로 보려는 의학적 접근법을 가리키는데, 현대의학의 의사도 전체론적 관점을 갖고 환자를 치료하기 때문이다. 의사는 환자의 생활습관, 식습관, 연령, 병력, 가족력, 유전적 요인, 다양한 검사 결과 등을 염두에 두고 치료에 임한다. 때로는 현대의학이 대체의학보다 더 뚜렷한 전체론적 접근법을 취할 때도 있다. 제3장에서 말라리아 예방법에 관한 조언을 구하는 학생을 예로 들이 동종요법과 현대의학을 비교했다. 현대의학 병원에서는 긴 상담을 통해 어떤 약이 있는지, 벌레퇴치제를 어떻게 사용해야 하는지, 적절한 복장상태는 어떠한지 알려주었고 병력까지 고려했다. 반면에 대다수 동종요법 사는 짤막한 상담만 했고, 벌레에 물리지 않도록 하는 기본 주의 사항조차 알려주지 않았다.

대체의학 업계는 언뜻 매력적으로 보이지만 실제로는 오류투성이인 핵심 원리를 널리 전파하는 데 그치지 않고, 과학자를 매도함으로써 새로운 환자를 확보하려고 애쓴다. 대체의학 치료사들은 과학자가 대체의학에 비판적이라는 사실을 잘 알기 때문에 과학의 신빙성 그 자체에 의문을 제기하는 방법으로 과학적 비판의 근거를 뒤흔들려고 한다. 과학에 대한 공격은 세 가지로 분류되는데, 여기서도 대체의학 치료사들의 선전은 오류에 빠져 있다는 것을 쉽게 알 수 있다.

1. 과학은 대체의학을 검증할 수 없다?

지금까지 살펴본 대로 과학은 대체의학을 철저하게 검증할 수 있다. 그렇기 때문에 과학자는 대체의학이 내놓는 다양한 주장에 회의적인 것이다. 모든 대체의학 치료사는 자기들이 통증완화에서 암 치료까지 생리학적으로 의미 있고 실질적인 영향을 미칠 수 있다고 장담하나, 의학은 이 모든 치료법의 효과를 측정하는 방법을 개발해왔다. 만약 어떤 대체의학 치료법의 효과를 과학적으로 검증할 수 없다면, 그것은 해당 치료법이 효과가 아예 없거나 너무 미미해서 치료법이라고 할 만하지 않기 때문일 것이다.

2. 과학은 대체의학을 이해할 수 없다?

옳은 말이지만, 단편적인 주장이다. 어떤 치료법의 메커니즘이 완전히 밝혀지지 않았다고 해서 그 효과까지 부정되는 것은 아니다. 사실 의학의 역사에는, 분명한 효과를 발휘했지만 처음에는 그 이유가 밝혀지지 않았던 획기적 치료법의 사례가 수두룩하다. 예를 들어, 18세기 제임스 린드는 레몬으로 괴혈병을 예방할 수 있다는 것을 발견했지만, 왜 레몬이 예방 효과를 발휘하는지 이해하지 못했다. 그럼에도 린드의 치료법은 전 세계로 퍼져나갔다. 1930년대에 과학자들이 비타민 C를 분리하고 나서야 비로소 레몬이 왜 괴혈병 예방 효과를 발휘하는지 밝혀졌다. 내일이라도 어떤 대체의학이 효과가 있다고 밝혀진다면, 과학자는 그 사실을 인정하고 즉시 응용법이 없는지 찾아보고 그 밑바탕에 깔린 메커니즘을 이해하려고 노력할 것이다.

3. 과학은 대체의학에 편견을 갖고 있다?

앞에서 이야기한 두 가지 오류보다 더 터무니없는 주장이다. 대체의학 개념을 떠올린 사람은 말하자면 '이단아'였는데, 현대 과학은 갈릴레이에서 최근의 노벨상 수상자까지 이단아에 의해 발전되었다. 사실 위대한 과학자는 어떤 의미에서는 모두 이단아였다고 해도 무방하다. 그렇지만 유감스럽게도 그 역은 성립하지 않는다. 모든 이단아가 위대한 과학자는 아닌 것이다. 기존 학설을 뒤집는 아이디어를 떠올린 이단아는 자신의 아이디어가 옳다는 것을 온 세상에 입증해야 한다. 바로 이 지점에서 대체의학의 개척자 대다수는 실패를 거듭한다.

이 세 번째 잘못된 주장은 좀 더 깊게 살펴볼 가치가 있다. 과학은 종종 폐쇄적인 세계로 묘사되지만, 실제 과학자의 세계에서는 자기주장을 뒷받침하는 증거를 찾아낼 수 있는 이단아를 따뜻하게 받아들인다. 예를 들어, 1980년대 호주의 연구자 배리 마셜과 로빈 워런은 세균이 소화성궤양을 일으킨다는 새로운 학설을 내놓았다. 그전까지는 위산과다, 잘못된 식습관, 지나친 스트레스가 소화성궤양의 주요 원인이라는 생각이 지배적이었으므로, 마셜과 워런의 혁명적 아이디어를 진지하게 고려한 의학자는 아무도 없었다. 그러나 마셜은 못된 세균을 식별하고 분리해 배양한 뒤, 스스로 그 세균을 먹어 궤양이 생기게 하는 유명한 실험을 했다. 궤양이 세균 때문에 발생한다는 것을 자신의 몸으로 보여주었던 것이다. 그러자 다른 의학자들도 새로운 학설이 옳다는 것을 인정했고, 마셜과 워런은 2005년 노벨 생리의학상을 받았다. 세균을 무찌르고 위궤양으로 고생하는 사람을 치료하기 위한 혼합 약물요법이 개발되었다는 점도 중요하다. 혼합약물요법은 기존 치료법보다 효과가 뛰어나고 빠를 뿐만 아니라 가격도 저렴하기 때문에, 오늘날 전 세계 수백만 환자가 이단적 아이디어의 혜택을 누린다고 할 수 있다.

이단아가 누구인지, 그리고 언제, 어디서, 어떻게 그러한 발견을 하게 되었는지는 중요하지 않다. 운 좋게 얻어걸린 발견이라도 제대로 증명할 수만 있으면, 주류는 선뜻 인정한다. 최근에 대성공을 거둔 약 중 하나인 비아그라는 본래 협심증을 치료하기 위해 개발된 약이었지만, 임상시험 단계에서 협심증을 완화하는 효과가 없는 것으로 밝혀졌다. 연구진은 임상시험을 중단하고 미사용 알약을 회수하기로 결정했으나 임상시험 참여자들이 약을 반납하려고 하지 않아 당혹감을 느꼈다. 뒤이은 면담조사에서 비아그라에 예상치 못한 바람직한 부작용이 있는 것이 밝혀졌다. 후속 임상시험과 안전성 시험을 거친 비아그라는 오늘날 발기불능 치료제로 널리 사용되고 있다. 동종요법, 카이로프랙틱, 약초요법, 침은 발기부전을 비아그라만큼 효과적으로 치료할 수 없다. 흥미롭게도 대체의학은 수시로 과학을 비판하지만, 이익이 생길 것 같으면 편의에 따라 곧바로 과학을 이용한다. 그러나 거듭 말하지만 대체의학 치료사의 자랑은 결함 있는 주장, 잘못된 개념을 토대로 한다. 이 같은 오류는 크게 세 가지 범주로 나뉜다.

1. '과학적 설명'이라는 오류

일부 대체의학 치료사는 치료법에 신빙성을 부여하기 위해 과학적인 용어로 설명하지만, 아무리 설득력 있게 들리는 말이라도 사실과는 거리가 멀다. 예를 들자면, 자기요법사는 자석이 혈액 속 철 성분에 영향을 미쳐 신체의 전자기적 균형을 되살린다고 주장하지만, 과학적으로는 아무런 근거가 없다. 혈액 속 헤모글로빈에 함유된 철 성분은 자기에 반응하지 않는다. 피 한 방울을 떨어트려놓고 그 가까이에 강력한 자석을 놓으면 간단히 검증할 수 있다. 대체의학의 설명을 듣다 보면 유사과학의 용어가 튀어나올 때도 있다. 일례로 런던의 치유 클리닉에서는 '환자의 전자회로'라든가 '파편화된 신체를 재정렬한다' 같은 표현을 사용한다. 비전문가의 귀에는 인상적으로 들리는 용어일 수도 있지만, 과학적으로는 아무 의미도 없다. 이 책을 쓴 우리 두 사람은 합해서 의학과

소립자물리학, 혈액유변학의 박사학위를 보유하고 있지만, 이들 용어를 도무지 이해할 수 없다.

2. '과학적 장치'라는 오류

과학적으로 그럴듯해 보이는 장치를 사용하는 대체의학 치료사도 더러 있지만, 그런 장치가 실제로 제 기능을 발휘하는 것은 아니다. 예컨대 아쿠아디톡스라는 전기족욕기는 체내 독소를 배출한다고 선전한다. 실제로 사용해보면 물이 갈색으로 변해, 몸이 정화되는 것 같은 느낌을 준다. 영국의 한 대체의학 클리닉에서는 "아쿠아디톡스는 갓난아기에서 노인에 이르는 모든 연령대의 사람들에게 도움이 된다(갓난아기의 경우 특별한 장치를 사용한다). 소화기질환, 피부병, 만성피로, 편두통 등 무수한 질환의 증상을 완화한다. … 화학요법 치료를 받은 암 환자가 사용하면 몸속에서 방사능을 빼낼 수 있다."고 주장한다. 유감스럽게도 아쿠아디톡스 기구 속 물이 갈색으로 변하는 것은 단순한 전기화학 반응으로 족욕기 옆면의 금속 접점이 녹슬기 때문이다. 다시 말해 체내 독소가 빠져나간 것이 아니라 녹이 넘쳐나는 것이다. 의학 저널리스트 벤 골드에이커는 아쿠아디톡스로 치료하기 전과 후의 물을 분석했다. 철분 함유량은 50배로 늘어났지만, 독소는 흔적조차 보이지 않았다. 심지어 아쿠아디톡스에 바비인형을 넣었을 때에도 물이 갈색으로 변했다. 결국 물 색깔이 변한 것은 장치의 문제라는 가정이 사실로 확인된 것이다.

3. '과학적 임상시험'이라는 오류

지금까지 누누이 강조했듯이 치료가 정말로 효과를 발휘하는지 판정할 때에는 임상시험이 중요한 역할을 한다. 그러나 대체의학 치료사가 임상시험을 들먹이며 특정 치료법을 옹호한다 해도 그것이 곧바로 그 치료법이 효과가 있다는 것을 의미하지는 않는다. 단 한 차례의 임상시험은 치료법이 효과가 있는지 보여주기에는 불충분하다. 해당 임상시험에서 오류가 발생할 수도 있고 예측 불가능한 우연이 작용하거나 부정행위가 끼어들 가능성이 있기 때문이다. 그래서 우리는 지금까지 개별 연구를 근거로 결론을 내리는 대신, 신뢰할 만한 과학적 근거들에서 도출된 폭넓은 합의를 주로 살펴보았다. 무엇보다도 과학자 팀이 포괄적인 결론을 내리기 위해 기존의 모든 연구를 조사하는 메타분석과 체계적 고찰에 초점을 맞췄다.

세 번째 오류의 중요성은 기도가 환자에게 도움이 되는가에 관한 연구에서 잘 드러난다. 과학자들은 일찍이, 가족이 자신을 위해 기도한다는 것을 아는 환자는 회복률이 조금 높을 수 있다고 인정했다. 가족의 기도는 힘겨운 시간을 보내는 환자에게 사랑과 희망의 감정, 응원 받는다는 느낌을 불어넣어 줄 가능성이 높다는 점에서, 회복률이 높은 것은 심리적 효과라고 설명할 수 있다. 가족이 기도한다는 것을 아는 환자가 받는 긍정적인 효과를 설명하기 위해 불가사의한 현상까지 들먹일 필요는 없다. 그보다 과학자들은 누군가가 자신을 위해 기도한다는 것을 모를 때 환자에게 어떤 일이 일어나는지 궁금해 했다. 이 경우 환자는 기도에 '눈이 가려진' 상태이기 때문에, 기도가 효과를 발휘한다면 심리적 효과라고만 할 수 없는 것이다. 누군가가 몰래 기도하는 것만으로 환자의 건강을 되찾는 효과가 발휘된다면, 그것은 신의 개입을 시사하는 증거가 될 것이다.

기도의 효과에 관한 가장 유명한 연구는 2001년 뉴욕의 명문 컬럼비아대학 소속 과학자를 포함한 공동저자 3명이 발표한 것이다. 불임치료를 받은 환자에게 기도가 도움이 되었는지 조사한 연구였다. 임상시험에는 불임으로 체외수정을 받은 한국인 여성 199명이 참여했다. 그중 100명의 사진이 캐나다와 호주의 기도 단체에 보내졌고 나머지 99명에 대해서는 아무 조치도 없었다. 여성들은 자신이 기도를 받는다는 사실을 알지 못했지만, 기도를 받은 그룹의 임신율은 대조군보다 2배 더 높았다. 상당히 유의미한 결과였다.

이 연구 결과는 산부인과 분야에서 높은 평가를 받는 학술지 「저널 오브 리프로덕티브 메디신」에 실렸고, 세계 각국의 언론은 기도가 환자에게 도움이 될 수 있다는 것을 과학자들이 증명했다고 보도했다. 그러나 다른 연구자들은 섣부른 결론이라고 생각했다. 흥미로운 연구였지만 1회에 그친 임상시험이었던 데다 무엇보다도 결론이 터무니없었기 때문에, 과학자 사회는 연구 결과를 선뜻 인정하지 않았다. 이 연구에서 나온 결론이 진지하게 받아들여지기 위해서는 후속 임상시험에서도 똑같은 결과가 나와야 했다. 후속 연구에서 기도가 아무 효과도 없다고 밝혀진다면, 최초 연구에 무언가 결함이 있으니 무시하는 것이 타당하다.

사실 2001년에는 이미 유사한 기도 연구가 진행되고 있었다.

이 연구의 대상은 관상동맥 집중치료실에 입원한 미국인 환자 799명이었다. 환자의 절반은 자신도 모르는 사이에 26주 동안 영적 치료자 그룹의 중보기도(타인을 위한 중재의 기도)를 받았고, 나머지 절반은 기도를 받지 않았다. 두 그룹의 사망자 수, 심장발작 건수, 기타 중증질환 건수가 비슷했던 것으로 보아 기도는 아무 효과가 없었던 것 같다.

2005년에 시행된 또 하나의 연구에서는 환자 329명이 기도 없이 혈관조영술 등 심장병 치료를 받았고, 371명은 기독교, 이슬람교, 유대교, 불교 단체의 기도를 받았다. 그 결과 이때도 기도는 중증 심장발작, 재입원, 사망 등에 수치로 나타낼 만한 영향을 미치지 않았다. 2006년 하버드대학과 메이요 클리닉 등 미국의 6개 의료센터에서 10년간 250만 달러의 비용을 들여 기도의 효과를 조사한 연구 결과가 공개되었다. 심장우회수술을 받은 환자 1,000명이 연구 대상이었는데, 이들 환자의 절반은 몇 년 동안 기독교 단체의 기도를 받았고 나머지 절반은 기도를 받지 않았다. 이번에도 두 그룹은 똑같은 결과를 보였다. 기도는 전혀 효과가 없었던 것이다.

오늘날 과학적 근거라는 저울은, 기도를 통한 신앙요법의 가능성은 없다는 쪽으로 기울어져 있다. 기도의 효과에 관한 놀라우리만큼 긍정적인 결론이 나온 최초의 연구는 그 진행 과정에 무언가 중대한 결함이 있었을 것이다. 사실 그 임상시험에는 몇 가지 미심쩍은 구석이 있었다.

첫째, 연구 결과가 발표된 뒤에 밝혀진 바로는 사전 동의 없이 연구가 진행되었다고 한다. 구체적으로 말해 연구에 참여한 여성은 자신의 사진이 기도 단체에 전달된다는 것을 몰랐다. 불임은 민감한 개인적 문제라는 점에서 실험 규칙을 중대하게 위반한 것이다. 이 연구를 조사한 의사 브루스 플램은 다음과 같이 지적했다.

더구나 연구가 진행된 곳은 불교도와 무속신앙 신봉자, 무종교자가 많은 한국이었기 때문에, 연구 대상 환자의 상당수가 기독교도의 기도를 원치 않았을 수도 있고 모욕적이거나 개인적 신념에 반하는 것으로 생각했을 가능성이 있었다. 그럼에도 이 연구는 환자에게 허락을 구하거나 알리지 않고 진행되었다는 점에서 환자가 반대 목소리를 낼 수 없었고 연구에서 빠지는 쪽을 선택할 수도 없었다.

환자의 동의를 얻지 못했다는 사실은 임상시험의 결과를 무효로 만들지는 않았지만, 공동저자 중 한 사람의 우려를 자아내는 계기로 작용했다. 컬럼비아대학 학장직에 있었기 때문에 연구의 신빙성을 높이는 데 한몫한 제1저자 로게리오 로보는, 연구에 관여하지는 않았고 논문의 감수와 발표를 약간 돕기만 했다고 인정했다. 이제는 문제의 논문에 로보의 이름이 공동저자로 올려져 있지 않다. 높은 평가를 받지 못한 연구에 더는 관여하고 싶지 않다는 판단이 엿보인다.

제2저자인 다니엘 워스는 지금도 연구가 신뢰할 만한 것이라고 생각하는 것 같지만, 2004년 사기 사건을 일으키고 숱한 가명으로 중범죄를 저지른 사실을 인정한 이후로는 인격적으로 신뢰할 만한 인물인지 의문시되고 있다. 워스는 5년 형을 선고받고 연방교도소에서 복역했다.

환자들은 기도 효과를 다룬 이 특별한 연구만 알 뿐, 그 수상쩍은 배경을 모르거나 상반된 결론을 내린 다른 연구도 있다는 것을 모르고 지나칠 위험이 있다. 자칫 기도의 힘을 믿는 환자가 심령치료사에게 금전적 대가를 지불하면서까지 의지하고 싶은 욕구에 사로잡힐 수도 있는 것이다.

지금까지 간단하게 살펴본 기도와 불임치료에 관한 연구의 역사는 대체의학과 관련이 깊은 중요한 사실 하나를 드러낸다. 환자는 대체의학에 희망을 걸고 거기에 시간과 돈을 쏟아 붓겠다고 작정하기 전에, 그 치료법과 관련한 모든 연구에서 나온 전체적인 결론을 알아둘 필요가 있다. 이 책이 장을 하나씩 할애해 네 가지 주요 대체의학의 과학적 근거를 살펴본 것도 그 때문이었다.

독자도 이미 깨달았을 테지만, 대체의학에 관한 우리의 결론은 몇 가지 중요한 예외를 제외하고는 대체로 부정적이다. 우리는 '효과가 없음이 증명되었다', '효과가 증명되지 않았다', 또는 '위험하다'는 말을 거듭 사용할 수밖에 없다. 모두 과학적 근거라는 저울이 들려주는 말이다. 우리 저자들은 어떤 과정을 거쳐 결론에 도달했는지, 독자가 왜 저자들의 결론을 진지하게 받아들여야 하는지 설명하기 위해 최선을 다했다. 그럼에도 아직 우리의 결론을 받아들이기를 주저하고 그 망설임의 여파로 대체의학을 믿어보겠다고 한다면 그럴 만한 이유가 있을 것이다. 제5장의 마지막 절에서는 흥미롭지만 잘못된 그 이유를 살펴보겠다.

경험하면 믿지 않을 수 없다지만

대체의학으로 치료받아야 할지 말지를 판단하는 많은 환자에게 과학적 근거는 결정적인 요인이 아니다. 모든 연구의 전반적인 결론이 부정적이라는 사실을 안다 해도 그 치료법의 효과를 눈으로 직접 보았다면, 환자의 마음이 그쪽으로 쏠릴 가능성이 높다. 요컨대 자신의 경험이야말로 가장 확실한 증거인 것이다. 이런 반응은 아주 자연스럽고 정상적인 것이지만, 그 결과 환자는 아무 효과도 없고 위험하기까지 한 치료를 받게 되는 것이다.

동종요법을 예로 들자면, 수많은 사람이 자신의 개인적 경험을 토대로 동종요법이 효과를 발휘한다고 믿게 된다. 이런저런 병을 앓는 사람이 동종요법 치료제를 먹고 건강이 좋아졌다고 해보자. 동종요법 치료제 덕분에 건강이 좋아졌다고 생각하는 것은 지극히 자연스럽다. 제3장에서 살펴보았듯이 과학적 근거에 따르면 동종요법 치료제는 아무 효과도 없는 것으로 밝혀졌지만, 동종요법 치료제를 먹고 건강을 되찾은 경험이 있는 사람에게는 과학적 근거 따위는 전혀 중요하지 않다.

이 같은 개인적 경험과 과학적 연구 사이의 모순을 어떻게 해소해야 할까? 200년 동안 축적된 과학적 검증의 결과가 틀릴 가능성은 희박하므로, (적어도 지금은) 동종요법이 아무 효과가 없다고 가정해보자. 개인적 경험을 믿다 낭패를 볼 수도 있는 것이다. 도대체 어떻게 그런 일이 일어나는가?

핵심은 우리가 연이어 일어난 두 사건 사이에는 밀접한 연관이 있다는 생각에 사로잡힌다는 것이다. 동종요법 알약을 먹고 병이 나았다면, 동종요법 알약 덕분에 병이 나은 것이 아닐까? 두 사건이 서로 관련이 있다면, 상식적으로 하나가 다른 하나의 원인이 아닐까? 이 물음의 답은 '아니오'이다.

『하늘을 날아가는 스파게티 괴물 복음서』의 저자 보비 헨더슨이 꾸며낸 알기 쉬운 예를 생각해보자. 상관관계와 인과관계를 헷갈리지 말아야 하는 이유를 알 수 있을 것이다. 헨더슨은 지난 200년 동안의 지구 온도 상승과 해적의 감소 사이에 아주 흥미로운 상관관계가 있다는 것을 알아냈다. 헨더슨은 상관관계와 인과관계가 같은 뜻이라면, 해적이 줄어들기 때문에 지구 온난화가 발생하는 것으로 봐야 한다고 추리했다. 더불어 지구 온난화 문제를 해결하려고 고심하는 정치인은 더 많은 해적이 출현하도록 부추겨야 한다는 제안을 내놓았다. 웃기는 이야기처럼 들리겠지만, 헨더슨은 추가 증거까지 제시하며 해적과 지구 온난화가 밀접한 관련이 있다는 주장을 뒷받침했다. 예를 들면, 핼러윈데이에는 많은 사람이 해적 분장을 하는데, 핼러윈데이인 10월 31일이 지나면 여러 달 동안 추운 날씨가 이어진다는 식이다.

헨더슨이 지어낸 해적-날씨 관계라는 터무니없는 예에서 알 수 있듯이 동시에 발생한 두 사건이라고 해서 반드시 관련이 있는 것은 아니다. 따라서 동종요법 치료제를 복용하고 건강이 좋아졌다고 해도 동종요법 치료제가 건강이 좋아진 원인이라고 하기 힘든 경우도 충분히 생각해볼 수 있다. 그런데 여기서 새로운 문제가 제기된다. 그렇다면 환자는 왜 건강이 좋아졌다고 느끼는 것일까? 환자가 동종요법 알약을 먹고 건강이 좋아졌다고 느끼는 이유에 대해 좀 더 합리적인 설명을 찾아낸다면 동종요법과 건강회복이 인과관계에 있다는 주장을 부정할 수 있다. 늘 그렇듯 그런 설명 방법을 찾아내는 것은 비교적 간단하다.

예를 들자면, 환자가 현대의학 약을 복용하던 중 이따금 동종요법 알약도 먹었는데 그 무렵 건강이 좋아지기 시작했을 수 있다. 이때 실은 현대의학 약이 효과를 발휘했더라도, 환자는 동종요법 알약 덕분으로 생각할 것이다. 그리고 휴식을 취하라, 식단을 개선하라, 운동을 하라 같은 동종요법사의 조언이 적중했을 수도 있다. 생활습관의 변화가 다양한 증상에 긍정적인 영향을 미쳤지만, 환자는 때마침 복용한 동종요법 치료제 덕분에 건강이 좋아졌다고 착각할지 모른다. 또 동종요법 치료제에 스테로이드 같은 의약품이 들어가서 오염되었을 가능성도 고려해야 한다. 이들 경우에 환자에게 도움이 된 것은 동종요법사가 만든 알약이 아니라 알약 속에 섞인 물질, 동종요법사의 조언, 병행해서 복용한 현대의학 약 등이다.

동종요법이 효과 있는 것처럼 보이는 또 하나의 이유로 환자의 신체 내부에서 일어나는 다양한 변화를 꼽을 수 있다. 증상의 변화는 아주 자연스러운 일로 동종요법 알약을 복용한 시기가 환자의 증상이 좋아지는 시기와 겹칠 가능성이 있다. 이를테면 한바탕 독감을 앓아 건강이 아주 나빠진 환자가 동종요법에 솔깃해질 무렵에 건강이 좋아질 수 있다. 이 현상은 평균으로의 회귀라고 부른다. 환자는 증상이 가장 심각할 때 건강이 나빠졌다고 느끼므로, 그 다음에는 평균(혹은 중간) 상태로 되돌아갈 가능성이 높아진다.

이에 더해 많은 증상은 지속기간이 무한하지 않으며, 우리 몸은 자연치유력이 있다. 원인 불명의 요통을 예로 들면, 치료받지 않더라도 환자의 약 96%는 6주 정도 지나면 증상이 크게 좋아진다. 따라서 동종요법사가 요통 환자를 두 달 정도 보살핀다면, 요통이 완화되는 모습을 볼 가능성이 높다. 이때 요통은 자연스럽게 치유된 것이지만, 환자는 대체의학이 효과가 있다고 생각할 것이다.

앞에서 거론한 몇 가지 설명은 우연의 일치에 크게 의지한다. 물론 퍼즐 전문가 코리 캘훈이 찾아낸 것과 같은 놀랄 만한 우연의 일치 사례는 아주 드물다. 그는 셰익스피어의 『햄릿』에 나오는 대사 "To be or not to be: that is the question; whether 'tis nobler in the mind to suffer the slings and arrows of outrageous fortune."(죽느냐 사느냐 그것이 문제로다. 어떤 것이 고결한 마음에 어울리는 행동일까? 가혹한 운명의 화살을 맞고도 참아야 하는가?)의 철자를 재배열하면 다음과 같은 대사로 바꿀 수 있다는 것을 알아차렸다. "In one of the Bard's best-thought-of tragedies our insistent hero, Hamlet, queries on two fronts about how life turns rotten."(에어본의 시인 셰익스피어의 최고 걸작으로 불리는 비극에서 집념이 강한 주인공 햄릿은 엉망이 되어버린 인생을 어찌 살아야 할지 묻는다.) 반면에 놀랍지 않은 우연의 일치는 아주 흔하다. 감기에 걸린 수많은 사람 중 다수가 대체의학 치료를 시도한다면, 치료제 복용 후 우연의 일치로 감기가 나은 사람도 상당히 많을 것이다.

대체의학 치료사는 운 좋게도 예측 불가능한 우연의 일치에 힘입어, 신체의 자연치유력을 대체의학의 치료 능력으로 꾸며낼 수 있는 이상적인 위치에 있다. 증상이 끊임없이 오락가락하는 만성

질환자를 자주 치료하므로, 우연의 일치로 증상이 좋아지는 때를 포착할 기회가 많은 것이다. 요통, 피로, 두통, 불면증, 천식, 불안증, 과민성 대장증후군 등은 예측하기 어려운 주기로 증상의 호전과 악화를 반복한다. 증상이 최악으로 치달았을 때 약초요법이나 동종요법 알약을 복용한 환자, 또는 증상이 호전 기미를 보일 때 침을 맞은 환자는 이들 대체의학 치료로 증상이 좋아졌다고 생각할 것이다.

증상이 악화될 때 대체의학 치료를 시작했다 해도 제4장에서 이야기한 '명현현상'이나 '일시적 악화'로 둘러댈 수도 있다. 많은 대체의학에서 명현현상은 치료 과정 중 고유하게 나타나는 것이며, 독소가 빠져나오기 때문에 환자의 증상은 일단 나빠졌다가 좋아진다고 주장한다. 실제로는 대체의학 치료사가 시간을 벌려고 부리는 술책에 지나지 않는다. 아무튼 환자가 어떤 이유에서건 건강을 되찾기 시작한다면, 대체의학 치료사는 역시 그 혜택을 누리게 된다.

앞에서 언급한 우연의 일치가 실제로 발생하면, 이미 대체의학의 효과를 믿고 있는 환자는 감명을 받고 더 깊게 믿을 것이다. 무언가를 강하게 믿는 사람일수록 확증편향에 빠지기 쉽기 때문이다. 확증편향이란 선입견을 강화하는 방향으로 해석하려는 경향을 말한다. 달리 말해 무언가를 강하게 믿는 사람일수록 자신의 믿음을 뒷받침해주는 정보에는 신경을 곤두세우지만, 자신의 믿음과 모순되는 정보는 버리려고 한다. 특히 치료사가 확증편향에 빠지기 쉽다. 치료 효과가 나타나면, 정서적으로나 금전적으로 큰 이득을 얻기 때문이다. 레오 톨스토이가 아래와 같은 말을 남겼기 때문에 확증편향은 톨스토이 신드롬으로 불리기도 한다.

다른 사람에게 과시하며 가르친 지식이나 그 동안 삶의 주춧돌로
삼아온 것을 틀렸다고 인정해야 하는 상황에 몰렸을 때, 거의 모든
사람은 명백한 진실조차 인정하지 않으려고 한다. 복잡한 문제를 쉽
게 이해할 능력이 있는 사람도 예외가 아니다.

과학적 근거로 볼 때 아무 효과가 없는데도, 사람들이 대체의
학 덕분에 건강이 좋아졌다고 말하는 이유를 설명할 방법이 하나
더 있다. 제2장에서 자세히 설명했으므로, 독자는 그것이 무엇인
지 짐작하고 있을 줄 안다. 플라세보효과다. 환자가 치료의 효과
를 진심으로 믿을수록 긍정적 치료 효과가 나타난다. 플라세보효
과는 실제로 존재하는 현상이기 때문에 의사들은 먼 옛날부터 알
고 있었을 터이고, 50년 전부터는 과학적으로 연구되었다. 플라세
보효과는 통증완화에서 환자의 면역 시스템 강화에 이르기까지
다양한 영역에서 강력한 영향을 미친다.

이 책에서 지금까지 개괄적으로 설명한 과학적 근거에 비춰보
면 대부분의 대체의학은 많은 증상에 대해 플라세보효과 말고는
뚜렷한 효과를 발휘하지 않는다. 따라서 모든 대체의학의 치료는
아무 쓸모가 없다고 비판하고 싶은 사람도 있을 것이다. 그러나
플라세보효과로 증상이 좋아질 수도 있다는 것을 무시한다는 점
에서 지나치게 단순한 비판이다.

여기서 제2장 끝부분에서 간단하게 언급하고 넘어간 문제가
되살아난다. 그것은 대체의학을 둘러싼 여러 문제 중에서도 따져

볼 것이 가장 많은, 굉장히 중요한 문제이다. 대체의학이 거의 전적으로 플라세보효과에만 의존한다손 치더라도, 왜 대체의학 치료사가 플라세보효과를 이용해 병에 걸린 사람을 도와주면 안 되는가? 플라세보효과는 강력하다고 이미 알려져 있는데…, 마지막 장에서 이 물음에 대한 우리의 생각을 이야기할 것이다.

과학은 진실을 낳는다

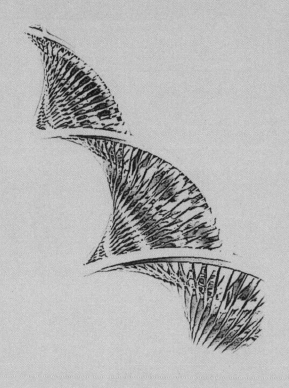

주의 깊은 독자라면 이 책 서두에 찰스 황태자에게 바친다는 말이 쓰여 있음을 보았을 것이다. 우리 두 사람은 오랫동안 대체의학에 관심을 기울여온 황태자에게 이 책을 헌정하기로 했다. 실제로 그는 일찍이 1993년에 '현대의학 종사자와 대체의학 종사자가 협력관계를 맺고 통합의학의 발전을 촉진하도록 장려한다'는 목표 하에 통합의학재단을 설립했다.

황태자는 병원 방문, 지역 개업의 대상 강연, WHO 회의 등 여러 자리에서 대체의학에 긍정적인 발언을 했다. 대체의학에 관한 글도 몇 편 썼는데, 2000년 과학기술에 관한 상원 특별위원회의 보고서에 대한 반응으로 내놓은 글도 그중 하나다. 그 위원회의 보고서는 대체의학 대다수가 유효성과 안전성이 충분히 검증되지 않았으므로 제대로 파악된 게 아니라고 결론 내렸다. 찰스 황태자는 「타임스」에 기고한 글, '대체의학에 더 많은 연구자금을―대체의학은 연구할 가치가 있다'에서 위원회의 결론을 인정하면서도 보고서에서 지적하고 있는 바, 즉 유효성과 안전성을 분명히 하기 위해서는 더 많은 대체의학 연구가 필요하다는 점을 특히 강조했다.

그는 또한 자신은 예전부터 과학적 근거를 바탕으로 대체의학에 접근해야 한다는 주장을 펴왔다고 언급했다.

이들 대체의학 치료법은 정통 의학과 똑같은 효과를 발휘하는가? 또는 경우에 따라서 효과가 더 나은가? 만약 그렇다면, 어떤 치료법이 어떤 질환에 효과가 있을까? 1997년 본인이 설립해 회장직을 맡고 있는 통합의학재단에서는, 주류 의학계가 현대의학을 벗어난 접근법을 수용하는 열쇠는 엄밀한 과학적 근거에 기초한 연구개발이라고 밝혔다.

찰스 황태자는 검증이 진행되면 될수록 대체의학이 더 널리 인정받게 될 거라고 대단히 낙관적 어조로 글을 썼지만, 대부분의 의학 연구자는 회의적이었다. 다만 후속 연구를 계속 진행해야 한다는 점에는 양쪽 의견이 일치했다.

2000년 이후 전 세계에서 약 4,000건의 대체의학 연구 결과가 발표되었는데, 이 책은 특히 찰스 황태자가 제기한 물음에 답하기 위해 쓰였다. 황태자는 어떤 치료법이 효과가 있고, 어떤 치료법이 효과가 없는지 분명히 밝히기 위해서는 많은 연구가 필요하다고 말했다. 이제 연구 결과는 나왔고, 우리는 환자에게 정말 도움이 되는 치료법과 돌팔이 치료법, 그리고 이 둘 사이 어딘가에 놓이게 될 치료법이 어떤 건지 알 수 있게 되었다.

지금까지 4개의 장에 걸쳐 주요 대체의학 4가지를 살펴보았고, 각각의 결론에서 대체의학은 하나같이 기대를 저버리는 효과

뿐이었다는 사실을 밝혔다. 그나마 성적이 양호한 약초요법을 보아도 극소수 약초만 효과가 있고 대다수 약초의 효과는 과장된 것이었다. 카이로프랙틱은 요통에서 어느 정도 효과를 보이지만, 그밖의 증상에도 효과가 있다는 주장은 아무 근거가 없다. 침 역시특정 유형의 통증과 구역질에는 도움이 되는 것 같지만, 그 효과는 미미해서 무익한 일일 가능성이 높다. 침이 당뇨병, 심장병, 불임 등 광범위한 질환에 효과를 보인다는 침술사의 주장은 명백히거짓이다. 동종요법은 네 가지 대체의학 중 최악이다. 200년 전에등장해 200회 이상의 임상시험을 거쳤지만, 효과가 전혀 입증되지 않은 믿을 수 없는 치료법이다.

요약하자면 오늘날의 의학 연구 수준에 부합하는 과학적 근거는 이 책에 나온 네 가지 치료법을 뒷받침해주지 않는다. 설령 치료 효과를 발휘한다 해도 미미하고 일관성이 없으며 이견이 존재한다. 더구나 (몇 가지 약초치료제를 제외하고는) 동일한 질환에 현대의학과 동일한 효과를 발휘하는 것은 없다. 이런 참담한 상황은그 밖의 여러 대체의학을 조사한 결과에서도 반복된다.

직설적이고 너무 심하게 깎아내린 게 아닌가 하는 생각이 든다면, 이 책의 설명이 상원 특별위원회와 영국 황태자가 지지하는과학적 방법으로 수집한 정보와 분석 결과에 기초하고 있다는 점을 꼭 기억하기 바란다. 제1장에서 살펴보았듯이 (그리고 이 책에서끊임없이 반복 설명했듯이) 과학적 임상시험과 관찰, 실험은 의학에서 진실을 세우는 가장 공정하고 확실한 방법이므로, 우리가 내린결론은 쉽게 부정되지 않을 것이다.

과학적으로 조사하면 실망스러운 결과만 나오는데도 대체의학

이 기적 같은 효과를 발휘한다는 식으로 과장된 찬사를 받는 것
은 기묘한 일이다. 사실 대체의학의 치료법들은 입증되지 않았을
뿐만 아니라 거듭 살펴본 것처럼 위험하기까지 하다. 카이로프랙
틱 치료사의 경추교정은 목숨을 앗아갈 위험이 있는 뇌졸중을 불
러일으킬 수 있다. 마찬가지로 일부 약초치료제는 부작용을 일으
키거나 현대의학 약의 효과를 방해해 심각한 해를 초래한다. 침도
전문가가 시술하면 안전하겠지만, 그래도 많은 환자에게서 경미
한 출혈이 나타난다. 더욱 심각하게는 침을 재사용하면 감염이 발
생할 수 있고, 자칫 중요 내장기관을 뚫고 들어가 구멍을 낼 수도
있다. 유효성분이 들어 있지 않은 동종요법 치료제도, 일반적으로
효과가 인정된 현대의학의 치료법을 대신하거나 지연시킴으로써
위험할 수 있다. 사실 효과가 없는 대체의학이 치료 효과가 있는
현대의학을 대신하면, 환자의 건강은 위태로워진다. 이 문제를 극
명하게 보여주는 것이 네덜란드의 여성 코미디언 실비아 밀레캄
의 사례이다.

밀레캄은 1990년대 네덜란드에서 TV 쇼 진행자로 이름을 날
렸다. 1999년 주치의가 그녀 유방에서 작은 종양을 발견했다. 방
사선 전문의의 정밀검사를 받게 했지만, 그 결과는 명확하지가 않
았다. 밀레캄은 외과의사를 찾아가 후속 검사를 받는 대신 전기
침 치료를 받기 시작했다. 그리고 유방암 확정 진단이 내려진 뒤
에도 현대의학을 거부한 채 2년 동안 28번의 대체의학 치료를 받
았다. 그녀는 동종요법의 보조영양식품, 세포 특이적 암치료(조이
트론이라는 자기치료장치로 암세포만 골라서 파괴한다는 치료법으로 치료
비가 수만 달러에 달한다. 2004년 미국에서 재판 끝에 돌팔이 치료법으로

판정되었다 - 옮긴이), 소금치료, 심령요법 등 아무 쓸모없는 치료를 받았고, 전자기진단과 베가진단(침과 동종요법을 하나로 합친 것 같은 장치로 체내의 저주파를 검출해 내리는 진단 - 옮긴이) 등 기괴한 진단방법에 주로 의존했다. 그러는 사이 암 세포는 넓게 퍼졌고 2001년 8월 병원에 입원했지만, 입원 4일 후에 45세의 나이로 숨지고 말았다. 정말 안타까운 일이다. 적절하게 대응했다면, 그녀는 지금도 살아 있을 것이다. 의학 전문가로 구성된 조사단이 실비아 밀레캄 사례를 조사한 뒤, 그녀가 '과학적으로 근거 없는 치료'를 받았으며, 대체의학 치료사가 '그녀가 건강을 되찾을 기회'를 빼앗은 채 '불필요한 고통'만 안겨주었다고 결론 내렸다.

대체의학 치료사들은 아무 효과도 없고 위험하기까지 한 치료를 하면서도 진료비와 약값 명목으로 거액을 청구한다. 비용은 어떤 차원에서든 문제가 된다. 부모들은 빠듯한 생활비를 가지고 자녀의 건강에 도움이 된다는 생각으로 대체의학에 쓸데없이 돈을 쏟아 붓는다. 다른 한편으로 정부는 막대한 예산을 사용할 수 있다고 하지만, 정부 예산 또한 한도가 정해져 있다. 정부 역시 국민 건강을 위한다는 명분으로 대체의학에 헛되이 돈을 퍼붓는 것일 수 있다.

침 시술, 카이로프랙틱 척추교정, 동종요법 진단 등은 1회에 50파운드(약 9만원) 이상이 들고, 때로는 그 2배가 넘는 금액이 청구되기도 한다. 그 밖의 대체의학, 예컨대 심령요법에서도 1회 치료에 엇비슷한 금액이 청구된다. 대체의학 치료 과정을 끝까지 마치려면 비용 총액은 수백 파운드에서 수천 파운드에 달할 수도 있다. 이 장 서두 인용글에서 찰스 황태자는 2000년 기준 영국의 연간 대체의학 치료비가 16억 파운드에 달한다고 말했지만, 이 금액은 과소평가되었을 가능성이 높다. 대체의학에 지출되는 비용은 조사에 따라 다르지만, 전반적으로 상승 추세에 있는 것만은 분명하다. 최근의 추정에 따르면 영국인은 연간 50억 파운드를 대체의학에 쓰는데, 그중 45억 파운드는 개인이 지출하고 나머지 5억 파운드는 국민건강보험에서 지출한다. 전 세계적으로 보면, 대체의학 치료비로 지출하는 비용이 연간 400억 파운드(약 72조 원)에 달할 것으로 추산된다.

누구나 자기 돈을 마음대로 사용할 권리가 있다지만 만약 대체의학 치료사가, 거짓으로 밝혀졌거나 진위가 입증되지 않은 주장을 하거나 심하게 과장된 주장을 한다면, 그리고 그들의 치료법이 위험하다면, 우리는 돈은 돈대로 뜯기고 건강은 건강대로 잃는 꼴이 된다.

영국 정부의 예산지출을 따져보자. 대체의학 로비스트들은 국민건강보험의 예산 중 대체의학에 배정된 금액은 1%에 불과하다고 지적하며 5억 파운드의 지출을 옹호할 것이다. 그러나 효과가 거짓으로 밝혀졌거나 진위가 입증되지 않은 치료법에 지출하는 5억 파운드로 2만 명 이상의 간호사를 추가로 고용할 수 있다. 최근 2,000만 파운드를 들여 리모델링한 런던의 왕립동종요법병원의 사례를 보면, 대체의학에 대한 정부의 예산지출이 어떤 영향을 미치는지 쉽게 알 수 있다. 이 병원은 런던대학 의과대학병원 국민건강보험 신탁기금 소속으로 2005년 말 1,740만 파운드의 적자를 기록했다고 발표했다. 달리 말해, 아무 실속 없는 의학을 실천하고 장려하는 병원을 리모델링하는 데 돈을 쓰지 않았다면 적자도 발생하지 않았을 것이다.

런던대학 약리학 교수 데이비드 코훈은 왕립동종요법병원에 돈을 쏟아 붓는 것을 가장 소리 높여 비판한 인물이다. 코훈의 말을 들어보자.

병원의 적자액이 왕립동종요법병원 리모델링 비용과 거의 같다는 데 주목하라. 국민건강보험이 보완의학에 지출한 금액은 국민건강보험 예산 전체로 보면 그리 크지 않겠지만, 신탁기금의 다른 부문에서 간호사가 해고되는 현실에 비춰볼 때 대체의학에 돈을 쏟아 부은 것은 잘못이다.

많은 과학자가 대체의학에 예산을 투입하는 것은 낭비라고 생각하지만, 찰스 황태자는 대체의학이 정부의 의료정책에서 중요한 역할을 맡고 있다고 열변을 토한다. 그는 자기주장의 설득력을 높이기 위해 '먼저 대체의학의 효과에 관한 과학적 근거를 조사하고, 이어 주요 대체의학의 비용을 검토하는' 보고서의 작성을 위탁했다. 여기서 주요 대체의학은 침, 동종요법, 약초요법, 카이로프랙틱, 정골요법을 말한다. 경제학자 크리스토퍼 스몰우드가 보고서 작성을 주도했다. 2005년 스몰우드 보고서가 발표되자 주요 결론 중 한 가지에 대해 의학 전문가들은 경악을 금치 못했다.

과학적 근거는 단편적이지만, 많은 보완대체의학은 의료비용을 직접적으로 절감하거나 현대의학과 비슷한 비용으로 환자에게 추가 효익을 제공할 수 있어 비용 대비 효과가 높을 가능성이 있다. 핵심 영역에서 성공을 거둔 주요 대체의학을 널리 이용하면 수억 파운드에 달하는 경제적 이익을 거둘 수 있다.

이 책에 실린 과학적 근거에 비춰보면 스몰우드의 결론은 정말 터무니없다. 저명한 경제학자가 어째서 왜곡된 장밋빛 색안경을 끼고 대체의학을 바라보게 되었을까? 스스로 인정한 것처럼 스몰우드 연구팀은 의료경제를 전공하지 않았고 대체의학 연구 데이터에도 무지했다. 이 때문에 스몰우드 보고서에서는 기본적 사실에 관한 오류가 무수히 많다. 예를 들어, 스몰우드는 동종요법을 가리켜 비용 대비 효과가 뛰어난 천식 치료법이라고 주장했지만, 코크란 연합의 체계적 고찰에 따르면 동종요법의 효과는 확인된 바 없다. 그러니 스몰우드 보고서에서 영국의 주치의 가운데 4%가 최첨단 치료법인 동종요법을 사용하면 1억 9천만 파운드를 절약할 수 있다는 그릇된 주장을 편다고 해도 그리 놀랄 일은 아니다.

스몰우드 보고서가 내린 결론은 부정확할 뿐 아니라 아주 위험했다. 만약 동종요법이 천식 치료에 사용되었다면, 「랜싯」 편집인 리처드 호턴이 지적한 대로 참담한 결과가 나왔을 것이다.

영국에서 매년 1,400명이 천식으로 사망한다. 천식은 생명을 위협하기는 하나 약을 써서 효과적으로 제어할 수 있는 질환이다. 황태자의 제안처럼 현대의학 대신 동종요법을 사용할 수도 있다는 발상은 완전히 잘못된 것이다. 이 터무니없는 잘못된 발상을 뒷받침해주는 신뢰할 만한 증거는 어디에도 존재하지 않는다.

찰스 황태자는 건축에서 청년 실업문제, 또한 환경에서 대체의학에 이르는 다양한 문제에 관해 역대 그 어느 왕족보다도 솔직하게 발언한 인물이다. 황태자의 발언이 중대한 문제를 부각시켜 대중의 관심이 쏠리게 한 사례도 많았다. 그러나 대체의학에서처럼 황태자가 아무 소득이 없는 쪽으로 논쟁의 방향을 틀고, 뛰어난 전문가의 의견에 정면으로 맞서는 발언을 한 적도 드물지 않다. 예를 들어, 2004년에 열린 의료 관련 회의에서 황태자는 엄격한 식이요법과 커피관장법을 핵심으로 하는 거슨요법을 옹호했다.

말기 암이어서 화학요법으로 치료받더라도 치료가 완료될 때까지 생명을 유지하기 힘들 거라는 의사의 말을 듣고 거슨요법으로 전환한 여성 환자가 있었다. 그 환자는 다행히도 7년이 지난 오늘까지도 잘 살고 있다. 그러므로 이런 사례를 마냥 부정할 것이 아니라, 치료법의 효과에 관해 심층 조사를 해야 한다.

찰스 황태자는 이미 신용을 잃은 데다 위험하기까지 한 치료법을 장려했다. 거슨요법은 영양상태가 이미 나빠진 환자를 더 굶주리게 하고 생명유지에 필요한 영양을 빼앗아간다. 거슨요법을 시작한 환자는 점차 현대의학 치료를 받지 않게 되므로, 회복할 희망에서 멀어진다. 암을 치료할 수 있다고 주장하는 거슨협회는 미국 캘리포니아에 사무실을 두고 있지만, 멕시코의 티후아나에서 병원을 운영 중이다. 사무실과 병원이 지리적으로 분리된 까닭은 미국에서는 거슨요법으로 치료하는 것이 불법이기 때문이다.
과학적 근거가 정반대 방향을 가리키고 있는데도 찰스 황태자가 공공연하게 거슨요법으로 암을 치료할 수 있다고 한 것은, 좋게 말하면 어리석은 일이고 나쁘게 말하면 무책임한 행동이다. 또한 이 책에서 밝혀진 것처럼 침, 동종요법, 카이로프랙틱, 약초요법에는 별다른 효과가 없는데도 대체의학을 전반적으로 옹호하는 것을 보면 경솔한 사람이 아닌가 하는 생각마저 든다.

요컨대, 찰스 황태자는 한쪽으로 치우친 자기 생각을 좇아 움직이지 말고, 과학자의 목소리에 귀를 기울여야 한다. 런던대학의 암 전문가 마이클 바움 교수는 황태자에게 다음과 같이 말했다. "내 발언의 무게는 40년 동안의 공부와 25년 동안의 적극적인 암 연구에서 쌓인 지식에서 나온다. 당신의 권력과 권위는 우연히 좋은 가문에서 태어난 데서 나온다."

플라세보 — 선의의 거짓말인가, 더러운 사기인가?

지금까지 살펴보았듯이 대체의학 대부분은 거의 모든 질환에 아무 효과가 없거나 미미한 효과만 보인다. 그러나 여기서 '효과가 없다'는 말은 환자에게 전혀 영향을 주지 않는다는 의미가 아니다. 크건 작건 증상을 완화하는 플라세보효과가 항상 나타나기 때문이다. 그러면 의사는 효과가 없다고 증명된 대체의학을 권장해야 하는가? 대체의학은 거짓 치료법이기는 해도 효과가 있다고 믿는 환자에게 도움이 될 수 있다. 이처럼 믿음을 통해 증상을 완화할 수 있다면, 대체의학 산업 대다수는 존재해야 마땅한 것 아닌가?

생명을 위협받는 환자라면 당연히 플라세보효과에만 매달려서는 안 되겠지만, 그렇게 심각하지 않은 질환이라면 문제가 복잡해진다. 이 점을 이해하기 위해 동종요법에 초점을 맞춰 플라세보효과의 가치를 살펴보자. 아래의 설명은 여타 대체의학의 플라세보효과에도 적용될 수 있다.

동종요법사는 자신이 만든 치료제에 대해 효과가 있다고 주장하겠지만, 믿을 만하고 엄밀한 과학적 근거에 비춰볼 때 동종요법 치료제는 실제 효과는 없고 그저 플라세보효과만 발휘한다. 예를 들어, 동종요법 치료제 아르니카 크림을 멍든 데 바르면 심리적인 차원에서 효과를 발휘하므로, 환자는 더 빨리 멍이 가시고 통증이 가라앉는 것처럼 느낀다. 고혈압 환자가 동종요법 치료제를 복용한 뒤 상태가 좋아질 것이라는 낙관적인 기분이 든다면 실제로 혈압이 떨어질 수도 있다. 마찬가지로 꽃가루 알레르기 때문에 동종요법 치료제를 복용하는 환자는 효과가 있을 것으로 생각하기 때문에 플라세보효과가 나타나 실제로 증상이 완화되거나 증상을 견디는 힘이 커질 것이다. 어떤 경우든 환자의 기분은 좋아진다. 감기처럼 일주일쯤 앓으면 저절로 낫는 자가 회복 증상을 치료하기 위해 동종요법을 이용하는 환자도 있다. 이때 환자는 병을 이길 수 있을 것 같은 기분이 들기 때문에 플라세보효과가 나타나 증상이 한결 가벼워졌다고 느낀다. 현대의학은 요통 등 몇 가지 증상에 대해서는 썩 괜찮은 치료법을 내놓지 못하고 있기 때문에, 동종요법 치료제도 다른 치료법에 뒤떨어지지 않는다고 할 수 있다. 한 마디로 동종요법은 환자가 고통스러운 증상을 견디도록 심리적인 힘을 길러줄 수 있다.

이런 효과는 그 자체로 분명한 것이기에, 환자에게 희망과 안도감을 줄 수 있다면 플라세보효과를 노리고 동종요법을 사용하는 것도 괜찮다는 생각이 들지 모른다. 또 이 정도의 플라세보효과라면 현대의학 의사들이 동종요법을 받아들일 충분한 근거가 된다고 주장하는 사람도 적지 않을 것이다.

그러나 우리 생각은 다르다. 비용이 적게 들고(물론 언제나 그렇지는 않지만) 안전하며 환자에게 도움이 되는 플라세보효과는 정말 매력적이지만, 의사를 비롯한 의료 종사자가 플라세보효과를 노리고 동종요법을 사용하는 것은 잘못이라고 생각한다. 이런 입장을 고수하는 데는 몇 가지 이유가 있다.

우리가 플라세보효과를 목적으로 대체의학을 사용해서는 안 된다고 생각하는 주된 이유는, 의사와 환자가 정직하고 성실한 관계를 맺어야 하기 때문이다. 지난 수십 년간 의사와 환자의 관계는 정보의 공유와 충분한 사전 동의에 토대를 두어야 한다는 방향으로 의학계의 합의가 형성되었다. 이런 흐름에 맞춰 의사들은 성공할 가능성이 가장 높은 치료법을 적용하기 위해 근거중심의학 원칙을 채택한 것이다. 그런데 플라세보효과만 발휘하는 치료법에 의존하는 것은 이 같은 흐름에 역행하는 것이다.

동종요법에 관한 연구 결과를 검토하면 의사는 금방 동종요법은 가짜 치료법이고, 환자에게 어떤 효과를 발휘했더라도 그것은 플라세보효과에 지나지 않는다는 것을 깨달을 것이다. 그런데도 의사가 동종요법 치료제를 처방하겠다고 결정한다면, 플라세보효과를 이끌어내기 위해 환자에게 거짓말을 해야 한다. 요컨대 동종요법에는 놀라운 효과가 있다는 말로 환자의 잘못된 믿음을 강화하거나 거짓 믿음을 불어넣어야 한다. 우리의 질문은 단순하다. 거짓 없는 성실한 근거중심의학에 바탕을 둔 의료를 원하는가, 아니면 거짓말과 사기에 바탕을 둔 의료를 원하는가?

실제로 플라세보효과를 최대한 이끌어낼 수 있는 최상의 방법은 치료법이 특별한 것처럼 보이도록 거짓말을 하는 것이다. 예를 들어 의사들은, "이 치료제는 아프리카 팀북투산 수입품입니다", "올해만 해도 이 치료제의 효과는 100%예요", "이게 마지막 남은 치료제입니다", "이 치료제는 당신의 세포 하나하나에 들어 있는 가장 나쁜 물질을 중화하는 효과를 발휘할 겁니다" 따위의 말을 해야 할지 모른다. 이런 말을 들으면 환자의 기대가 높아지므로, 플라세보효과가 일어날 가능성은 한층 더 커지고 강해질 것이다. 요컨대 동종요법의 효과를 최대한 이끌어내기 위해 의사는 상상력을 동원해 거창한 거짓말을 늘어놓아야 한다.

옛날 의사는 환자에게 해줄 수 있는 것이 별로 없었으므로, 플라세보효과를 자주 이용했다. 그러나 현대의학은 검증을 통해 효과가 있다고 밝혀진 진정한 치료법을 갖고 있다. 우리는 플라세보효과에 의존하는 의료 시스템으로 되돌아가서는 안 된다고 굳게 믿고 있다. 저널리스트 겸 의사인 벤 골드에이커도 우리와 같은 생각을 피력했다.

주류 의학계는 과거 방식으로 되돌아가 플라세보효과를 최대한 이끌어내려는 대체의학 치료사의 속임수를 용납해야 하는가? 이 물음의 대답은 간단하다. 절대로 그래서는 안 된다는 것이다. 옛날 의사가 걸쳤던 망토, 즉 남을 가르치려 들고 가부장적이고 권위적이며 신비로운 외투는 이미 대체의학 치료사에게로 넘어갔다. 이 망토를 다시 걸치려면 대부분의 의사가 거북하게 생각하는 일, 즉 부정직한 짓을 해야 한다.

의사는 환자에게 거짓말을 해서는 안 되기 때문에 플라세보효과를 일상적으로 이용하는 것을 용납할 수 없다는 우리의 견해가 너무 엄격한 것으로 비춰질 수도 있다. 사실 우리 의견에 반대하는 사람들은 현실과 동떨어진 채 윤리만 앞세운 이론보다 거짓말이 더 도움이 된다고 주장하기도 한다. 환자의 건강을 위해서라면 선의의 거짓말을 용납할 수 있다고 생각하는 것이다. 우리는 이에 대해 플라세보효과를 일상적으로 이용하면, 의료계에 사기문화가 널리 퍼져 결국 의사라는 직업을 좀먹는 결과를 빚을 거라고 반박하고 싶다. 만약 의사가 동종요법사처럼 플라세보효과에만 의지하는 약을 날마다 처방한다면, 어떻게 될지 상상해보자.

1. 의사들은 동종요법이 아무 효과도 없는 가짜 치료법이라는 사실이 드러나지 않도록 하기 위해 암묵적으로 공모해야 한다. '임금님은 벌거숭이'라고 외치는 것은 용납되지 않는다. 진실을 말하면 동종요법의 플라세보효과가 훼손되기 때문이다.
2. 의학을 연구하는 과학자는 질병을 이해하고 그 원인과 치료법을 찾아내는 것을 사명으로 하기 때문에 공모에 가담하려 하지 않는다. 오히려 의학 발전의 명예를 위해 해당 연구 결과가 동종요법을 뒷받침하지 않는다고 지적하는 것을 영광스럽게 생각할 것이다. 이에 따라 과학자와 의사는 상반되는 메시지를 내놓게

된다.

3. 동종요법 치료제는 환자를 부추겨 다른 터무니없는 치료법까지 경험하게 만드는, (마약중독에 이르는) 초기 약물의 구실을 한다. 데이비드 코훈 교수는 동종요법 치료제의 음험한 위험성을 다음과 같이 명쾌하게 요약했다. "동종요법사가 건네주는 알약은 아무 것도 담고 있지 않아서 몸에는 독이 되지 않을 것이다. 단 인간의 마음에는 독이 되기 때문에 위험하다."

4. 부모들은 백신처럼 생명을 지켜주는 의료개입을 권장하는 과학자의 말을 무시한 채 동종요법사가 권유하는 대안적 방법에 귀를 기울일지도 모른다. 계몽시대 이후 200년 이상 지난 오늘날 근거중심의학에서 후퇴하겠다는 결정은 새로운 야만시대를 불러올지도 모른다.

5. 제약회사는 자기들도 플라세보 치료제를 만들어 팔겠다고 주장하고 나설 것이다. 설탕을 입힌 가짜 약을 만병통치약으로 선전해 팔면 엄청난 이익을 거둘 수 있는데, 왜 거액을 들여 신약을 개발하는 번거로운 짓을 하겠는가?

마지막으로 플라세보효과에만 기대는 치료법을 피해야 할 이유가 하나 더 있다. 이 특별한 이유는 매우 설득력이 있어서 가짜 약과 가짜 치료법은 정당화되기 힘들고 일상생활에서 이용할 필요가 없다는 사실을 분명히 드러내줄 것이다. 플라세보효과가 매우 유익할 수도 있다는 것은 누구도 부인하지 않겠지만, 솔직히 말해 플라세보효과를 이끌어내기 위해 가짜 약을 사용할 필요는 없다. 언뜻 역설적으로 들리겠지만, 약간의 설명을 덧붙인다면 무슨 말인지 이해할 수 있을 것이다.

의사가 효과가 입증된 약을 처방하면 환자에게 생화학적, 생리학적 효과가 나타날 것이다. 그리고 그 효과는 언제나 플라세보효과 덕분에 더욱 강화된다. 약의 표준적 효과가 나타날 뿐만 아니라 약이 효과를 발휘할 것이라는 환자의 기대 때문에 추가 효과까지 나타나는 것이다. 달리 말해 효과가 입증된 약에는 플라세보효과가 덤으로 따라온다. 그러니 플라세보효과만 있는 치료를 받아야 할 이유가 어디에 있는가? 도대체 왜 치료사는 플라세보효과만 발휘하는 약을 사용하는가? 이것은 환자를 속이는 짓 아닌가?

의사는 모든 치료에는 플라세보효과가 곁들여 나타난다는 것, 그리고 플라세보효과는 다양한 요인에 좌우된다는 것을 알고 있다. 예를 들어, 의사의 복장과 자신감, 평상시 태도도 플라세보효과에 영향을 미친다. 최고의 의사는 플라세보효과를 최대로 이용하지만, 최악의 의사는 플라세보효과를 거의 이용하지 못한다. 신경과의사 J. N. 블라우는 "플라세보효과를 이끌어내지 못하는 의사는 병리학자가 되는 게 낫다."고 말했다.

앞에서 동종요법사가 플라세보효과를 이용해 치료할 수 있는 증상을 열거했었다. 현대의학 의사는 똑같은 증상에 직접적인 효과와 더불어 간접적인 플라세보효과도 발휘하는 믿을 만한 치료법을 내놓는다. 그래서 심한 타박상을 치료할 때 의사는, 동종요법 치료제 아르니카를 권하는 대신 타박상을 입은 첫날에는 냉찜질을 하고 그 후 닷새 동안은 온찜질을 하라고 권한다. 고혈압 환자에게도 동종요법 치료제 대신 먼저 식습관을 바꾸고 술과 담배를 멀리하라고 권고한다. 그래도 증상이 좋아지지 않으면 혈압강하제를 사용할 수 있다. 꽃가루 알레르기 환자에게는 졸음을 유발하지 않고 효과도 충분히 밝혀진 항히스타민제를 주 치료제로 사용하고 덤으로 따라올 플라세보효과를 곁들이는 것이, 플라세보효과만 발휘하는 동종요법 치료제를 사용하는 것보다 더 낫다. 평범한 감기의 치료법에는 아직 과학의 손길이 닿지 못했기 때문에 현대의학 감기약은 대증요법에 지나지 않지만, 그래도 동종요법보다는 뛰어나다. 입증된 효과에 플라세보효과까지 곁들이므로, 플라세보효과 하나밖에 없는 동종요법 알약보다 나을 수밖에 없다.

요통 같은 아주 까다로운 질환의 경우는 의사가 선택할 수 있는 효과적인 치료법이 제한되어 있지만, 그래도 동종요법 등 플라세보효과에만 의지하는 대체의학보다는 훨씬 강력하다. 2006년 B. W. 코스는 네덜란드인 동료와 함께 「브리티시 메디컬 저널」에 「요통의 진단과 치료」라는 제목의 임상보고서를 발표했다.

비스테로이드 소염제가 플라세보 약보다 통증 완화 효과가 뛰어나다는 강력한 증거가 있다. 또 활동적으로 생활하라는 권고는 환자의 회복을 촉진하고 만성장애에 빠질 확률을 낮출 것이다. 근육이완제는 가짜 약보다 통증을 완화하는 효과가 뛰어나지만, 졸음 같은 부작용을 일으킬 수 있다. 그러나 뜻밖에도 침대에 누워 휴식을 취하거나 요통 치료를 위해 특별한 운동(근육강화, 유연체조, 스트레칭, 허리 구부리기, 허리 펴기 등)을 하는 것은 효과가 없다는 강력한 증거가 있다.

이 책을 마무리할 때가 가까워지면서, 대체의학 대부분은 효과가 없기 때문에 쓸 만한 플라세보효과를 발휘한다 해도 권장해서는 안 된다는 점이 더욱 분명해지고 있다. 오늘날의 대체의학은 여러 면에서 100년 전 미국에서 성행한 스네이크 오일의 현대판 모습이라 할 수 있다. 스네이크 오일은 환자에게 아무 효과도 발휘하지 못했지만, 보따리 장사꾼은 엄청난 돈을 벌었다. 유명한 스네이크 오일 장사꾼 클락 스탠리는 "근육과 세포막, 조직을 뚫고 뼛속까지 들어가 의사도 놀랄 만한 위력으로 통증을 가시게 하는 연고제"라고 떠들며 돌아다녔다. 당연히 스네이크 오일은 그런 효과를 발휘하지 않았다. 1916년 스네이크 오일이 과학적으로 검증되었는데, 실제 뱀 기름은 전혀 함유하지 않은 것으로 밝혀졌다. 대신에 스네이크 오일의 주성분은 경광물성 오일이고, 약 1%의 지방유(아마 소의 지방에서 추출되었을 것이다), 고추와 미량의 장뇌와 테레빈유 등이 섞여 있었다고 한다.

스네이크 오일과 초고도 희석 동종요법 치료제는 둘 다 유효 성분이 들어 있지 않으며, 오로지 플라세보효과만 발휘할 뿐이다. 그러나 스네이크 오일이 오늘날 한낱 웃음거리로 전락해 할리우드 카우보이 영화에나 등장하는 반면, 동종요법 치료제는 지금 이 순간에도 약국에서 판매되고 있다. 동종요법이 스네이크 오일보다 더 터무니없다는 것은, 어떤 동종요법사가 아주 기괴한 동종요법 치료제를 설명해놓은 편지에 잘 나타나 있다. "이 여성 환자는 두피에 생긴 종기를 치료하지 않고 놔둔 데다 감기로 보이는 질환도 앓고 있었습니다. 하지만 카시노신 노소드 30C를 여러 번 주고, 그 뒤 어느 날 아침 베를린월(berlin wall) 30C를 주었더니 몸 상태가 전반적으로 좋아졌어요…" 「메디컬 모니터」의 기사에서는 이 편지에 대해 언급하면서 동종요법 치료제 베를린월이 얼마나 터무니없는지 강조했다. "과연 베를린월은 평범한 정원의 담장이나 스파게티 교차점(영국 버밍엄 북부 자동차도로 교차점의 속칭으로 복잡하게 얽혀 있어서 하늘에서 내려다 보면 스파게티처럼 보인다 – 옮긴이)의 콘크리트보다 더 뛰어난 치료 효과를 발휘할까? 스코틀랜드의 동종요법사들은 하이드리아누스 장벽의 돌멩이 가루로 치료제를 만든 것은 아닐까? 이 물음의 대답을 내놓아야 한다."

어째서 매년 전 세계적으로 400만 파운드라는 거금이 아무 쓸모없는 동종요법이나 그보다 더 위험한 다른 대체의학에 허비되는 것일까? 다음 절에서는 대체의학 붐을 일으킨 책임이 있는 10개 집단을 살펴볼 것이다. 각 집단이 어떤 식으로 대체의학에 부당한 신빙성을 부여하는 역할을 했는지 설명함으로써 대체의학을 바라보는 지나치게 낙관적이고 무비판적이며 그릇된 관점을 바로잡으려고 한다. 아래의 설명은 과거 25년 동안의 잘못을 분석하고 근거중심의학의 역할을 재확인하기 위해 내놓은 일종의 성명서이다.

입증되지 않았거나
그릇된 치료법을 퍼뜨린 장본인들

1. 유명인

이 목록은 아무 순서 없이 작성되었기 때문에 맨 처음 나온 유명인이라고 해서 효과도 없는 대체의학을 부당하게 퍼뜨린 책임이 가장 큰 인물은 아니다. 그러나 최근 10년 동안 유명인이 중요한 역할을 했다는 것만은 틀림없는 사실이다. 에른스트 교수는 동료인 막스 피틀러와 함께 2005년과 2006년 기사를 뒤져 대체의학을 사용한 유명인을 조사했는데, 그 결과 효과가 증명되지 않은 다양한 치료법과 관련해 이름이 거론된 유명인이 수십 명에 이른다는 것을 알아냈다. 파멜라 앤더슨, 신디 크로포드, 셰어 같은 동종요법 애호가에서 골디 혼, 크리스티 털링턴 같은 아유르베다 의학의 열렬한 실천자까지 다양했다. 세간의 주목을 받는 유명인이 사용한다고 알려지면 대중은 대체의학에 절대적인 신뢰를 보내게 된다. 유명인은 최고 수준의 의술로 치료받을 돈이 있기 때문이다. 달리 말해 부유한 유명인이 웃돈을 내면서까지 구입하는 것이므로 대체의학은 틀림없이 주류 의학보다 뛰어나다는 생각이 드는 것이다.

배우나 가수 외에 보리스 베커, 마르티나 나브라틸로바 같은 많은 운동선수도 대체의학에 빠져든다. 유명한 선수는 대체의학의 신빙성을 한층 강화해준다. 건강 모델이기 때문이다. 대중은 스포츠 스타가 건강에 각별한 주의를 기울이며 훌륭한 건강 조언자 구실을 할 수 있을 것으로 생각한다. 그러나 진실을 말하면, 부유한 스포츠 스타와 그들의 코치는 해괴망측한 가짜 약에만 돈을 쓰는 것은 아니다. 현대의학으로 최상의 치료를 받기 위해서도 거액을 지출한다.

미국 동종요법사 다나 울만은 대중에게 대체의학을 판매하려고 할 때 유명인을 이용하면 도움이 된다고 확신한다. 이 점은 그가 최근에 쓴 책 『동종요법 혁명』의 부제 '왜 유명인사와 슈퍼스타는 동종요법을 선택하는가'를 봐도 알 수 있다. 울만은 미국 대통령 11명, 로마 교황 7명, 베토벤, 괴테, 테니슨뿐 아니라 건즈앤로지스의 리드 싱어 액슬 로즈 등 역사적으로 유명한 인물 상당수가 사용했기 때문에 동종요법이 효과가 있다는 생각을 독자에게 불어넣어 주려고 한다.

정보가 부족해서, 또는 잘못된 정보를 접한 탓에 아무 쓸모없는 치료법을 지지한 유명인이 그런 행위를 멈춘다면 대중에게 큰 도움이 될 수 있다. 물론 정확한 과학적 근거로 무장한 뒤, 효과가 불안정하고 결함이 크며 때로는 위험할 수도 있는 치료법을 비판한다면 더할 나위 없이 좋을 것이다. 가수 카일리 미노그는 자신이 2005년 대체의학으로 암을 치료하려 한다는 헛소문이 나돌자 대리인을 통해 성명을 발표했다. "카일리는 자신이 극적인 감량을 했다거나 필사적으로 대체의학을 찾아다닌다고 하는 거짓 이야기에 속지 말라고 팬들에게 당부했다. 카일리는 자신과 같은 병을 앓는 사람들이 그녀의 상태나 그녀가 선택한 의사에 관한 잘못된 소문을 믿지 않았으면 좋겠다고 분명히 밝혔다."

더욱 인상적인 것은 배우 리처드 그랜트의 사례이다. 그는 염소 혈청을 에이즈 치료제로 둔갑시키는 위험한 사기극을 폭로했다. 아프리카 스와질란드에서 자란 그랜트는 염소 혈청의 효과를 보증해달라는 부탁을 받았지만, 염소 혈청 장사꾼의 기대에 어긋나는 반응을 보였다. "그래, 염소 혈청으로 만든 약을 먹으면 죽은 사람이 나자로처럼 무덤에서 살아나기라도 한단 말입니까? 허튼수작 집어치워요!" 그랜트는 책임감을 아는 사람답게 BBC 〈뉴스나이트〉에서 일하는 저널리스트에게 사기극을 제보했고, 염소 혈청은 옛날 스네이크 오일과 마찬가지라는 사실이 널리 알려졌다.

2. 의학 연구자

의학 연구자가 포함된 것을 보고 놀랄 독자가 많을 것이다. 우리 저자들은 일관되게 의학 연구자에 의지해 대체의학을 조사했기 때문이다. 의학 연구자의 노력 덕분에 많은 대체의학이 효과가 없다고 밝혀졌다. 그들은 대체의학을 연구했을 뿐 아니라, 다양한 치료법이 주장하는 효과가 존재하지 않는다는 진실을 널리 알리려고 최선을 다했다. 그런데 대부분의 의학 연구자는 대체의학 연구보다는 현대의학 치료법의 발전에 더욱 초점을 맞춘다. 비판의 화살은 바로 이런 의학 연구자에게로 향한다.

의학 연구자들은 자신의 전문 분야, 이를테면 항생물질과 백신, 외과수술 기법 등을 개발하는 일에만 전념할 뿐이다. 그들은 대체의학 치료사가 유언비어를 퍼뜨려 현대의학을 헐뜯거나 대체의학 치료법의 효과를 과대 선전할수록 자신이 하는 일은 신뢰성이 추락한다는 사실을 무시한다. 한 마디로 대체의학 및 대체의학 배후의 괴상한 이론이 기승을 부리는 모습을 가만히 지켜보기만 하는 의학 연구자가 많다.

물론 방관자적인 자세를 버리고 대체의학의 모순과 과장된 주장, 거짓말을 폭로한 학자도 있다. 비록 그 수는 적지만, 대부분 주목할 만한 성과를 거두었다. 2006년 뜻을 같이하는 과학자들이 느슨한 연합체를 조직한 뒤, 각 의료 분야에 기금을 분배하는 국민건강보험 신탁기금 최고 경영진에게 공개서신을 보냈다. 대체의학 분야에서 연구한 전문가 에트차르트 에른스트도 이 공개서신의 서명자 중 한 명이었다. 서신에는 동종요법을 비롯한 대체의학 대부분은 아무 효과도 없으며, 국민건강보험은 효과가 있는 치료법에 기금을 투입해야 한다는 등의 간명한 주장이 담겨 있었다. 그들은"국민건강보험이 재정적 압박에 시달리는 오늘날, 탄탄한 과학적 근거에 바탕을 둔 치료법에 기금을 사용해야 환자, 국민, 국민건강보험에 두루두루 도움이 될 것이다."라고 썼다.

이 서신은 「타임스」 1면에 실렸고, 라디오와 TV에도 오르내렸다. 이를 통해 동종요법의 주장이 사실과 다르며, 세금이 아무 효과도 없는 약에 낭비된다는 것을 처음 안 사람이 많았다. 이 공개 서신에 신경이 쓰인 국민건강보험 최고 경영진은 동종요법에 대한 방침을 재검토했다. 2007년 중반에는 21개 신탁이 동종요법에 재정지원을 계속했고 40개 신탁은 동종요법에 대한 재정지원 규모를 밝히지 않았지만, 86개 신탁은 네 군데의 동종요법 병원에 환자를 위탁하는 사업을 중지시키거나 엄격하게 제한했다. 힐링던 일차진료신탁의 책임자 힐러리 피클스는 동종요법에 자금을 지원하는 문제에 관해 「타임스」에 자신의 견해를 밝혔다.

단지 동종요법을 뒷받침하는 과학적 근거가 없다는 문제만이 아니다. 자금 지출의 우선순위에 대한 것도 문제이다. 국민건강보험 자금을 어느 한 부문에 지출하기로 결정하면, 다른 부문은 그 자금을 지원받지 못한다. 효과가 없는 동종요법에 자금을 지출하는 것은 부적절하다. 이는 곧 효과가 있는 치료법이 사용할 자금이 줄어드는 것을 의미하기 때문이다.

2005년 한 수의사 그룹이 영국 수의학부두협회를 결성해 동종요법의 사용에 반대하는 풍자 캠페인을 시작했다. 영국수의사회가 동종요법을 시술하는 수의사 명단을 공표해 동종요법을 사실상 장려하고 암묵적으로 지지하는 결정을 내리자 이에 격분했던 것이다. 동물도 양질의 치료를 받아야 한다는 생각으로 동종요법에 반대한 이들 수의사는, 과학적 근거와 유효성에 비춰볼 때 동종요법은 부두교와 진배없다고 주장했다. 그들의 캠페인은 각국 수의사회가 더욱 책임감 있는 행동을 하는 데 도움을 주었다. 유럽수의사연합은 회원들에게 '과학적으로 증명된, 과학적 근거에 바탕을 둔 치료법만 이용하고, 과학적 근거가 없는 치료법과는 거리를 둘 것'을 촉구한다.

의학 연구자가 행동에 나서면 지대한 영향을 미칠 수 있다. 그러므로 앞으로 더 많은 의학 연구자가 공개적으로 입장을 밝힐 필요가 있다. 하지만 대체의학의 가치에 의문을 제기하는 사람은 공격의 표적이 되어 평판을 훼손당하거나 진실성을 의심받을 수 있기 때문에 조심해야 한다. 의학 연구자의 경우는 거대 제약회사의 돈을 받고 행동에 나선다는 비난에 시달릴 가능성이 높다. 이런 공격에 위축되지 않으려면 질병의 치료와 생활의 향상, 건강하게 장수하는 삶이 의학 연구자의 바람이라는 것을 강조해야 한다.

예를 들어, 유방암 전문가 마이클 바움 교수는 치료 효과가 과학적으로 밝혀지지 않은 치료법에 반대한다는 2006년의 공개서신에 서명한 의학 연구자 중 한 명이었는데, 근거중심의학을 주제로 강연하면서 가슴 아픈 개인사를 꺼냈다. "나는 종종 어머니의 아들, 아내의 남편, 누이의 오빠, 두 딸의 아버지, 일곱 여조카의 삼촌, 이런 식으로 나 자신을 소개한다. 내 어머니는 유방암을 앓다 고통 속에서 돌아가셨고, 누이도 오래 전부터 유방암과 싸우며 살아가고 있다." 이는 바움 교수가 개인으로나 의사로서 최상의 유방암 치료법을 찾아내는 과제와 깊은 이해관계가 있다는 것을 의미한다. 그가 생명을 구하는 일에 헌신하기로 결심한 계기는 어머니의 죽음이었다.

3. 대학

과학 학위는 언제나 존중받아왔다. 이학사 취득은 일반적인 과학 원리와 특정 분야의 기초를 학습했으므로 더 높은 수준으로 올라갈 능력을 갖췄다는 것을 뜻한다. 대학에서 이학사 학위를 딴 사람은 앞선 실험에서 도출된 지식을 이해할 뿐 아니라 독자적으로 연구를 수행할 만한 수준에 가까이 갔다는 것을 증명한 것이다. 그게 아니면 적어도 연구를 수행할 수준에 올랐다는 것을 증명하는 수단으로 이학사 학위가 사용되었다. 오늘날 전 세계 대학은 다양한 대체의학 학위를 수여하고 있지만, 이는 대학이 구현해야 하는 모든 목표를 훼손하는 짓이다. 대학이 과학적으로 전혀 의미 없는 기, 포텐티자션, 아탈구(각각 침, 동종요법, 카이로프랙틱의 핵심 개념이다) 등의 원리를 가르쳐 이학사 학위를 수여한다는 게 과연 말이 되는가? 이런 학위는 학생에게도 해롭다. 의학체계의 기초를 이루는 과학을 배운다는 착각을 불러일으키기 때문이다. 환자 역시 착각에 빠진다. 대학에서 대체의학을 가르친다는 말을 들은 환자는 대체의학이 분명히 효과가 있다고 생각할 것이다. 한 마디로 대학은 대체의학에 온당치 못한 신빙성을 부여하고 있다.

대체의학 학위가 얼마나 터무니없는가 하는 것은 2005년 런던 웨스트민스터대학의 강좌 '동종요법 마테리아 메디카 2A'에서 출제된 시험 문제를 보면 쉽게 알 수 있다. "포소리눔과 유황은 옴 치료제이다. 이들 치료제의 예후가 독기를 품은 공기의 성질을 어떻게 반영하고 있는지 논하라." 질병은 미애즈마라는 독기를 품은 공기 때문에 발생한다고 생각한, 의학의 암흑시대로 후퇴한 문제이다. 이 같은 발상은 19세기 말 과학자들이 정확하고 유용한 매균설을 펼치면서 폐기되었다.

2007년 영국 대학의 상황을 조사한 데이비드 코훈 교수는 대체의학 학위 과정을 운용하는 대학이 16개나 되고, 대체의학 학위 과정 수는 61개이며, 그중 45개가 이학사 학위를 수여한다는 것을 밝혀냈다. 이학사 학위 중 5개는 동종요법 전공이었다. 이 책에서 단 한 개의 장으로 뒤집어엎은 학문을 대학생이 3년 동안 공부한다는 이야기이다.

최악의 대학을 꼽으라면 단연 웨스트민스터대학으로, 대체의학 학위 과정을 14개나 운영한다. 이 대학은 어엿한 학문 분야에서 수많은 학위 과정을 운영하고 있고, 동종요법 이외의 학과 교수진은 전공 분야에서 대체로 높은 평가를 받고 있다. 그런데 왜 웨스트민스터대학은 무의미한 가짜 학문을 위한 학위 과정을 운영하는 것일까? 코훈에 따르면, 대학이 신뢰성보다는 수익을 우선시하기 때문에 효과가 입증되지 않은 치료법을 가르친다는 것이다.

대학이 주술사를 양성하는 꼴이다. 이학사 학위라는 것은 과학이라는 이름에 약간이라도 걸맞은 성격의 것이어야 한다. … 대학의 실질 책임자인 부학장들이 솔직해졌으면 한다. 그들은 타락했고, 학생 모집에 도움이 된다면 무엇이든 가르치려고 한다. 돈만 벌 수 있으면 뭐든지 좋다고 생각한다. 이런 교과 과정이 다른 어떤 분야보다 빠른 속도로 늘어나는 반면, 수학 등의 학문은 강좌가 줄어들고 있다.

대학에서 책임 있는 지위에 있는 사람은 우선순위를 바꿔야 한다. 돈을 벌기 위해 학문 수준을 희생시켜서는 안 된다. 수익을 우선시하는 전략은 근시안적이다. 단기적으로는 성공을 거둘 수 있을지 몰라도 장기적으로는 고등교육제도의 신뢰성을 갉아먹는다.

4. 대체의학의 거장들

우리가 살아가는 이 시대는 대체의학 치료사가 의사보다 더 이름을 날리는 불가사의한 시대이다. 예를 들어, 미국의 건강 권위자인 디팩 초프라는 아유르베다 의학 같은 대체의학을 옹호하는 대표적인 인사로, 세계적 명성에서는 그 어떤 현대의학 의사도 그를 능가할 수 없다.

초프라는 동료 건강 지도자들과 함께 10년 넘게 대체의학 복음을 널리 전파했다. 그들은 주요 매체에 빈번히 등장했고, 인기 TV 프로그램에 출연했으며, 많은 사람 앞에서 강연을 했다. 부인할 수 없는 카리스마와 기업가로서의 직업의식은 대체의학을 널리 알리는 데 기여했다. 이들 건강 권위자들은 대체로 대체의학의 치료법을 둘러싼 과장되고 그릇된 주장에 힘을 실었다.

일례로 미국에서 가장 성공한 대체의학 옹호자인 의학박사 앤드류 와일은 두 번씩이나 「타임」의 표지를 장식했고, 인기 TV 프로그램 〈오프라쇼〉, 〈래리 킹 라이브 쇼〉에 정기적으로 출연하며 '신뢰할 만한 건강 조언자'로 자처한다. 정규 의학 교육을 받았으므로, 열심히 운동하고 담배를 줄이라는 등 유익한 조언도 가끔 하지만, 그런 조언 말고는 대부분 허튼소리다. 문제는 그를 추종하는 많은 사람이 의미 있는 조언과 의미없는 조언을 구별하지 못한다는 점이다. 2004년에 출판한『자연건강, 자연의학』에서 와일은 류마티스 관절염 처방약을 사용하지 말라고 강조한다. 그러나 처방약 중에는 명백하게 류마티스 관절염의 경과를 바꾸고 신체 변형을 예방할 수 있는 약이 있다.

와일은 때때로 효과가 있는 현대의학은 깎아내리면서, 동종요법처럼 효과가 없는 대체의학을 장려하는 것 같다. 심지어 환자를 향해 다양한 대체의학을 시도해 자신에게 맞는 대체의학을 찾아보라고 제안할 때도 있다. 은퇴한 내과의사 해리엇 홀이 특히 우려한 것도 이 점이었다. 홀은 잡지「스켑티컬 인콰이어러」에 와일의 저서에 대한 서평을 실었다. "그러나 많은 증상은 저절로 치유되고, 그렇지 않은 증상도 호전과 악화를 반복한다. 환자는 증상이 좋아지면 때마침 사용한 치료제 덕분이라고 생각할 것이다." 와일이 환자들에게 신뢰할 수 없는 대체의학을 스스로 시험해 선택하라고 하는 대신, 주의 깊고 안전하게 시행된 임상시험의 결과를 널리 알렸다면 더 좋지 않았을까?

대체의학 분야의 저자들 상당수는 '실제로 해보라'는 의학박사 와일의 철학을 공유한다. 에른스트 교수는 동료들과 함께 대체의학 관련 책 7권을 조사했는데, 그 안에는 상상 가능한 온갖 대체의학 치료법이 다 들어 있었다. 이들 책에 나와 있는 당뇨병 치료법은 총 47가지였지만, 두 권 이상에서 공통으로 다룬 치료법은 12가지뿐이었다. 그중 5가지 치료법(최면요법, 마사지, 명상, 릴랙스요법, 요가)은 환자의 전반적 건강 개선에 도움이 될 수 있지만, 나머지는 아무 과학적 근거가 없다. 이와 마찬가지로 7권의 책에 등장하는 총 133가지의 대체의학 암 치료법은 서로 모순되고 또 오해를 불러일으키는 조언을 한다.

주목받는 또 한 명의 건강 권위자로 케빈 트루도를 꼽을 수 있다. 그의 책 『그들이 당신에게 알려주지 않는 자연 치료법』은 5백만 부가 팔려 「뉴욕 타임스」의 베스트셀러 목록 1위에 올랐다. 트루도가 의학 관련 자격증을 전혀 갖고 있지 않다는 사실을 생각해보면 이런 판매 부수는 의아하기만 하다. 위키피디아는 트루도에 관해 "미국의 저술가로 포켓 빌리어드 기획자(인터내셔널 풀 투어 설립자)이며 중범죄로 유죄판결을 받았다. 세일즈맨이면서 대체의학 옹호자"로 소개하고 있다. 그는 연방교도소에서 2년간 복역한 뒤, '뉴트리션 포 라이프'라는 회사와 공동사업을 펼쳤다. 얼마 뒤에는 법을 어기고 피라미드 판매 시스템을 운영했다는 혐의로 다시 기소되었다. 그럼에도 트루도는 세 번째로 부활해 TV를 통해 상품을 판매하기 시작했지만, 근거 없는 거짓 주장을 펼쳤다는 혐의로 또 다시 고발당했다. 2004년 미국 연방거래위원회는 트루도에게 "앞으로 제품, 서비스, 프로그램을 광고하는 인포머셜(해설식 광고) 출연과 그 제작 및 방송에 관여하는 행위를 금지한다."고 판결하며, 벌금 200만 달러를 부과했다.

트루도는 TV로 상품을 판매할 수는 없지만, 언론의 자유가 있기 때문에 TV에 나와서 자기 책을 선전할 수는 있다. 지난 몇 년간 일주일에 TV 출연 횟수가 가장 많은 인물로 여러 차례 꼽혔다. 트루도의 베스트셀러 저서는 위험하고 터무니없는 내용을 포함하고 있다. "일광욕은 암을 유발하지 않는다. 자외선방지 크림은 암을 유발하는 것으로 밝혀졌다. 시판약과 처방약 모두 질병을 일으킨다." 등등. 2005년 뉴욕주 소비자보호위원회는 트루도의 책에는 '그가 당초 약속했던 암 및 여타 질환이 '자연치유된다'는 내용이 없다'고 경고했다. 또한 '트루도는 자비로 출판한 책에 사실과 다른 이야기를 담았을 뿐만 아니라, 판매부수를 늘릴 의도로 거짓 추천사까지 실었으니' 주의하라고 공개적으로 알렸다.

　유감스럽게도 트루도의 왕성한 활동의 고삐를 당기기는 힘들다. 그는 지금도 웹사이트로 대체의학 상품을 판매하고 있다(현재 트루도는 10년형을 선고받고 수감 중이다 - 옮긴이). 뉴욕의 저널리스트 크리스토퍼 드레허는 트루도의 야심찬 비즈니스 전략을 명확하게 꿰뚫어본다. "TV에 등장해 책을 선전하고, 책은 웹사이트를 선전한다. 이 덕분에 트루도는 거금을 거둬들인다." 대체의학 거장은 거의 언제나 건강상품을 직간접적으로 판매해 많은 돈을 벌어들인다. '와일 박사 엄선품'이라며 자기 이름을 대체의학 치료제 브랜드로 내놓은 것에서 알 수 있듯이, 온화하고 자상한 인상의 와일 박사조차 자신의 건강 권위자 역할을 이용하려는 기업의 손길을 피하지 않는다. 2003년과 2004년에는 드러그스토어닷컴과 계약하고 로열티로 390만 달러를 받았다.

　미국의 라디오 프로그램 사회자이자 건강예언자로 자처하는 개리 널도 웹사이트로 상품을 판매하고 있다. 널은 대체의학을 장려할 요량으로 현대의학을 쓰레기 취급하는 판매전략을 구사하면서 수시로 무책임하고 위험한 발언을 내뱉는다. 자신의 책 『에이즈-다른 의견』에서 그는 "90년대의 에이즈는 면역억제제가 원인이 되어 생기거나 증상이 악화되는 의원성 질환(어떤 병을 고치기 위해 사용한 약이나 치료가 원인으로 작용해 새로 생기는 질환 - 옮긴이)이 되었다."고 말했다. 한 마디로 현대의학은 에이즈 환자에게 도움을 주기는커녕 해만 끼친다는 것이 널의 주장이다. HIV 감염자인 저널리스트 피터 커스는 널의 책에 대한 서평에서 가차 없는 비판을 가했다.

널이 무분별하리만큼 과학적 근거를 무시하는 것은 판단 잘못일 뿐만 아니라 범죄행위이다. 고 마이클 칼렌이 아직 살아 있는 것처럼 인용하는 것을 보고 나는 놀라서 나자빠졌다. (칼렌은 에이즈 치료제 AZT 사용을 단호하게 반대한 에이즈 장기생존자로 이름을 떨쳤지만, 이미 1993년 사망하고 말았다.)

영국에서 활동하는 대체영양학자 패트릭 홀포드도 기이한 에이즈 치료관을 피력하는 또 한 명의 건강 거장이다. 그는 17개국의 언어로 번역된 24권의 책을 썼다. 2007년에 출간된 그의 최신 저서는 에이즈 치료에 관한 위험한 주장을 담고 있다는 비난을 받았다. 남아프리카공화국에 머무는 동안 그는 언론을 향해 자신의 주장을 되풀이했다. "내가 『새로운 최적 영양 바이블』 신판에서 이야기하고 싶었던 것은 '최초로 개발된 항HIV 치료제 AZT'는 해로울 뿐만 아니라 비타민 C보다 효과가 없을지도 모른다는 점이었다."

홀포드의 주장은 오랫동안 많은 과학자의 분노를 샀고, 그가 저지른 오류를 조사해 바로잡기 위한 웹사이트 홀포드와치까지 개설되었다. 그럼에도 영국 티즈사이드대학은 홀포드가 충분한 자격을 갖추고 있다고 판단해 그를 객원교수로 초빙했다. 이 사실은 바로 앞에서 살펴본 두 가지 문제점과 관련이 있다. 첫째, 몇몇 대학은 대체의학에 관해서라면 이상하리만큼 부적절한 행동을 일삼는다. 둘째, 대학의 학문 수준이 떨어지고 있는데도 항의의 목소리를 높여야 할 의학 연구자는 가만히 지켜보기만 한다.

5. 언론매체

신문, 라디오, TV 등 언론매체는 어떤 논쟁이 벌어지건 절대적인 영향력을 미친다. 그러나 독자, 청취자, 시청자의 관심을 끌고 싶다는 욕구가 너무 강한 나머지 선정적인 보도를 하도록 내몰린다. 이런 이유로 사실에 입각한 좋은 기사와 프로그램이 제작되지 못할 때도 있다.

이 점은 캘거리대학 지역보건학과가 주도한 캐나다 인쇄매체 조사에서 잘 드러난다. 세 연구자가 1990년부터 2005년까지 9종의 신문과 잡지에 실린 기사를 조사해 대체의학과 암을 다룬 기사를 모두 추려보았다. 총 915건의 기사 중 361건이 대체의학의 암 치료에 초점을 맞춘 것이었다. 이 연구의 주요 결론은 앞서 시행된 유사한 연구의 결론과 일치했다.

대체의학의 치료법이 효과가 있다는 요지의 기사가 대부분이었다. 가장 많은 것(63%)은 대체의학 덕분에 암이 나았다는 이야기였다. 대다수의 기사는 대체의학의 위험과 효익, 비용에 관한 정보를 제시하지 않았다. 대체의학으로 치료하기 전에 의료진과 상담하라고 권유한 기사는 아주 드물었다.

간단히 말해 캐나다의 활자매체는 대체의학에 관해 지나칠 정도로 긍정적이고 소박한 의견을 표명하는 경향이 있다(다른 나라 활자매체도 마찬가지일 것이다). 신문과 잡지에서 과학적 근거와 정면으로 대립하는 내용으로 대체의학을 다루는 사례는 흔하게 찾아볼 수 있다.

TV로 눈을 돌리면 낮 시간 프로그램은 항상 어리석은 생각에 빠진 대체의학 치료사를 초대해 대담을 진행한다. 예를 들어, 영국의 한 채널에서 내보내는 〈더 라이트 스터프〉라는 모닝 쇼는 평판이 좋은 프로그램이지만, 대체의학 치료사가 출연하는 시간을 고정적으로 편성해 시청자를 잘못된 길로 이끌고 있다. 무엇보다 보완의학협회 회장 제이니 고다드가 자주 등장해 동종요법을 선전한다. 제3장에서 살펴보았듯이 동종요법은 플라세보효과만 발휘할 뿐이지만, 이 사실을 잘 모르는 시청자는 동종요법이 아주 강력한 치료법이라는 인상을 받는다.

보완의학협회 웹사이트를 보면 흥미로운 문구가 있다. "지난 몇 주 동안 수많은 사람이 보완의학협회와 〈더 라이트 스터프〉 제작진에게 전화를 걸어 제이니 고다드가 TV에서 이야기한 상품에 관해 문의했습니다." 이것은 직책을 이용해 이득을 챙기는 행위다. TV에 나와 건강보충제 브랜드가 자리 잡을 수 있게 선전해준 고다드가 이번에는 자신의 보완의학협회 웹사이트에서 그것을 판매하기 때문이다. 이런 일은 일상적이다. 프로그램 제작자는 시청자에게 해가 되지 않는 의학 잡담으로 방송시간 중 15분을 채웠을 뿐이라고 간단하게 생각하겠지만, 실제로는 효과가 증명되지 않은 약의 판매를 부추기는 짓이다. 그뿐만 아니라 고다드의 출연으로 〈더 라이트 스터프〉는 다소 이상한 주장도 간접적으로 전파하는 셈이 된다. 고다드는 "H5N1형 독감의 증상에 딱 맞아떨어지는 치료제 정보를 제공한다."는 주장이 담긴 『조류독감에서 살아남는 법 – 보완의학의 방법』이라는 책의 저자이기 때문이다. 대체의학은 조류독감을 치료할 수 없는데도 사실과 전혀 다른 말을 하는 것은 대단히 무책임한 짓이다.

낮 시간대 TV 프로그램은 초자연적 능력으로 기적을 부리는 치료사 같은 괴이한 대체의학 분야를 좋아하는 독특한 성향을 보인다. 애덤 드림힐러는 북아메리카에서 인기 있는 기적의 치료사 중 한 사람이다. 그는 커다란 검은 새가 전해준 우주의 비밀을 들은 뒤로 기적의 치료사가 된 것으로 유명하다. 이 같은 인물이 방송에 출연한다는 것은 웃기는 일이지만, 다양한 질환을 앓고 있는 수많은 환자가 드림힐러의 치료기술을 믿기 때문에 마냥 웃어넘길 수만도 없다. 드림힐러의 웹사이트에 따르면, "애덤은 힐링받고자 하는 모든 참여자의 아우라를 에너지 힐링으로 합친다. 그런 뒤 홀로그래피를 이용해 치료 현장에 모인 참여자의 의지에 강력한 영향을 미친다."고 한다.

나타샤 뎀키나는 유럽판 애덤 드림힐러로 꼽힌다. 뎀키나는 10세 때부터 엑스선 같은 투시력으로 질병을 진단하는 능력이 있었다고 주장한다. "어머니와 함께 집에 있던 어느 날 갑자기 투시력이 생겼다. 어머니 몸속의 어떤 장기가 보이기 시작했다. 이제 나는 보통의 시력과 내가 '의료적 시력'이라고 부르는 능력을 골라서 사용한다. 어떤 사람 몸속의 컬러 영상이 잠깐 스치고 지나가면 바로 분석을 시작한다." 그러나 그녀는 2004년 과학적 검증을 받았지만, 엑스선과 맞먹는 투시력이 있다는 것을 증명하지 못했다.

같은 해 뎀키나는 오전 TV쇼 〈디스 모닝〉에 출연했다. 그녀는 의료전문가인 크리스 스틸 박사를 진찰한 뒤, 그의 쓸개, 간, 췌장이 좋지 않고 신장에 결석이 있다고 말했다. 「스켑티컬 인콰이어러」의 앤드류 스콜니킨은 이렇게 보도했다. "스틸은 곧바로 병원으로 달려가 비싼 돈을 들여 조직 검사를 받았지만, 아무 이상 없다는 판정을 받았다. 스틸은 결국 불필요하게 진단용 엑스선에 노출되었고, 위험이 전혀 없다고 할 수 없는 내시경 검사를 받아야 했다." 실제로 대장 내시경 검사를 받는 환자 500명당 한 명꼴로 장기에 구멍이 생기는 사고가 난다는 연구 결과가 있다. 시청자는 〈디스 모닝〉에 출연한 뎀키나가 척척 진단을 내리는 모습을 보고 깊은 인상을 받았을 것이다. 나중에 〈디스 모닝〉 측은 그녀의 진단이 불필요한 우려를 조장하고 자칫 위험할 수도 있었다고 밝혔지만, 뎀키나가 실패했다는 것을 알아차린 시청자는 극히 일부였다.

낮 시간대 TV 프로그램과 타블로이드 신문, 대중잡지 등에서 가짜 치료법과 기적의 치료사 이야기를 대서특필하는 것은 그리 놀라운 일이 아니지만, 세계적으로 존경받는 방송국이 수준 낮은 프로그램을 내보낸다면 무척 실망스러울 것이다. 제2장에서 살펴보았듯이 BBC는 침의 과학적 근거에 관한 '권위 있는' 다큐멘터리에서 침이 심장절개수술을 할 때 강력한 마취효과를 발휘할 수 있다고 암시하는 장면을 내보냈다. BBC는 양질의 프로그램을 방송해 높은 명성을 쌓았지만, 대체의학을 다룰 때면 비판능력을 상실하곤 한다.

예를 들어, 2005년 BBC가 뉴스에서 니코틴의존증에 효과가 있다고 소개한 생체공명장치는 사실 엉터리였다. 런던대학의 신경생리학자 존 아가피우는 BBC에 이렇게 불만을 토로했다.

'니코틴의 파동 패턴'을 기록한 뒤 이를 반전시켜 인체에 미치는 니코틴의 영향을 상쇄하는 치료법을 뉴스에서 소개했다. … 한 마디로 그 치료법에 쉽게 넘어가 무비판적으로 광고를 한 것이다. … 생체공명은 아무 효과가 없다. 생체공명장치는 실험이나 이론으로 효과가 입증되지 않았다. 이 점을 알아차리는 데에 과학적 지식은 전혀 필요 없다. 조금만 비판적으로 사고하거나 잠깐 구글을 검색하기만 해도 충분하다. … 뉴스에서 생체공명으로 질병을 치료할 수 있다고 했다. 판매자들은 생체공명장치가 암을 효과적으로 치료한다고 주장한다! 그러나 그건 아니다. 이런 무비판적인 방송은 남의 말에 쉽게 휘둘리는 사람들을 돌팔이의 손아귀로 밀어넣어 돈을 쓰게 할 뿐만 아니라, 적절한 치료를 방해하거나 지연시켜 건강상 손해를 입힐 수 있다는 점을 알아두기 바란다.

나쁜 방송의 또 다른 사례는 댄 헐리가 『자연주의』에서 언급한 미국 CBS 프로그램이다. CBS를 대표하는 탐사보도 프로그램 〈60분〉은 수상쩍은 대체의학 시장을 하나 만들어냈다. 1993년 이 프로그램에서는 『상어는 암에 걸리지 않는다』는 책을 토대로 같은 제목의 방송을 내보냈다. 플로리다의 사업가 빌 레인이 쓴 이 책에 따르면, 상어의 연골이 암 종양 치료제가 될 수 있다는 것이다. 몇 편의 예비 연구에서 얻은 정보와 암에 걸린 상어가 드물다는 관찰이 그 근거였다. 그러나 조지워싱턴대학에서 간행한 『하등동물의 종양 목록』을 보면 상어 및 상어 인접 종이 걸리는 암은 40가지이다(여기에는 연골암도 포함된다).

상어 연골을 암 치료제로 사용하는 소규모 시장은 그전부터 존재했지만, 〈60분〉에서 대대적인 광고를 한 셈이 되어 상어로 만든 약을 구하려는 사람들이 몰려들었다. 레인에 따르면 방송 2주 만에 새로운 상어 연골 치료제가 30종 출시되었고, 2년 만에 이들 치료제의 연간 매출액도 3천만 달러에 달했다.

그런데 레인이 근거로 제시한 예비 연구에는, 상어 연골이 암에 효과를 발휘했다는 설득력 있는 근거가 없었다. 만약 상어 연골이 현대의학의 약이었다면, 안전성과 유효성을 입증하기 위한 몇 년에 걸친 연구가 진행된 후에야 처방약으로 사용될 수 있었을 것이다. 그러나 이 치료제는 천연 대체의학 제품이라는 이유로 규제와 효과 검증의 대상이 되지 않았다. 상어 연골은 미국 전역의 건강식품점으로 배송되었고 암 환자들은 이를 구입하기 위해 아우성을 쳤다.

상어 연골이 암 치료제로 인기를 끌면서 상어 개체 수는 급격히 줄어들었다. 예를 들어, 영국 최내의 건강식품 체인업체인 홀랜드 & 배럿은 '감소종'으로 분류된 곱상어와 청새리상어의 연골을 판매한다고 인정했다. 감소종이란 멸종 위험이 높은 종을 뜻한다. 홀랜드 & 배럿은 상어보호단체인 샤크 트러스트에 다음과 같은 편지를 보냈다. "우리는 이들 종이 절멸위기종으로 분류되지 않는 한, 소비자의 요구에 따라 연골 판매를 계속할 겁니다." 절멸위기종은 멸종 위험이 단순히 높은 수준에 있는 것이 아니라 극도로 높은 수준까지 치달은 종을 말한다.

1990년대 말 대중이 허무맹랑한 이야기에 놀아나는 것을 우려한 과학자들은 뒤늦게 상어 연골 임상시험을 시작했다. 모든 임상시험에서 상어 연골은 의학적으로 아무 효과가 없다는 결론이 나왔다. 오늘날 우리가 알고 있듯이 〈60분〉은 아무 효과도 없는 치료법을 선전했고, 그로 인해 많은 사람의 돈이 낭비되었다.

상어 연골을 암 치료제로 사용하는 유행에 휩쓸려 직접적인 피해를 입은 암 환자도 있다. 1997년 「뉴잉글랜드 저널 오브 메디신」에는 뇌종양 수술을 받은 9살짜리 캐나다 소녀의 사례가 실렸다. 의사들은 후속 치료로 소녀의 생존율을 50%로 올릴 수 있는 방사선요법과 화학요법을 권유했다. 그러나 상어 연골이 암에 효과가 있다는 보도에 끌린 부모는 현대의학 치료를 포기하고 대체의학 치료를 받겠다고 결정했다. 의사들은 이 같은 잘못된 결정으로 생존 가능성이 사라져버렸다고 말했다. "그로부터 4개월 후 뇌종양의 진행 속도가 빨라졌고, 9살 소녀는 사망했다. … 어떻게 과학적 근거라곤 전혀 없는 대체의학에 밀려 현대의학 치료법이 거부당할 수 있는지 도무지 이해할 수가 없다."

6. 언론매체(한 번 더)

대중매체는 사람에게 막강한 영향을 미치므로, 10대 '범인' 중 두 자리를 차지할 만하다. 앞에서는 언론매체가 대체의학의 효과

를 과장해서 선전한다는 점을 설명했는데, 지금부터는 신문과 TV
가 현대의학의 위험을 선정적으로 보도하는 문제에 초점을 맞추
겠다.

1999년 에트차르트 에른스트 교수는 영국의 4대 일간지를 대
상으로, 8일 동안 실린 의학 관련 기사 176건을 조사했다. 그중
대체의학을 다룬 것은 26건이었는데, 하나같이 긍정적인 내용이
었다. 대체의학은 비판의 손길이 닿지 않는 곳에 있는 것 같았다.
반면에 주류 의학을 다룬 나머지 기사 150건 중 약 60%는 비판
적, 부정적인 내용이었다.

주류 의학에도 비판받아야 하는 측면이 틀림없이 있겠지만, 문
제는 신문과 방송이 몹시 공격적이라는 점이다. 작은 문제를 부풀
려 커다란 이슈로 만들거나 잠정적인 조사 결과를 가지고 국민 건
강이 위협받는다는 식으로 확대해석 하려는 욕구를 억제하지 못
하는 것처럼 보인다. 예를 들어, 최근 몇 년간 수은을 원재료로 하
는 치과용 충전재가 해롭다는 무시무시한 이야기가 수없이 나돌
았다. 1994년 BBC의 시사 다큐멘터리 〈파노라마〉는 '당신 입속
의 독'이라는 제목으로 뉴스 리포트를 내보냈다. 그러나 이 우려
가 타당하다는 과학적 근거는 어디에도 없었다.

실제로 2006년에 시행된 대규모 연구에서도, 수은 충전재를
둘러싼 공포는 아무 근거가 없다고 결론 내린 기존 연구 결과를
재확인했나. 당시 연구자들은 수은 충전새를 사용한 어린이와 무
수은 충전재를 사용한 어린이 1,000명의 건강상태를 추적 관찰했
다. 몇 년에 걸친 관찰 기간 동안 신장 기능, 기억력, 협동성, 아이
큐 등 여러 특질에서 두 그룹 사이에 유의미한 차이는 없었다. 수

은 충전재와 관련해 이 같은 연구 결과가 담긴 논문이 나왔는데도 언론매체가 전혀 언급하지 않은 것을 두고, 저널리스트 겸 의사인 벤 골드에이커는 인상적인 말을 했다.

내가 알기로는 새로운 연구 데이터를 취합해 수은 충전재가 전혀 해롭지 않다는 것을 보여줄 〈파노라마〉 다큐멘터리는 만들어지지 않을 거라고 한다. 영국에서 이 연구 결과를 보도한 신문기사는 단 한 줄도 없었다.

이 특별한 사례에서, 언론매체는 대중의 공포심을 자극해 수은 충전재를 사용하지 않게 했고, 비용이 더 들지만 신뢰성은 떨어지고 치과 방문 횟수를 늘려야 하는 치료법을 선택하게 했다. 언론매체가 호들갑을 떤 다른 사례에서는 훨씬 심각한 결과가 빚어졌다. 예를 들어, 홍역, 볼거리, 풍진을 예방하기 위한 새로운 3종 혼합백신(MMR)을 둘러싼 언론 보도는 수많은 어린이를 위험에 빠트렸다. 언론에서는 MMR 백신의 안전성 문제를 제기한 예비 연구나 별 볼 일 없는 다른 연구는 그 의미를 확대해석 했지만, MMR 백신이 어린이를 위한 가장 안전한 선택 대안이라고 밝힌 수준 높은 연구는 무시했던 것이다.

무책임한 언론 보도 탓에 자녀에게 백신을 맞게 한 부모의 수가 크게 줄어들었고 홍역이 여러 차례 유행했다. 지금도 대유행의 위험이 도사리고 있다. 언론매체가 그같이 무모한 보도를 한 것은 홍역이 어떤 피해를 주는지 잊어버렸기 때문일 것이다. 많은 가정에서 홍역을 잠시 불편하면 그만인 질병으로 여길지 모르지만, 실제로는 홍역 때문에 어린이 20명 중 1명이 중이염을 앓고, 25명 중 1명이 호흡곤란에 시달리며, 200명 중 1명이 경기를 일으킨다. 또한 어린이 1,000명 중 1명이 수막염이나 뇌염에 걸리고, 5,000명 중 1명이 사망한다. 2006년에는 영국에서 4년 만에 처음으로 홍역으로 인한 어린이 사망자가 발생했다.

실제로 연구자가 수십 년 동안 질병과 싸우며 기울여온 노력이 허술한 언론 보도로 엉망이 되기도 한다. 1919년 미국 몬태나주 가난한 집에서 태어난 모리스 힐만은 하루 한 끼만 먹고 밤에는 빈대가 들끓는 침대에서 자며 자랐다. 그는 어린이 질병이 어떻게 한 마을을 몰살시키는지 똑똑히 보았고, 훗날 MMR 백신 등 어린이에게 일반적으로 접종하는 백신 14가지 종류 가운데 8종류를 개발했다. 힐만은 오랜 산 덕분에 자신의 백신을 둘러싼 논란을 직접 목격했다. 힐만의 동료 아델 마흐무드는 그때 힐만이 어떤 반응을 보였는지 지금도 기억하고 있다.

힐만은 백신접종 반대운동으로 인해 백신의 진가가 인정받지도 못한 채 지식이 왜곡되었다고 슬퍼했다. 백신이 개인을 지키는 수단일 뿐만 아니라 집단면역을 통해 사회를 지키는 수단이라고 믿었던 힐만으로서는 이러한 영국의 상황이 몹시 괴로웠을 것이다.

언론매체는 징보진달을 위해 책임 있는 자세로 의료 문제를 보도할 것인지, 아니면 충격적인 헤드라인으로 대중의 이목을 끌 것인지 태도를 정해야 한다. 그러나 이윤에 따라 움직이는 자제력이 부족한 언론매체로서는 두 번째 안을 선택하고 싶은 유혹을 뿌리치기 어려울 것이다. 게다가 세상을 깜짝 놀라게 할 이야기를 퍼뜨리는 것은 아주 간단하다. 이 점은 일산화이수소(DHMO)라는 화학물질의 위험성을 조명한 2005년의 신문기사 '정체불명의 살인화학물질'을 보면 알 수 있다. 2005년에 나온 기사는 이러했다.

DHMO는 다양한 암 세포에서 검출되지만, DHMO의 존재 자체가 암과 무언가 인과관계가 있다는 증거는 발견되지 않았다. 적어도 지금까지는 그렇다. 그러나 몇 가지 수치는 놀라움을 안겨준다. DHMO는 치명적인 자궁경부암 중 95% 이상, 말기 암 환자의 몸에서 떼어낸 암 세포의 85% 이상에서 발견되었다. 그런데도 DHMO는 여전히 공업용 용제와 냉각제, 난연제와 화재억제제로 사용된다. 생화학무기의 제조과정이나 원자력발전소에서도 쓰인다. 심지어 지구력을 필요로 하는 종목의 엘리트 운동선수도 DHMO를 섭취한다. 그들은 자칫 목숨을 잃을 수도 있다는 것을 알면서도 DHMO를 좀처럼 끊지 못한다. 의학적으로 보면 DHMO는 발한, 구토, 설사 등의 증상을 유발하는 질환과 관련이 있다. 게다가 DHMO는 물질의 바탕에 잘 녹아들 뿐 아니라 그 상태까지 변화시키는 카멜레온 같은 속성 때문에 더욱 위험하다. 고체상태에서는 중화상을 초래하고, 고온 가스상태의 DHMO 때문에 매년 수백 명이 목숨을 잃는다. 호흡을 통해 액체상태의 DHMO 소량을 폐로 흡입했다가 죽은 사람도 해마다 수천 명에 달한다.

사실 DHMO는 평범한 물(H_2O)을 가리키는 거창한 이름이다. 오스트레일리아의 과학 저널리스트 칼 크루젤니키는 대중을 겁먹게 하는 일이 얼마나 간단한지 보여줄 의도로 이 기사를 작성했다. 그는 이어지는 글에서 다음과 같이 지적한다. "물에 관한 정보를 이처럼 아주 정확하게(그러나 감정을 잔뜩 실어 선정적으로) 제공할 수도 있다. 이 기사를 읽은 독자의 의견을 물으면, 4명 중 3명 꼴로 DHMO 사용금지 청원서에 기꺼이 서명할 것이다."

7. 의사

의사는 연구로 얻은 최상의 정보와 자신의 경험, 환자에 대한 지식을 결합해 최선의 치료를 제공하면서 근거중심의학을 널리 알리는 홍보대사가 되어야 한다. 효과가 없다고 밝혀졌다거나 효과가 입증되지 않았다, 또는 위험하다, 비용이 많이 든다는 수식어가 붙는 대체의학에 환자들이 기대게 놔둬서는 안 된다는 뜻이다.

그러나 안타깝게도 이런 자세를 취하는 의사는 그리 많지 않다. 나라마다 구체적인 비율은 다르지만, 영국에서는 어림잡아 주치의의 약 절반 정도가 대체의학 치료사에게 환자를 보낸다. 또한 그보다 높은 비율로 의사들은 약국이나 건강식품점의 대체의학 코너에서 판매하는 치료제를 복용하겠다는 환자의 말에 긍정적인 반응을 보인다. 왜 이토록 많은 의사가 사이비 치료법을 너그럽게 대하거나 권장하고, 심지어 직접 이용하기까지 하는 것일까?

먼저 무지를 꼽을 수 있다. 많은 의사들이 동종요법 치료제에 유효성분이 전혀 남아 있지 않다는 것을 잘 모르는 듯하다. 침에는 플라세보효과를 넘어서는 진통효과가 거의 혹은 전혀 없다는 최신 임상시험 결과를 아직 접하지 못했을 가능성도 있다. 카이로프랙틱에 위험이 뒤따른다는 점을 의식하지 못하고, 약초 효과의 과학적 근거가 극히 불안정하다는 점을 모를 수도 있다. 이 때문에 의사들은 금지해야 마땅한 치료법에 '의심스럽지만 믿어본다'는 자세로 임하는 것일지도 모른다.

의사들이 기침, 감기, 요통처럼 치료하기 어렵거나 치료할 수 없는 증상에 시달리는 환자를 끊임없이 대해야 한다는 점도 중요한 이유일 것이다. 이들 골치 아픈 증상 대부분은 며칠이나 몇 주가 지나면 사라지기 때문에 의사는 환자에게 충분한 휴식을 취하라, 하루쯤 일을 쉬어라, 해열진통제를 처방해줄 테니 복용하라, 아니면 평소대로 생활하라 등의 조언을 한다. 그러나 어떤 환자는 이런 조언에 실망감을 표하며 명확한 치료법을 알려달라고 의사를 귀찮게 한다. 이럴 때 플라세보효과로 증상을 완화하는 무언가를 권해 환자를 달래는 것은, 난감한 상황을 모면하는 임시변통일 것이다. 결국 의사는 아무런 과학적 근거가 없다는 것을 안다 해도 환자에게 건강식품점이나 약국에서 약초치료제와 동종요법 치료제를 사서 복용하라고 권장하게 된다.

이처럼 플라세보효과만 기대할 수 있는 약으로 환자를 입막음하는 대응법은 이 장의 첫 부분에서도 간단하게 언급했다. 한마디로 온정주의에 치우친 나머지 환자를 속이는 대응법이라고 할 수 있다. 이것은 내버려둬도 괜찮은 사소한 증상도 의료의 대상이 되게 만들고, 가짜 치료제를 홍보하며, 환자의 발길이 침술사, 동종요법사, 카이로프랙틱사, 약초요법사 쪽으로 향하게 하는 등 부정적 영향을 미친다.

사소한 증상이 있는 환자에게 대체의학을 소개하는 것은 그 환자가 대체의학 치료사에게 오랫동안 의지하게 되는 계기로 작용할 수도 있다. 이러면 환자는 아무 효과도 없고 비용은 많이 들며 심지어 위험할 수도 있는 치료에 돌입한다. 더구나 대체의학 치료사는 백신처럼 유효성이 증명된 현대의학의 개입에 반대하거나 처방약을 두고 왈가왈부할 가능성도 높다. 결국 의사의 역할은 훼손되고 환자의 건강은 위험에 빠진다.

해법은 의사가 성실하고 정직한 자세로 환자를 대하는 것이다 (예를 들어 "며칠 후 괜찮아질 겁니다"라고 확실하게 말해야 한다). 또 소심한 타협책이기는 하지만, '순수한 플라세보 약'보다는 좀 더 윤리적인 '순수하지 않은 플라세보 약'을 환자에게 처방하는 것도 괜찮다. 동종요법 치료제는 플라세보효과밖에 없는 순수한 가짜 약의 전형이다. 동종요법의 효과는 모두 플라세보효과이고, 과학적 근거를 잣대로 판단하면 동종요법의 사용은 정당화되지 않는다. 이와는 대조적으로 불안증 치료에 쓰이는 마그네슘은 순수하지 않은 가짜 약의 좋은 예이다. 마그네슘은 불안감 그 자체를 제거하지는 못하지만, 불안증과 비슷한 증상을 보이는 희귀 질환에 효과를 발휘한다. 그러므로 의사가 불안을 호소하는 환자에게 마그네슘을 권유하는 것은 어쩌면 완벽한 처방일지도 모른다. 그 환자가 희귀 질환에 걸렸을 수도 있기 때문이다. 하지만 실제로는 마그네슘이 그저 플라세보효과만 발휘해 환자의 불안감을 줄여줄 가능성이 훨씬 높다. 그렇다 해도 순수하지 않은 가짜 약은 새빨간 거짓말을 피할 수 있다는 의미에서 순수한 가짜 약보다 훨씬 낫다. 물론 순수하지 않은 가짜 약도 겉과 속이 똑같은 진실이라고는 하기 힘든, 반쪽짜리 진실인 것은 분명하다.

지금까지 문제가 있는 의사의 두 가지 범주를 살펴보았다. 첫 번째는 대체의학의 치료법이 아무 효과가 없다는 것을 몰라서 환자에게 대체의학을 권유하는 무지한 의사이다. 두 번째는 치료할 방법이 딱히 없는 환자를 만족시키기 위해 대체의학을 권하는 게 으른 의사이다. 어느 쪽 유형이건 환자의 발걸음을 대체의학으로 향하게 만든다. 세 번째 범주의 의사도 있다. 환자에게 불만을 안겨 대체의학을 찾게 만드는 부주의한 의사이다.

설문조사를 보더라도 현대의학에 실망해 대체의학으로 돌아선 사람들은 세계 어디에나 있다. 의사는 진단을 내리고 적절하게 치료하는 것만으로도 할 일을 다했다고 할 수 있지만, 환자들 중에는 정말로 '좋은 의사'가 되기 위해서는 정확하게 진단하고 치료하는 것 못지않게 중요한 또 다른 자질도 갖춰야 한다고 생각하는 사람이 많다. 조사 결과를 보면 환자는 의사가 충분한 시간을 할애하지 않으며 배려와 공감도 부족하다고 본다. 반면에 대체의학에서는 치료사가 시간을 충분히 내주고 이해와 공감을 보인다고 생각한다. 어떤 면에서는 의사가 환자에 공감하는 일을 대체의학 치료사에게 맡겨둔 것처럼 비춰지기도 한다.

우리는 바로 여기에 중요한 메시지가 담겨 있다고 생각한다. 대체의학은 우리가 이 책에서 이야기한, 치료가 아니라 치료 효과를 발휘하는 관계를 맺고 있는 것이다. 많은 대체의학 치료사는 자신의 환자와 훌륭한 관계를 구축해 효과 없는 치료의 플라세보 효과를 극대화한다.

의사들에게 주는 메시지는 분명하다. 의사는 환자와 좋은 관계를 만들기 위해 더 많은 시간을 할애해야 한다. 몇몇 나라에서 의사의 평균 진료시간은 겨우 7분이다. 진료시간이 넉넉하다는 소리를 듣는 나라라 해도 평균 15분 이상을 확보하기 어렵다. 진료 시간을 늘리는 것은 말은 쉽지만 실천하기는 어렵다. 하지만 대체 의학 치료사는 환자 한 명에게 30분을 할애하기도 한다. 시간에 비례해 고액의 진료비를 청구할 수 있기 때문이다. 1차 진료기관 인 주치의의 진료시간을 늘리려면 정부 예산이 더 많이 투입되어 야 한다.

마지막으로, 희귀한 경우이지만 매우 심각한 문제도 짚고 넘어 가자. 비록 수는 적지만 아무런 과학적 근거가 없는 대체의학의 위력을 굳게 믿는 의사도 있다. 극단적인 경우에는 효과가 입증되 지 않은 치료법을 부적절한 증상에 적용해 환자의 건강을 위태롭 게 한다. 이로 인한 끔찍한 사건이 세계 곳곳에서 발생하는데, 이 장 앞부분에서 살펴본 실비아 밀레캄의 사례도 그중 하나이다. 밀 레캄을 치료한 대체의학 치료사 세 사람은 정식으로 의학 교육을 받았기 때문에 그녀가 사망한 뒤 암스테르담 의료징계위원회에 소환당했다. 셋 중 한 명은 의사면허 박탈 처분을 받았고, 나머지 두 명은 면허정지를 당했다. 2006년 영국의사심의회도 의사 마 리사 비가스 사례를 심의했다. 비가스는 개인 클리닉을 개업해 동 종요법을 시술했다. 그녀는 한 환자에게 심장병 약 대신 동종요법 치료제를 복용하라고 권했는데, 얼마 뒤 그 환자는 사망하고 말았 다. 영국의사심의회는 그 환자가 '치료 중단으로 인한 급성 심부 선'으로 사망했냐고 판정했고, 비가스의 의사면허를 정시시켰다.

8. 대체의학 관련 협회들

대체의학 치료사를 대표한다고 주장하는 협회는 세계 각지에 무수히 많다. 영국만 해도 100개가 넘는다. 이들 협회는 대체의학의 수준을 높이고 양질의 진료방법을 장려하며 윤리적 기본방침을 철저하게 확립하도록 강제하는 역할을 할 수 있다. 대체의학의 유효성과 안전성을 심도 있게 검증하라고 장려할 수도 있다. 이들 협회에서는 특히 어떤 증상을 치료할 수 있는지, 치료사의 능력을 넘어서는 증상은 무엇인지 분명히 밝힐 수 있어야 한다. 그러나 현실은 너무나 많은 대체의학 협회에서 특정 치료법에 관한 근거 없는 주장을 내놓을 뿐 아니라 어떤 치료사가 부적절한 의료개입을 일삼아도 눈을 감는다.

예를 들어, 전 세계 카이로프랙틱사를 대표하는 여러 협회는 위에서 말한 온갖 문제를 다 안고 있다. 무엇보다 척추교정의 부작용을 기록하는 체계가 아직 없다. 만약 그런 체계를 갖춰놓았다면, 카이로프랙틱의 위험성을 정확하게 평가하려고 할 때 도움이 되었을 것이다. 제4장에서 언급했듯이 영국에서 시행된 조사를 보면 기본적 윤리강령과 사전 동의 원칙을 어기는 카이로프랙틱사의 비율은 용인할 수 있는 수준을 넘어섰다. 그럼에도 카이로프랙틱사협회는 아무 조치도 취하지 않고 있다. 심지어 충분한 과학적 근거도 없이 카이로프랙틱으로 다양한 질환을 치료하라고 권장한다. 그 웹사이트에는 '천식, 두통(편두통 포함), 유아 복통의 몇몇 유형'은 카이로프랙틱으로 증상을 완화할 수 있다는 말이 나온다. 당연히 사실이 아니다.

미국침술학회는 훨씬 과장된 주장을 늘어놓는다. '침이 효과가 있다고 밝혀진 증상'이라는 제목 밑에 불면증, 거식증, 알레르기성 비염, 지속적 딸꾹질, 변비, 설사, 요실금, 복부팽만, 고열 등 여러 병명을 길게 나열해놓았다. 거듭 말하지만 침으로 이들 증상을 치료할 수 있다는 유의미한 과학적 근거는 어디에도 없다.

이들 협회는 대부분 문제 있는 치료를 적발할 권한이 없다(아니 권한은 있지만, 무관심한 것인지도 모른다). 영국에 본부를 둔 동종요법치료사협회는 동종요법이 남용되는 상황에 강력하게 대처하지 않는다는 비난이 일었을 때, 눈앞의 비난을 잠재우는 것이 근본 문제를 해결하는 것보다 더 급하다고 판단했다. 의혹 제기와 풍자를 주로 하는 웹사이트(http://www.quackometer.net)의 운영자 앤디 루이스가 동종요법치료사협회 및 동종요법으로 말라리아를 치료하는 문제를 다룬 글을 게재했을 때에도, 동종요법치료사협회는 웹호스팅 회사에 해당 웹페이지를 삭제해달라고 요구했다. 우리가 보기에 동종요법치료사협회는 다음 세 가지 점을 고쳐야 한다. 첫째, 치료사를 한층 엄격하게 관리해야 한다. 둘째, 중대한 불만사항이 제기되면 공개적이고 신속하게 대처해야 한다. 셋째, 비판자의 목소리를 잠재우는 데 급급할 게 아니라 귀 기울여 들으려고 해야 한다.

이와 달리 과학자 사회는 상호비판과 토론을 장려한다. 예를 들어, 2007년 코크란 연합은 '코크란 연합에 대한 비판을 명확히 인정하기 위해' 빌 실버맨 상을 제정했다. 이 상이 "코크란 연합의 활동을 개선해 의료개입의 효과에 관한 최상의 과학적 근거를 제공함으로써 사람들이 충분한 정보를 갖고 의료행위를 판단할 수 있게 도와줄 수 있을 것"으로 기대했기 때문이다. 대체의학 치료사 사회와는 정반대로 과학자 사회는 비판자에게 상을 준다. 빌 실버맨은 제4장에서 언급한 것처럼 미숙아 치료에 관한 자신의 가설에 의문을 품고 그것이 틀렸다는 것을 스스로 증명한 소아과 의사였다.

우리는 동종요법사협회가 동종요법사를 제대로 감독하지도 않고, 좋지 않은 진료습관을 장려한다고 생각한다. 부정확하고 오해를 불러일으키며 위험하기까지 한 생각을 널리 퍼뜨리는 것 같다. 2007년 '세계 에이즈의 날'을 맞이해 런던에서 동종요법사협회 주최로 HIV/에이즈 심포지엄이 열렸다. 협회 대변인은 에이즈 증상의 완화가 심포지엄의 주제라고 주장했지만, 사실 동종요법으로 에이즈 증상을 완화할 수 있다는 과학적 근거는 티끌만큼도 없다. 그러나 심포지엄에서는 별별 야심찬 주장이 제기되었다. 강연자는 보츠와나에서 에이즈 환자를 치료한 동종요법사 힐러리 페어클라크, 『에이즈: 동종요법의 도전』의 저자 조나단 스탈리크, '동종요법사가 주역이 되어 에이즈의 유행을 멈추게 할 수 있다'고 믿는 해리 반데르 지였다. 그러나 에이즈 환자에게 필요한 것은 거짓 희망과 허황된 치료제가 아니다.

9. 정부와 규제당국

역사가 데이비드 우튼은 저서 『나쁜 의료』에서 이런 말을 했다. "2,400년 동안 환자들은 의사가 자신을 이롭게 한다고 믿었다. 하지만 그중 2,300년 동안은 환자들이 잘못 알고 있었다." 한마디로 인류 역사 내내 대부분의 의술은 대부분의 질병 치료에 실패했다. 사실 옛날부터 대다수 의사는 우리 조상의 질병을 치료하기는커녕 해를 입혔다.

그러다가 과학적 사고와 임상시험이 등장하고 경제적, 신체적 약자인 환자를 보호하기 위한 정부 규제가 생기면서 전환점이 찾아왔다. 스네이크 오일 장사꾼은 상업활동 무대에서 쫓겨났고, 주류 의학도 안전하고 유효하다는 것을 입증해야 했다.

비극적 사건이 발생하고 나서야 정부가 규제에 나선 사례도 있다. 스미스소니언협회의 약학 역사가 마이클 해리스의 말처럼 '의약품 규제를 둘러싼 이야기가 묘비에 새겨져 있다.' 예를 들어, 1937년 테네시주에 본사를 둔 제약회사 S. E. 매싱길은 새 항생제 엘릭서 설파제를 제조할 때 디에틸렌글리콜을 용제로 사용했다. 그때만 해도 의약품을 출시하기 전에 안전성 확인 검사를 요구하는 규정이 없었기 때문에 제약회사는 환자가 심각한 부작용을 알려온 뒤에야 용제의 독성을 알아차렸다. 후두염 치료를 위해 엘릭서를 복용한 어린이는 신부전에 시달리며 경련을 일으켰다. 100명이 넘는 사망자가 발생했고, S. E. 매싱길에서 근무하던 화학자 해럴드 왓킨스는 사망 사건이 발생하자 스스로 목숨을 끊었다. 이듬 해 미국 의원들은 연방식품의약품화장품법을 제정해, 제약회사에서 신약을 출시하기 전에 FDA가 안전성을 증명하라고 요구할 수 있게 해주었다. 다른 나라들에서는 여전히 규제가 미흡했지만, 1960년대 탈리도마이드 참사(1950년대 후반부터 60년대까지 임산부의 입덧 방지제로 판매된 약인데, 이 약을 복용한 임산부가 전 세계 46개국에서 1만여 명의 기형아를 낳은 비극적인 사건이다 – 옮긴이)가 계기가 되어 각국 정부는 의약품 규세를 도입해야 했다. 영국도 1968년 탈리도마이드 참사를 계기로 의약품법을 제정했다.

그러나 대체의학은 여전히 이 같은 의약품 규제를 피해가는 것처럼 보인다. '천연의', '전통적' 같은 의미 없는 상투적 문구 덕분에 대체의학은 안전성을 따지지 않는 별세계 속에 머물며 규제를 거의 받지 않고 있다. 일례로 엄격한 안전성 증명을 거치지 않은 약초치료제와 건강보충제가 대부분의 나라에서 시판 중이다. 입증책임은 역전되어, 제조자가 제품의 무해성을 입증할 책임을 지는 것이 아니라 규제당국이 제품의 유해성을 입증할 책임을 진다. 유해성을 입증하지 못하면 시판되는 제품을 회수할 수 없다. 엄청나게 많은 제품이 시장에 쏟아져 나오는 탓에, 규제당국은 문제가 터진 다음에야 대응에 나서는 안이한 모습을 보여주고 있다. 탈리도마이드 참사 이전의 의약품 규제 상황과 무척 닮았다. 또 한 번의 참사(아니 여러 번의 참사)가 대기 중이다.

대체의학 치료사 역시 아무 규제도 받지 않거나 허술한 규제만 받는다. 나라마다 다르지만, 대개 깊이 있는 의료 훈련과 경험이 없어도 대체의학 치료사로 활동하는 데는 지장이 없다. 실제 영국에서 이 책을 읽을 만한 수준의 사람이면 누구나 동종요법사, 자연요법사, 약초요법사, 카이로프랙틱사, 침술사, 반사요법사, 홍채진단사로 나설 수 있다. 현대의학 쪽이든 대체의학 쪽이든 전혀 훈련받지 않은 사람이 치료사 간판을 걸고 지역신문에 광고를 내도 아무도 말리지 못한다. 두말할 필요 없이 이런 상황은 바람직하지 않다. 심각한 질병을 놓칠 수도 있고, 전혀 존재하지도 않는 증상을 진단할 수도 있다. 효과가 없거나 위험한 치료가 판치고, 그릇된 조언과 위험한 조언이 넘쳐날 수 있다. 환자가 바가지를 쓸 수도 있다. 이 모든 것은 적절한 규제가 없다면 벌어지는 일이다.

이렇듯 정부가 대체의학에 안이한 태도로 임하는 탓에 많은 국민이 효과도 없고 때로는 위험하기까지 한 의료에 노출된다. 반면 종종 착각에 빠지고 때로 나쁜 평판을 듣기도 하는 대체의학 치료사는 누구의 방해도 받지 않고 자신의 일에 열중할 수 있다. 정부는 위험하고 효과 없는 대체의학은 금지하고 해롭지 않고 효과가 있는 대체의학은 적절하게 규제하는 역할을 적극적으로 해야 한다. 그러나 거의 모든 나라의 정부가 그 동안 대체의학 규제를 회피하기만 했다. 어떤 이유에서인지 매출액이 수십억 달러에 달하는 대체의학 산업에 맞서기를 두려워하는 것 같다. 어쩌면 현재 대체의학 치료를 받고 있어서 단골 약초요법사나 동종요법사가 강제로 폐업하면 분통을 터트리게 될 수백만 유권자를 무서워하는 것일 수도 있다.

정부가 특정 제품을 금지하거나 규제를 강화해야 하는 이유를 보여주는 사례는 수없이 많다. 예를 들어, 현재 인터넷과 건강식품점에서는 말라리아 예방용 동종요법 키트를 팔고 있다. 한 제품에 적힌 문구를 보자. "현대의학의 말라리아 예방약을 대신하는 약입니다. 믿을 수 있을뿐더러 효과가 높습니다. … 매일 혀 아래쪽에 스프레이로 뿌리세요, 건강한 성인에서 유아까지 사용할 수 있습니다. 맛도 좋습니다." 가격은 32.5파운드로 그리 비싸 보이지는 않지만, 효과는 없다! 그러나 누구도 이 광고를 규제하고 판매기준을 강제하지 않는다. 아무도 위험에 처한 국민 건강을 걱정하지 않는 것 같다.

영국 정부는 환자를 보호하기 위해 하루 빨리 대체의학 치료사와 제품을 규제하는 조치를 취해야 하지만, 조만간 그럴 조짐은 별로 보이지 않는다. 오히려 정부 당국이 반대로 움직일 것 같은 조짐만 뚜렷하다. 효과가 증명되지 않은 치료법을 열심히 장려하는 방향으로 나아가고 있기 때문이다. 암흑시대로 돌아가고 싶어하는 정부 당국의 바람이 드러난 사례 두 가지를 살펴보자.

첫째, 영국 보건부는 찰스 황태자가 설립한 통합의료재단이 56쪽짜리 소책자를 제작할 때 예산을 지원했다. 그 소책자 「보완의학: 환자를 위한 안내서」(이하 안내서)는 환자에게 믿을 만한 정보를 제공한다고 자부하는 영국의 모든 개업의에게 배포되었다는 점에서 대체의학에 관한 가장 영향력 있는 문서 중 하나이다. 그러나 그 책자에는 대체의학이 광범위한 증상에 효과가 있는 것처럼 적혀 있지만, 우리는 그것이 사실과 동떨어진 설명, 적어도 과학적 근거가 빈약한 설명이라는 것을 이미 알고 있다.

예를 들어, 다음의 설명을 보자. "동종요법은 천식, 습진, 관절염, 만성피로증후군, 두통 및 편두통, 생리통 및 갱년기장애, 과민성대장증후군, 크론병, 알레르기, 귀와 목구멍 및 가슴에서 반복적으로 발생하는 염증, 요도감염, 우울과 불안 등의 증상을 치료할 때 가장 빈번하게 사용된다." 열거한 증상에 동종요법이 효과가 있다고 하지는 않지만, '가장 빈번하게 사용되는 치료법'이라고 한 것에 주의해야 한다. 여기 나열된 각종 증상에 시달리는 환자에게 동종요법을 사용해야 한다고 암시하는 것이다. 이처럼 정부의 보조금을 받은 홍보물은 카이로프랙틱, 약초요법, 침 등 각종 대체의학에 관한 인식을 또한 잘못된 방향으로 이끈다.

영국 보건부는 「안내서」에서 유효성의 과학적 근거는 처음부터 다룰 계획이 없었다는 말로 부실한 연구를 옹호하려고 했다. 그러나 거짓말이었다. 원래 에른스트 교수가 과학적 근거를 설명하는 절을 써달라는 요청을 받고 원고를 완성해 넘겼지만, 출판 전에 삭제되었다. 만약 과학적 근거에 관한 정보가 담겼다면 「안내서」의 본래 의도는 훼손되지 않았을 것이다. 보건부와 통합의료재단이 주고받은 공문을 보더라도 「안내서」에 믿을 만한 유효성 정보를 집어넣으려는 의도가 있었다. 어쨌든 환자를 위한 「안내서」에 명확한 유효성 정보가 실리지 않는다면, 무슨 쓸모가 있을까?

영국 정부가 일부러 허위 정보를 조장한다는 의심이 들게 하는 두 번째 사례는 2006년 영국 의약품규제청의 충격적인 결정이다. 당시 의약품규제청은 동종요법 제품에 '프루빙'이라는 동종요법 고유의 검증방법을 거쳤다는 라벨을 붙이는 길을 열어주었다. 제3장에서 설명했듯이 '프루빙'으로 임상적 유효성을 입증할 수는 없다. 하지만 이제 소비자는 프루빙으로 유효성이 밝혀졌으며 의약품규제청의 승인을 얻었다는 라벨을 보고 동종요법 제품이 효과가 있다고 오해할 것이다. 보건부 산하 집행기관인 의약품규제청은 당당하게 주장한다. "우리는 의약품과 의료기기가 제 기능을 적절하게 발휘하고 안전성이 허용범위 내에 있는지 감독해 국민의 건강을 증진하고 보호한다." 그러나 의약품규제청은 의약품법 제정 이후 처음으로 정직성을 내버렸다.

의약품규제청이 왜 그렇게 무책임하고 부끄러운 결정을 했는지 이해하기는 쉽지 않지만, 데이비드 코훈 교수는 그 이면에 찰스 황태자의 영향력이 도사리고 있을 것으로 추측한다.

의약품규제청은 황태자의 편지를 여러 통 받았을 것이다. 클래런스 하우스(찰스 황태자 부부의 거처 - 옮긴이)에서 의약품규제청 공무원과 황태자가 최소 한 번 이상 면담했지만, 어떤 이야기가 오갔는지 국민에게 알려진 것은 없다. 의약품규제청 이사회 의장 앨라스데어 브레켄리지 교수와 의약품규제청 산하 허브위원회 위원장 필립 루틀리지 교수는 황태자의 편지를 받았다고 인정했다. 그러나 두 사람은 자신들의 소속 단체인 영국약학회까지 나서서 성토하는데도 자세한 편지 내용을 밝히기를 거부했다.

의약품규제청은 안전성을 이유로, 동종요법 치료제를 허가한 뒤 규제하는 것이 더 낫다고 주장한다. 그러나 괜찮은 생각이라고 할 수는 있지만(물론 우리는 그렇게 생각하지 않는다), 유효성이 있는 듯한 잘못된 인상까지 풍길 필요는 없었다. 마이클 바움 교수는 "이는 마치 박쥐 날개에 세균이 없다는 이유로 마녀의 비약을 인가하는 것과 같다."고 논평했다. 저널리스트 겸 방송인 닉 로스도 비슷한 말로 신랄하게 꾸짖었다. "가끔 정치가 과학보다 우선해야 할 때도 있다. 갈릴레이는 결국 이단 심문에 굴복하고 말았다. 그렇다면 의약품규제청 공무원은 어떤 고문을 받았을까? 혹시 그들은 그저 학문적 비겁자에 불과했던 것은 아닐까?"

10. 세계보건기구

아무 효과도 없고 때로 위험하기까지 한 대체의학이 부당하게 성장한 책임을 져야 할 개인, 단체, 기관을 열거한 목록에 일정한 순서가 있는 것은 아니다. 그러나 세계보건기구(WHO)는 특별한 지위를 점하기 때문에 심사숙고한 끝에 맨 마지막 순서에 놓았다.

WHO만큼 전 세계 사람의 건강 증진에 이바지한 단체는 없다.

천연두 박멸이 좋은 예이다. 그러나 대체의학에 관한 한 WHO는 부끄러워해야 할 자세와 행동으로 일관했다. WHO가 인기 있는 여러 대체의학의 가치에 대해 정확하고 명쾌한 지침을 내려줄 것으로 기대했지만, 그러기는커녕 (제2장에서 살펴보았듯이) 침의 가치를 오해하게 만든 문서를 발표해 혼란을 더욱 부추겼다. 「침: 대조군 비교 임상시험 검토와 분석」이라는 제목의 보고서는 신뢰할 수 없는 몇 가지 임상시험을 토대로, 침이 100가지 이상의 질환에 효과가 있다고 결론 내렸다. 그러나 질적 수준이 높고 믿을 만한 임상시험 결과를 살펴보면 전혀 다른 구도가 펼쳐진다. 현실에서 침은 몇몇 유형의 통증과 구역질에는 효과가 있을지 모르지만(이마저 해가 갈수록 가능성이 엷어지는 중이다), 그 이외의 모든 질환에서는 효과가 증명되지 않았다.

WHO 보고서가 나온 뒤로 침술사는 침에 관한 가장 권위 있는 평가라며 이 보고서를 인용했다. 예비 환자군이라고 할 수 있는 일반인들도 침이 광범위한 증상에 효과를 발휘할 것으로 생각했다. 어쨌거나 WHO가 효과를 보증했기 때문이다. 그러나 문제의 WHO 보고서는 엄밀하게 검토되지도, 명명백백하게 밝혀지지도 않은 허울뿐인 일개 보고서에 지나지 않았다.

WHO가 평판을 회복하려면 침을 공정하게 재평가할 준비를 한 다음 가장 믿을 만한 최신 임상시험 결과를 토대로 새로운 보고서를 발표해야 한다. 그래야 침이 치료할 수 있는 질환과 치료할 수 없는 질환을 사람들에게 널리 알릴 수 있을 것이다. 그러나 유감스럽게도 WHO가 새로운 보고서 작성에 착수할 조짐은 아직 보이지 않는다. 오히려 우리를 실망시키고 자신의 얼굴에 먹칠한 지난 역사를 되풀이할 기미만 보일 뿐이다. 「랜싯」에 실린 기사에 따르면, WHO는 동종요법 보고서도 발표할 계획이라고 한다. 앞으로 나올 이 보고서 역시 무책임한 침 보고서와 공통점이 많을 것으로 보인다. 한 마디로 낙관적 전망만 가득하고 엄밀함은 결여한 보고서일 것이다. (WHO는 2010년 「동종요법 치료제 조제의 안전성 문제」라는 보고서를 펴냈다 - 옮긴이)

그러면 침술사와 마찬가지로 동종요법사도 WHO의 보고서를 들먹이며 효과 없는 치료법을 정당화할 것이다. 환자들 역시 돈을 지불할 만한 가치가 있다는 말에 넘어가서 가짜 치료를 받고 건강을 위태롭게 할 것이다. 예비 보고서를 본 사람들의 말에 따르면, WHO는 동종요법을 효과적인 설사 치료법으로 평가한다고 한다. 전 세계에서 해마다 100만 명 이상의 어린이가 설사와 관련 있는 질병으로 사망한다. 동종요법 이용이 늘어나면 상황은 더욱 악화할 것이다. 인도의 국가농촌의료기구는 이미 동종요법으로 설사를 치료하라고 권장할 조짐을 보이고 있다. WHO의 보고서는 이와 같은 무모한 정책에 신빙성을 부여할 것이다.

대체의학의 미래

스코틀랜드의 위스키 양조업자 토마스 듀어는 이런 말을 했다. "마음은 낙하산과 같다. 열려 있을 때에만 제대로 기능한다." 반면 「뉴욕 타임스」 발행인 아서 헤이스 슐츠버거는 "마음을 열어놓는 것은 매우 중요하다. 그러나 머리가 없는 것처럼 보일 정도로 열어놓아서는 안 된다."고 했다.

물론 듀어와 슐츠버거의 말은 모두 옳으며, 그들의 관점이 결합된 강연이 1987년 L.A. 인근 파사데나에서 열렸다. 미국의 위대한 물리학자 칼 세이건은 과학자가 새로운 아이디어를 어떻게 다뤄야 하는지 설명했다.

서로 모순되는 두 가지 요구 사이에서 절묘한 균형을 취해야 한다는 생각이 듭니다. 제기된 가설은 회의적인 관점에서 철저하게 검토해야 하지만, 이와 동시에 새로운 아이디어를 열린 마음으로 대해야 합니다. 회의적 관점만 고집하면 새로운 아이디어가 뚫고 들어올 자리가 없습니다. 새로운 것을 전혀 배우지 못해요. 세상이란 이치에 맞게 돌아가지 않는다고 믿는 고집쟁이 노인처럼 됩니다. (물론 그런 고집을 뒷받침해주는 데이터는 충분한 법입니다.) 반대로 마음을 너무 열어놓은 나머지 쉽게 속고 회의적인 사고를 전혀 못한다면, 쓸모 있는 아이디어와 가치 없는 아이디어를 구분할 수 없습니다. 만약 모든 아이디어가 똑같이 옳다는 생각이 든다면, 갈피를 잡지 못하게 됩니다. 왜냐하면 어떤 아이디어도 옳지 않은 것처럼 보이게 될 것이기 때문이지요.

지금까지 우리 두 사람은 모든 종류의 대체의학과 그 주장에 마음을 열고, 하나하나 검증할 때 세이건이 말한 균형을 유지하려고 노력했다. 대개 핵심 검증방법은 임상시험이었다. 250년 전 제임스 린드가 선구적으로 개발하고, 그 다음 세기에 알렉산더 해밀턴, 피에르 루이 등이 정교하게 가다듬은 임상시험은 여전히 변함

없이 단순하면서도 강력한 진실 검증방법이다. 실제로 임상시험에 관한 피에르 루이의 말은 오늘날에도 유효하다.

예를 들어, 유행성 전염병이 돌 때 어떤 치료법을 써서 무작위로 선정한 500명의 환자를 치료하고, 똑같은 방식으로 뽑은 다른 환자 500명을 또 다른 치료법으로 치료한다고 생각해보자. 만약 첫 번째 환자군의 사망률이 두 번째 환자군보다 높다면, 첫 번째 치료는 두 번째 치료에 비해 부적절하고 유효성도 낮다는 결론을 내려야 하지 않을까?

마음을 여는 자세와 회의적인 자세를 동시에 견지하려고 노력하고, 최상의 과학적 근거를 확보해서 내린 우리의 결론은 단순명쾌하다. 거의 모든 대체의학은 대부분의 증상에 효과가 입증되지 않았거나 효과가 없다는 것이 증명되었고, 몇몇 대체의학은 환자에게 해를 끼칠 위험성이 있다는 것이 밝혀졌다.

앞으로 계속해서 새로운 연구가 진행되고 새로운 지식이 덧붙여지면, 지금은 전혀 효과가 없는 것처럼 보이는 대체의학이 중요한 효과를 발휘하는 것으로 밝혀질 수도 있을 것이다. 그러나 우리가 이 책을 집필하던 중 대체의학의 신빙성을 허물어트리는 몇 가지 대규모 연구가 세상에 알려졌다. 그중에서 특히 중요한 것은 「브리티시 메디컬 저널」에 실린 「무릎관절염에 대한 물리치료의 보조수단으로 사용되는 침에 관하여: 무작위 대조군 비교 임상시험」이라는 제목의 연구이다. 이 논문의 저자들은 352명의 환자에게 생활습관을 바꾸고 운동을 열심히 하라고 주문했다. 환자

중 3분의 1은 운동을 하라는 처방 외에 아무 치료도 받지 않았고, 3분의 1은 진짜 침을 맞았으며, 나머지 3분의 1은 제2장에서 설명한 안테나식 가짜 침을 맞았다. 결론은 간단했다. "이 임상시험에서 무릎관절염을 앓는 고령자에게 개인별 맞춤식 운동 기반 물리치료를 시행하고 침을 그 보조수단으로 사용했지만, 침의 유효성은 나타나지 않았다." 같은 해에 에릭 맨하이머가 발표한 최신 데이터 분석도 이런 결론을 뒷받침해주었다. 평소 침이 무릎관절염에 효과가 있다고 주장하던 침술사는 이 연구 결과 때문에 심각한 타격을 받았을 것이다. 더구나 찰스 황태자는 2006년 WHO에서 연설할 때, 침으로 무릎관절염을 치료할 수 있다고 특별히 언급하기도 했다. 하지만 진짜인 줄 알았던 침술사 왕관의 보석은 가짜로 판명 나고 말았다.

우리는 독자가 어떤 의료를 제공받는지 잘 알고 판단을 내리면 좋겠다는 바람을 품고, 대체의학에 관한 중요 연구 결과를 소개하기 위해 이 책을 썼다. 그런데 이 책을 읽지 않은 사람은 어떨까? 과장된 신문 보도기사, 인터넷의 부풀린 주장, 약국에 내걸린 헷갈리는 선전문구에 노출된 환자 수백만 명은? 이런 사람들이 대체의학에 헛된 돈을 쓰며 건강을 위태롭게 해도 어쩔 수 없다고 해야 하는가?

가장 큰 문제는 환자가 대체의학의 세계에 들어설 때 막을 방법이 사실상 없다는 데에 있다. 예를 들어, 동종요법 치료제는 인터넷과 번화가 약국의 자칭 동종요법사에게서 누구나 구입할 수 있다. 동종요법 치료제는 효과가 없다고 밝혀졌기 때문에 판매자는 거짓말을 주워섬기며 치료제를 팔 수밖에 없다. 마찬가지로 약초요법으로 불임치료를 받겠다고 생각한 부부 역시 헛돈만 날리고 말 것이다. 약초요법이 불임에 효과가 있다고 판단할 이유나 과학적 근거가 역시 없기 때문이다. 한편 카이로프랙틱은 대부분의 증상에 아무 효과도 없지만, 카이로프랙틱사는 환자를 다량의 엑스선에 노출시키고, 유아의 연약한 뼈를 교정하며, 성인의 목에 강한 압박을 가한다. 아무 근거 없이 솔깃한 말만 늘어놓는 침, 기 치료, 심령요법, 그 외 무수한 대체의학 치료사도 다를 바 없다.

만약 현대의학 의사가 무책임한 말만 늘어놓으며 효과가 증명되지도 않았고 때로 위험하기까지 한 약을 처방한다면, 의사면허를 박탈당하거나 법정의 피고석에 서게 될 것이다.

현대의학과 대체의학 모두 아픈 사람을 치료하고 싶다는 소망을 똑같이 품고 있지만, 한쪽은 엄격한 규제를 받고 다른 한쪽은 미국 서부개척시대에나 있을 법한 수준으로 운영되고 있다. 그 결과 대체의학의 세계에 발을 디딘 환자는 부당하게 이용당하며 돈과 건강을 모두 잃을 위험에 처하게 된다.

이 문제를 해결하려면 모든 의학이 대등한 경쟁을 벌이는 장을 만든 뒤 현대의학에 적용하는 기준을 대체의학에도 똑같이 적용하라고 요구해야 한다. 차별과 구분을 두지 않고 규제하면, 환자가 어떤 의학으로 치료받건 보호할 수 있다.

무엇보다 각 대체의학을 검증대에 올려, 이로움이 해로움보다 크다고 증명된 것만 허가해야 한다. 현대의학이 얼마나 엄격한 검증을 거치는지 모르는 사람이 많다. 그래서 이 자리를 빌려 의약품의 검증 과정을 간단명료하게 정리해보겠다. 우리가 약초요법 같은 대체의학에 제안한 엄격한 검증이 어떤 것인지 이해하는 데

도움이 될 것이다.

규제 및 규제에 뒤따르는 검증 절차는 나라마다 다르지만, 미국은 대규모 제약산업의 본거지인 데다 모범적인 의약품 규제를 시행하고 있어서 많은 선진국이 본받고 있다. 여기서는 미국의 예를 들어, 초기 연구부터 환자의 손에 신약이 들어가기까지 크게 6단계로 나눠 살펴보겠다.

1. 전임상시험 단계

과학자는 의료에 이용할 수 있는지 알아내기 위해 다양한 화학물질을 조사한다. 화학물질이 충분히 안전하고 유효한지 확인할 목적으로 예비 동물실험을 시행하기도 한다. 어떤 화학물질이 유용한지 알게 되면 대량생산이 가능한지 따져본다. 이 단계는 최소 5년이 걸린다.

2. 임상시험 제1단계

인간에게 안전한지 조사하기 위해 후보 약을 10명에서 100명 정도의 자원자에게 투여한다. 임상시험 제1단계의 주요 목적은 안전한 투여량의 범위를 파악하는 것이다. 이 단계는 1년에서 2년의 시간이 걸리고 약 1천만 달러의 비용이 든다.

3. 임상시험 제2단계

해당 질환을 앓는 50명에서 500명의 환자에게 약을 투여한다. 인간에게 유효한지 확인하는 것이 중심 목표다. 최적 투여량을 확정하고 적절한 치료 기간을 설정해 다음 단계 임상시험에 대비하

는 것도 중요하다. 제2단계는 2년이 걸리고, 2천만 달러의 비용이
들어간다.

4. 임상시험 제3단계

유효성 및 혹시 있을지 모르는 부작용을 확정하기 위해 수백
명에서 수천 명의 환자에게 약을 투여한다. 흔히 무작위 임상시험
으로, 약을 투여한 시험군과 가짜 약이나 기존 약을 투여한 대조
군을 비교한다. 임상시험 제3단계에서는 신중을 기하기 위해 별
도의 연구가 진행될 때도 있다. 만약 개발 중인 약이 일부 환자(예
컨대 질환의 초기 단계에 있는 환자)에게만 효과를 발휘하면, 심화 연
구를 해야 한다. 제3단계는 3년에서 4년의 시간이 걸리고 4천5백
만 달러 정도가 든다.

5. FDA의 검토

임상시험 제3단계를 성공적으로 통과하면, 대중에게 신약이
개발되었다는 획기적인 소식이 전해진다. 그러나 신약이 사용되
기 전 미국에서는 FDA, 다른 나라에서는 FDA와 비슷한 별도 기
관이 과학적 근거를 검토한다. 유럽에서 이 임무를 담당하는 기관
은 유럽의약품청(EMEA)이다. 1년에서 2년 정도의 시간이 걸린다.

6. 시판 후 조사

신약이 모든 시험에 합격해 처방약과 시판약으로 판매되더라
도 의사는 부작용을 놓치지 않았는지 주의를 기울여야 하고, 부작
용을 발견하면 그 즉시 FDA에 보고해야 한다. 임상시험 제3단계

에서 사소한 위험을 발견하지 못할 수도 있기 때문에 꾸준한 추적 관찰이 굉장히 중요하다.

여기서 인용한 거액의 비용은 2000년에 나온 잡지 「사이언티픽 아메리칸」에 소개된 것인데, 그 뒤로 더 늘어났을 것이다. 더구나 임상시험 제1단계에 접어든 약 가운데 신약 신청 단계까지 가서 일반인에게 판매할 수 있게 되는 것은 3분의 1에 지나지 않는다.

간단히 말해 현대의학은 막대한 돈과 시간을 투자하고 높은 장애물을 뛰어넘어야 하지만, 해롭고 효과 없는 약으로부터 환자를 보호하려면 이 정도 수준의 검증이 반드시 필요하다. 엄격한 검증은 환자에게 안도감을 심어주기 때문에 현대의학과 같은 수준의 검증과 규제를 대체의학에 요구하는 것은 불합리하지 않다.

그런데 대체의학에서는 검증 순서를 뒤바꿔야 한다는 의견도 있다. 그 이유는 간단하다. 대체의학의 치료제는 이미 널리 사용되는 반면, 앞에서 살펴본 약리학적 접근법은 새로 나올 약을 검증하기 위해 개발된 것이기 때문이다. 수많은 사람이 약초치료제와 침 등을 이용하는 이상, 환자의 경험을 토대로 치료의 안전성을 평가하는 것이 더 합리적일 수 있다. 순서를 어떻게 뒤바꾸는지 간단히 살펴보자. 먼저 대체의학 시술자에게 부작용이 나타나면 아주 사소한 것이라도 기록해 중앙 데이터베이스로 보내라고 요청한다. 다음 단계로 (만약 효과가 있다면) 어떤 질환에 효과가 있는지 임상시험으로 조사한다. 마지막으로, 임상시험에서 특정 대체의학이 효과를 발휘하는 것으로 밝혀지면, 그 치료법의 기초를 이루는 메커니즘을 조사하기 위해 과학자가 전임상시험을 한다.

소비자가 이미 대체의학에 노출된 사정을 감안해 순서를 바꿔 검증할 때에는 환자의 안전을 최우선으로 두지만, 궁극적으로는 현대의학과 똑같은 수준의 과학적 엄밀성도 갖춰야 한다. 엄밀한 검증은 비용이 많이 들지만, 대체의학은 이미 글로벌 산업으로 시장규모가 수십억 달러에 달한다는 사실을 기억하라. 더구나 각국 정부는 의학 연구를 위한 기금을 준비해두고 있다. 그 기금의 일부를 투입하면, 가장 많이 팔린 치료제와 가장 인기 있는 치료법에 초점을 맞춘 수준 높은 국제적 임상시험을 얼마든지 시행할 수 있을 것이다.

순서를 바꾼 검증도 일반적 검증과 마찬가지로 여러 해가 걸릴 것이다. 검증 결과가 나오기를 기다리는 동안 정부는 대체의학의 치료제에 검증 중에 있음을 알리는 라벨을 부착하라고 요구하고, 치료사들에게는 기존의 과학적 근거를 정확하게 반영한 정보를 공개하라고 촉구해야 한다. 딜런 에반스는 저서 『플라세보』에서 우리가 지금까지 말한 것과 똑같은 아이디어를 내놓았다. 예를 들어, 동종요법 치료제에 다음의 설명이 압축적으로 담긴 라벨을 부착할 것을 제안했다.

【 동종요법 】

주의: 이 제품은 플라세보효과만 발휘합니다. 동종요법사를 신뢰하는 사람, 통증과 우울증 등 특정 증상에 시달리는 사람에게만 효과가 있을 겁니다. 그러나 그런 경우에도 현대의학의 약만큼 강력한 효과를 누리지 못할 수도 있습니다. 현대의학의 약보다 부작용이 적

지만, 효과도 약할 겁니다.

에반스의 제안은 한 번 시도해볼 만하다. 각각의 치료법에 관한 거짓 없는 정확한 정보가 담긴 설명은 환자에게 도움이 되기 때문이다. 과학적 근거를 토대로 하는 대체의학이라면 이 같은 라벨이 현대의학의 약에 첨부된 사용설명서와 마찬가지로 환자에게 도움이 되는 정보를 제공할 수 있을 것이다. 과학적 근거가 뒷받침되지 않는 대체의학에서는 담뱃갑에 적힌 것과 비슷한 건강 경고문처럼 읽힐 것이다.

마지막 장도 얼마 남지 않았는데, 이 책에서 다룬 대체의학에 에반스의 제안을 적용해 마무리하면 재미있을 것 같다. 에반스식 설명은 알약 상자에 인쇄될 수도 있고, 웹사이트와 치료원에 비치하는 홍보물에 실릴 수도 있다. 어떤 경우든 환자가 특정 치료법의 과학적 근거를 이해하는 데 도움이 될 것이다.

【 침 】

주의: 침 치료법이 몇 가지 유형의 통증과 구역질에 효과가 있다는 과학적 근거가 있지만, 매우 제한적입니다. 더구나 이들 증상에 효과를 보인다 해도 미미하고 지속 시간도 짧습니다. 현대의학의 치료보다 비용은 많이 들지만 효과는 적습니다. 침의 주된 영향은 통증과 구역질 치료에서의 플라세보효과로 보입니다. 다른 질환에서는 플라세보효과 말고는 어떤 효과도 보이지 않습니다. 훈련된 침술사가 시술하면 꽤 안전한 치료법입니다.

【 카이로프랙틱 】

주의: 목에 척추교정을 시술하면 뇌졸중을 일으켜 사망을 초래할 위험이 있습니다. 목이 아닌 부위에 척추교정을 시술하는 카이로프랙틱은 상당히 안전한 치료법입니다. 요통에 효과를 발휘한다는 몇 가지 과학적 근거가 있으나, 현대의학의 치료도 똑같은 효과를 발휘하고 비용도 훨씬 저렴합니다. 요통 이외의 질환에서 카이로프랙틱은 플라세보효과만 발휘할 뿐입니다.

【 약초치료제-달맞이꽃 기름 】

주의: 달맞이꽃 기름에는 플라세보효과만 있습니다. 효과가 있다고 믿지 않으면, 효과가 없을 겁니다. 플라세보효과가 나타나기 쉬운 몇몇 증상에만 효과가 있습니다. 그럴 때에도 플라세보효과는 예측 불가능하며 현대의학의 약과 똑같은 수준으로 효과를 볼 수는 없을 겁니다. 현대의학의 약보다 부작용이 적을지 모르지만, 효과도 약할 겁니다.

【 약초치료제-세인트존스워트 】

주의: 세인트존스워트는 다른 약의 효과를 방해할 수 있습니다. 세인트존스워트를 복용하기 전에 반드시 의사와 상담하세요. 경증이나 중등도 우울증에 효과를 발휘한다는 과학적 근거가 있습니다. 그러나 세인트존스워트와 똑같은 효과를 보이는 현대의학 우울증 약도 있습니다.

이들 간략한 설명을 보면 대체의학의 다양성과 복잡성을 짐작할 수 있다. 대체의학에는 아예 검증되지 않은 것, 유효성이 증명되지 않은 것, 효과가 없다고 증명된 것, 안전하지 않은 것, 플라세보효과만 있는 것, 미미한 효과만 보이는 것, 거의 확실하게 효과를 발휘하는 것 등등이 있다. 그중에서 세인트존스워트에 관한 설명이 가장 긍정적이다. 사실 의사와 과학자는 임상시험에서 강력한 효과를 발휘한다고 입증된 세인트존스워트는 약으로 사용해도 괜찮다고 생각한다. 현대의학은 안전성과 유효성이 증명된 대체의학에는 그 어떤 편견도 품지 않는다.

어유(魚油)는 현대의학이 대체의학을 받아들인 좋은 예이다. 캡슐로 판매되는 어유는 보조영양식품으로 분류된다. 어유의 잠재적 효과는 이누이트족이 심장병에 걸리는 비율이 극히 낮다는 관찰 결과가 알려지면서 자세하게 조사되었다. 그 후 다른 지역 주민을 대상으로 역학조사와 임상시험을 시행했을 때에도 어유에는 긍정적 효과가 있다는 결과가 나왔다. 결국 어유는 장기간 섭취하면 안전하고 유효한 관상동맥성 심장병 예방약이 될 수 있다고 널리 인정받게 되었다. 체계적 고찰 결과를 보면 어유를 매일 섭취하면 평균 1년 정도 수명을 연장할 수 있다. 기름기가 풍부한 생선을 규칙적으로 먹지 않는 사람에게 어유 캡슐은 분명히 효과를 발휘한다. 어유는 염증억제 효능도 있으므로, 관절염과 피부병을 앓는 사람에게 좋다.

전통적 치료법에 뿌리를 둔 경이로운 약인 어유와 세인트존스워트는 처음에는 대체의학의 울타리 안에 있었으나 곧 현대의학속으로 들어왔다. 특히 어유는 주류 의학의 일부로 자리 잡았기 때문에 현대의학 의사 대부분은 어유를 대체의학으로 생각하지 않는다. 세인트존스워트도 어유와 같은 길을 걸을 것으로 보인다. 명상요법과 마사지요법처럼 긴장을 완화하고 스트레스를 해소해 전반적 건강개선에 도움이 되는 치료법도 이에 속한다.

여기서 흥미로운 점 하나는 안전성과 유효성을 증명할 수 있는 대체의학은 사실상 대체의학이 아니라 주류 의학이 된다는 것이다. 따라서 대체의학은 그 정의상 검증되지 않은 치료법, 효과가 증명되지 않았거나 효과가 없다고 증명된 치료법, 안전하지 않은 치료법, 플라세보효과만 발휘하는 치료법, 그리고 미미한 효과만 보이는 치료법 등으로 이루어진다.

그런데도 대체의학 치료사들은 언제나 '대체'라는 말을 훈장처럼 앞에 붙여서 불충분한 치료법에 부당한 존엄성을 부여하곤 한다. 그들은 '대체'라는 말로, 과학이 놓친 무언가를 포착해 제대로 활용한다는 이미지를 심어주려고 한다. 그러나 대체생물학, 대체해부학, 대체검증, 대체과학적 증거가 존재하지 않듯이 대체과학 역시 존재하지 않는다.

제1장에서 살펴봤듯이 과학은 모든 의료개입의 가치를 명확하게 밝히기 위한 보편적 방법이다. 과학의 성과는 결코 완전하지도 완벽하지도 않지만, 우리를 차근차근 진실 가까이로 이끈다. '대체'라는 말은 과학에서 얻은 지식을 과학이 아닌 것에 토대를 둔 억측과 바꿈으로써 진실에서 도망치려는 노력일 뿐이다. 여기서 '과학이 아닌 것'은 직관, 일화, 전통 등이다. 결국 대체의학의 밑바탕에는 자신의 의견, 타인의 의견, 조상의 의견이 가로놓여 있다. 이 책의 서론으로 되돌아가보자.

과학은 지식을 낳고 의견은 무지를 낳는다.

히포크라테스는 2,500년 전에 이 말을 했지만, 사람들이 그 안에 담긴 메시지를 진지하게 받아들이기까지는 놀라우리만큼 오랜 시간이 걸렸다. 150년 전에야 비로소 그 뜻을 깨닫게 되면서 우리는 빠른 속도로 암흑시대에서 빠져나왔고, 의사들은 사혈처럼 치료하고자 하는 질환보다 위험이 더 큰 치료법을 내던졌다. 그 이후 의학은 엄청난 발전을 이루었다. 예방접종은 치명적인 전염병을 뿌리 뽑았다. 옛날에 수백만 명의 목숨을 앗아갔던 당뇨병, 맹장염 등은 이제 얼마든지 치료할 수 있다. 유아사망률은 큰 폭으로 떨어졌다. 통증을 효과적으로 통제하는 사례도 늘어났다. 오늘날 우리는 더 오래 살고 더 나은 생활수준을 누리고 있다. 이 모든 것은 합리적인 과학적 사고를 건강관리와 의학에 적용해 일궈낸 성과이다.

반면에 대안적인 유형의 의학이라는 사고방식은 우리를 암흑시대로 후퇴하게 만든다. 많은 대체의학 치료사가 의료개입의 안전성과 유효성에 무관심하다. 그들은 대체의학 치료법을 뒷받침하거나 부정하는 과학적 근거를 올바르게 밝히기 위해서는 엄격한 임상시험이 중요하다는 것을 이해하지 못한다. 대체의학 치료법이 효과가 없고 안전하지 않다는 과학적 근거를 이야기하면 양손으로 귀를 막고 듣지 않으려고 한다.

이렇듯 우려를 자아내는 상황이 전개되고 있지만, 대체의학 시장은 호황을 구가한다. 대중은 잘못된 생각을 가진 치료사에게 빈번하게 속고, 돈만 밝히는 돌팔이에게 거듭 이용당하기도 한다.

지금 당장 가짜 치료법을 막고 진짜 치료법이 우위에 서게 해야 한다. 우리는 정직과 진보, 바람직한 의료의 이름으로 모든 의학이 과학적 기준을 충족하고 검증과 규제를 받아야 한다고 요구한다. 그래야 환자는 자신이 해로움보다 이로움이 더 큰 치료를 받는다고 확신할 수 있을 것이다.

대체의학에 높은 기준을 적용하지 않으면 동종요법사. 침술사, 카이로프랙틱사, 약초요법사 등 온갖 대체의학 치료사가 의료를 절실하게 필요로 하는 약한 처지의 사람을 먹잇감으로 삼아 돈을 뜯어내고 거짓 희망을 불어넣으며 건강을 위험에 빠트리는 짓을 계속할 것이다.

똑똑한 사람들이 왜 이상한 것을 믿을까

2015년 8월 25일 초판 1쇄 발행
2016년 11월 10일 초판 2쇄 발행

지은이 사이먼 싱·에트차르트 에른스트
옮긴이 한상연
디자인 표지 아이디스퀘어, 본문 김수미
펴낸이 윤지환
펴낸곳 윤출판
출판신고 2013. 2. 26. 제2013-000023호
주소 경기도 성남시 분당구 불곡남로 29번길 8, 1층
전화 070-7722-4341   팩스 0303-3440-4341
전자우편 yoonpub@naver.com

ISBN 979-11-950883-8-6 03510

이 도서의 국립중앙도서관 출판사도서목록(CIP)은 서지정보유통지원시스템
(http://seoji.nl.go.kr)과 국가자료 공동목록시스템(http://www.nl.go.kr/kolisnet)에서
이용하실 수 있습니다. (CIP 제어번호: CIP2015020323)